Q＆Aと事例でわかる訪問看護

訪問看護のフィジカルアセスメントと急変対応

公益財団法人日本訪問看護財団＝監修
道又元裕＝編著

中央法規

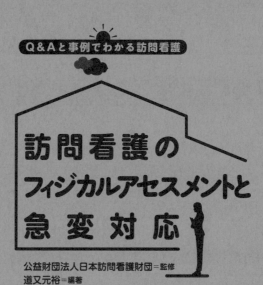

発刊に寄せて

これからの地域では、認知症高齢者や医療ニーズのある中重度要介護者に限らず、重症心身障害児者など、医療も介護も必要な方、つまり、看護の必要な方がますます増えていきます。

訪問看護師は、地域において、あらゆる年齢層の人々に対して、疾病や障害を問わず、療養生活の支援、急変時対応、さらに本人が希望すれば看取りも行います。また、重要なことですが、本人・家族の日常生活や生活環境のなかから健康を阻害する要因を見出し、健康の維持・回復を図るなど予防的なかかわりも行います。このような予防と医療と介護を一体化して提供できる看護が、地域でますます必要とされています。

我が国では2025（平成37）年以降の問題を穏やかにクリアするために、「地域包括ケアシステム」の構築が各自治体で始まっています。“訪問看護がその要”とまでいわれるようになってきましたが、期待に応えるためには、訪問看護師を増やし質の向上を図ることが喫緊の課題です。

実際、訪問看護ステーションの数は2010（平成22）年以降、右肩上がりで増えている状況にあります。在宅医療に対するニーズの高まりから、訪問看護ステーションの開設が急激に進んでいます。また、訪問看護ステーションだけでなく、病院・診療所の訪問看護部門も訪問看護を提供しています。近年、病院・診療所の訪問看護は漸減傾向にありますが、介護報酬の誘導による経営上のメリットや在宅復帰率を強化する目的などから、今後増えていくことが考えられます。しかし現在、訪問看護ステーション数も訪問看護師数もまだまだ不足している状況にあり、訪問看護を担う人材の確保と育成が急務となっています。訪問看護ステーション等で、生き生きと専門性を発揮して地域で活躍できる訪問看護師が地域包括ケアの整備には欠かせません。一人でも多くの方に、訪問看護に従事していただきたいと願っています。

そこで今般、訪問看護の現場で非常にニーズの高いテーマである「小児・重症児者の訪問看護」「精神科訪問看護」「訪問看護のフィジカルアセスメントと急変対応」「緩和ケアと看取りの訪問看護」「認知症訪問看護」をトピックスとして取り上げ、シリーズとして順次発刊していくこととしました。

本シリーズでは、訪問看護の実践にあたって欠かせない知識と技術をまとめています。これから訪問看護を始めるという方も困ることがないよう、わかりやすい解説を心がけ、写真やイラストも多く使って、イメージ化しやすいように工夫しました。

また、各巻とも基本的に、「基礎知識」「Q&A」「実践事例」の３部構成とし、関連資料もそろえていますので、現場での困り事を解決する際に、参考にしていただけると思います。

特に、「実践事例」では、現場でよく出会う事例を紹介していますので、新人からベテランまで、すぐに看護に役立てられることでしょう。

本シリーズでは、現場の実践者や学識経験者など、テーマごとに第一線の先生方にご執筆いただいております。ご多用のなか、ご協力賜りました諸先生方に深謝申し上げます。そして、本書が訪問看護の現場でご活躍されている皆様方の実践の一助となれば幸いです。

2015年４月吉日

公益財団法人 日本訪問看護財団

はじめに

「急変」とは、患者・利用者の健康状態の急激な変化であり、それは患者の生命にかかわる危機的状態に陥っていることを示しています。患者の健康状態が急激に悪化する原因にはさまざまありますが、共通している現象は潜在的、あるいは顕在的に存在する疾病や組織・臓器などの障害などによって、生体の種々の予備能が低下し、身体に不都合な変化に対応する恒常性の代償機転の「急激」な破綻です。その対応は、疾病や病態の重症度に関係なく、緊急性が高く、現在の状態から可及的速やかに回復させることが必要で、それをしないと短時間内に命が絶たれる緊急事態だということです。

急変状態となっている患者の多くは、誰が見ても異常だと判断できるサインや症状を認めることができます。しかし、その状態に至る前にも、患者は何かしらのサインや症状を発信していることも数多くあります。この何かしらのサインや症状は、注意深く観察してもよくわからないもの、また注意深く観察すればわかるもの、さらには意図的に観察すれば割とわかるものまであります。しかし、これらに気づき、もしかして急変の前駆状態かもしれない、あるいは急変状態だと判断するためには、判断するためのアセスメント、特にフィジカルなアセスメントの能力をしっかりと備えていることが必要です。そして、それを根拠に「いつもと違う、何かおかしい、変だな」と思えるセンスとそれなりの経験も必要です。この知識とセンスによって観察行動の始まりと、幅や深さが変わってくるのです。

急変状態やその前駆状態の早期発見は、「出会い」から始まります。しかし、この「出会い」は「意図的に出会う」ための行動がなければ成立しません。つまり、「出会い」は患者が発信している大なり小なりの異常なサインと症状を異常だと判断しなければ、単なる「データ」にすぎません。このデータを異常だと判断する意味づけをしたときに、必要な「情報」に変わるのです。したがって、急変には異常と正常を見極めるためのフィジカルアセスメントの知識と常に患者の状態が正常ではないかもしれないという疑いの思考と観察行動が必要なのです。

急変と「うまく出会うため」には、「おや、何かおかしい」「いつもと違う」という鋭い感覚が必要です。その感覚を支えるものが患者の既往歴、原疾患の把握、バイタルサインの変化への気づきと意味ある観察です。そして、「経験」と「知」に裏づけられたフィジカルアセスメントが重要になってきます。さらに、患者は急変に至る前には、何らかのサインを発信している場合も少なくありません。急変の可能性が高い患者の「前ぶれ」を見抜くフィジカルアセスメントは、少なくともそれぞれのバイタルサインが相互に密接に関連していることを理解して、ストレスに対する生体反応のレベルを判断することが重要です。

本書は、これからますますニーズの高まる在宅・訪問看護サービスの領域で活躍する方々が専門的かつ実践的に活用できるフィジカルアセスメントと急変対応について編纂した書です。

書の構成は、フィジカルアセスメントの基本的知識を押さえて、各臨床症状別のアセスメントと急変対応を解説し、さらに訪問看護サービスの実践の場でよくみられる事象とその際に生じる疑問への解答を提示しました。執筆は、救急看護の実践で活躍するエキスパートと訪問看護領域に精通した方々にお願いしました。訪問看護サービスに携わる方々に自信をもって推薦できる書として編纂できたと思っています。本書をお読みになった方々にとって少しでもお役に立てることができましたら幸いです。

2015年12月

執筆者を代表して　道又元裕

目次　CONTENTS

第2章 Q&A

第3章 実践事例

第 1 章

基礎知識

1. フィジカルアセスメントと急変対応
2. フィジカルアセスメントの基本
3. 系統別アセスメント
4. 症状別アセスメントと急変対応
5. 在宅で特徴的な利用者のアセスメント

1 フィジカルアセスメントと急変対応

1 フィジカルアセスメントとフィジカルイグザミネーション

1 フィジカルアセスメントとは

フィジカルアセスメントとは、利用者を観察し、可能ならばインタビューによって健康歴の主観的情報を聞き、観察と科学的な検査、さらにフィジカルイグザミネーション（身体診査）を行い、これらの情報を統合して、利用者の健康問題について評価することです（**図1－1**）。

フィジカルアセスメントは、通常三つのステップによって構成され、それは別々に、あるいはほぼ並行して行われます。三つのステップは、基本情報を得るインタビューと一般状態の観察、種々の検査データによるスクリーニング（ステップ１）、次に系統的インタビューによるシステムレビュー（ステップ２）、さらに身体を医療者のスキルによって診査する系統的フィジカルイグザミネーション（ステップ３）によって構成されています（**図1－2**）。

2 フィジカルイグザミネーションとは

フィジカルイグザミネーションは、視診、触診、打診、聴診、嗅診によって構成され、また、その主な目的は、①利用者の健康状態のベース

図1-1 フィジカルアセスメント

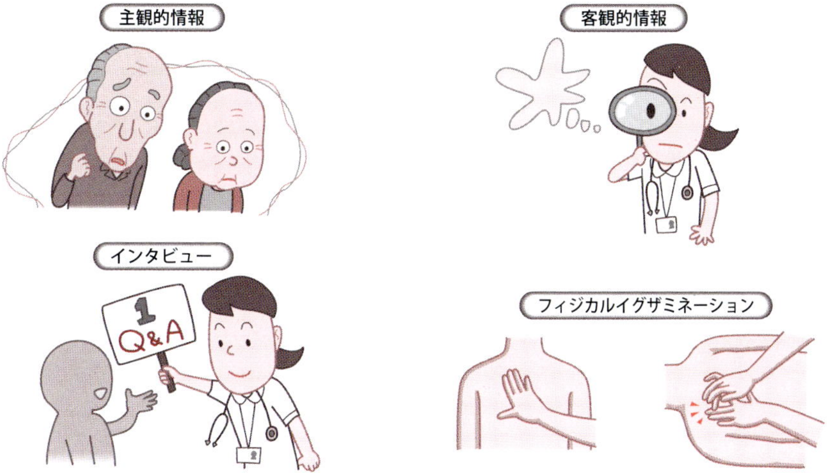

図1-2 フィジカルアセスメントの三つのステップ

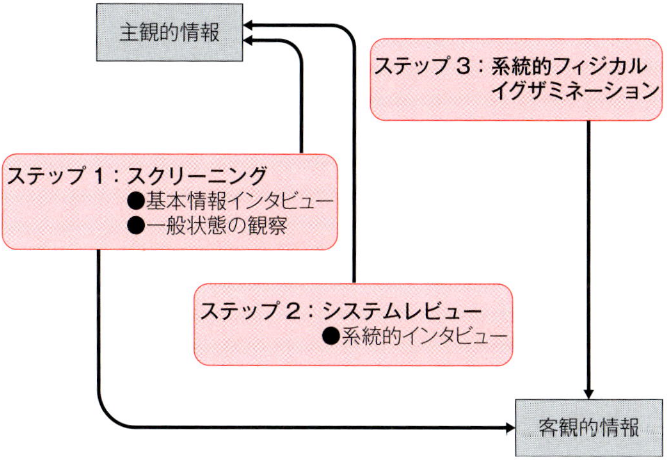

ラインのデータ収集、②既往歴などから補足データの確認、あるいは反論、③医学判断の確認と確定、④利用者の健康状態の変化および治療方法に関する臨床判断、⑤治療・ケアの生理学的アウトカムの評価です。

3 フィジカルアセスメントに必要な視点

基本情報インタビューと系統的インタビューは、問診によって導き出される主観的情報です。一方、一般状態の観察、検査データ、系統的フィジカルイグザミネーションは、客観的情報として位置づけられます。

これらの情報収集には、意図的に目的をもったインタビューの技術や精度の高い検査方法、正しい診査技術が基本として必要となります。そのうえで、データの意味を関連づけ、統合したりする専門的知識と洞察力による判断、評価が必要です。さらには、経験の積み重ねによって洗練された技術や知識も大きな力となります。

フィジカルアセスメントの精度を高めるには、正常と異常とを区別するための解剖生理、疾病、病態などに関する基本的知識を得るための幅広い学習と、診査の結果が有益となるための技術訓練を重ねることなしではできません。

そのためには、ある特定の疾病や症状をもつ利用者のフィジカルアセスメントを行う場合においても、特定範囲に関連した項目、事柄はもちろんのこと、頭頸部・顔、上肢、胸部・背部、腹部、消化管、生殖器、下肢、筋・骨格系、神経系の状態まで、head to toe（頭からつま先まで）なチェックが基本となります。そして、種々の検査データやモニタリングデータ、利用者の主観的情報とを組み合わせて、統合的に特定範囲だけでなく、全身状態と関連づけてアセスメントすることが重要です（**図1―3**）。

図1–3　フィジカルアセスメントの流れ

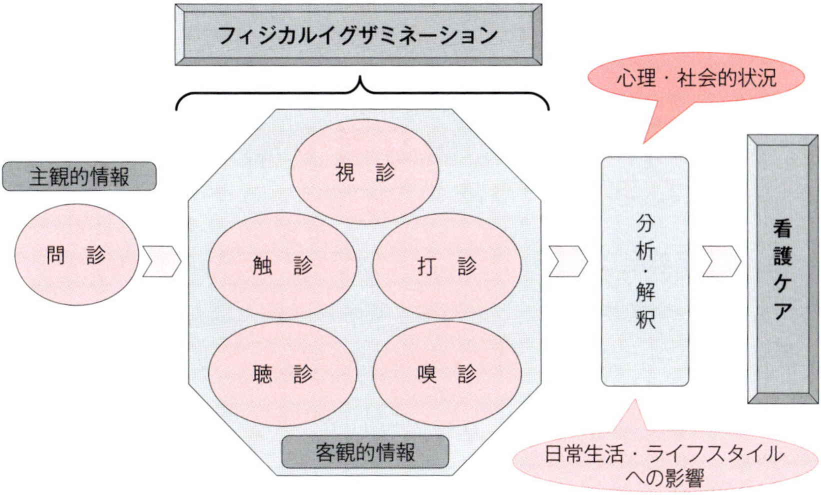

2 急変対応の基本

1 急変時における重症度や緊急度の適切な判断

重症度と緊急度は、それぞれ生命の危険性を評価するものですが、一般に重症度と緊急度は必ずしも相関しません。例えば、生理学的評価による異常によって最重症と判断されたからといっても、最も緊急度が高いわけでもありません。また、解剖学的評価による著しい異常やその他症状等による大きな異常があっても、緊急度が高いとはいえません。つまり、重症度は時間軸とはそれほど関係なく、利用者の生命予後、あるいは機能の予後を示し、緊急度は生命の危険度を時間的に規定したものです。したがって、重症度が低くても、それを直ちに改善しないと生命が危ぶまれる状態であればあるほど緊急度が高いということになります。

「急変」とは、利用者の健康状態の急激な変化であり、それは利用者が生命にかかわる危機的状態に陥っていることを示しています。利用者の健康状態が急激に悪化する原因はさまざまありますが、共通している現象は潜在的、あるいは顕在的に存在する疾病や組織、臓器などの障害などによって、生体の種々の予備能が低下し、身体の不都合な変化に対応する恒常性の代償機転の「急激」な破綻です。その対応は、疾病や病態の重症度に関係なく、緊急性が高く、現在の状態から可及的速やかに回復させることが必要で、それをしないと短時間内に命が絶たれる緊急事態だということです。

2 急変を予測し、見極める

急変状態となっている利用者の多くでは、誰が見ても異常だと判断できるサインや症状を認めることができます。しかし、その状態に至る前にも、利用者は何かしらのサインや症状を発信していることが数多くあります。この何かしらのサインや症状は、注意深く観察してもよくわからないもの、また注意深く観察すればわかるもの、さらには意図的に観察すれば割とわかるものまであります。しかし、これらに気づき、もしかしたら急変の前駆状態かもしれない、あるいは急変状態だと判断するためには、判断するためのアセスメント、特にフィジカルアセスメントの能力をしっかりと備えていることが必要です。そして、それを根拠に「いつもと違う、何かおかしい、変だな」と思えるセンスとそれなりの経験も必要です。この知識とセンスによって、観察行動の始まりと、幅や深さが変わってくるのです。

急変状態やその前駆状態の早期発見は、「出会い」から始まります。しかし、この「出会い」は「意図的に出会う」ための行動がなければ成立しません。つまり「出会い」では、利用者が発信している大なり小なりの異常なサインと症状についてそれを異常だと判断しなければ、単なる「データ」にすぎません。このデータを異常だと判断する意味づけをしたときに、必要な「情報」に変わるのです。したがって、急変には異常と正常を見極めるためのフィジカルアセスメントの知識と、常に利用者の状態が正常ではないかもしれないという疑いの思考と観察行動が必要なのです。

急変は時間的経過をみると極めて短時間に急激的に起こることが多く、それまでに前触れがあったり、全くない場合もあります。また、理論的に説明もつかないこともあるような気がします。したがって、急変を起こすケースを先んじて明確に予測することは現実的にはそう簡単なことではないかもしれません。しかし、急変と「うまく出会うため」に

図1-4　**急変との出会い（観察から判断まで）**

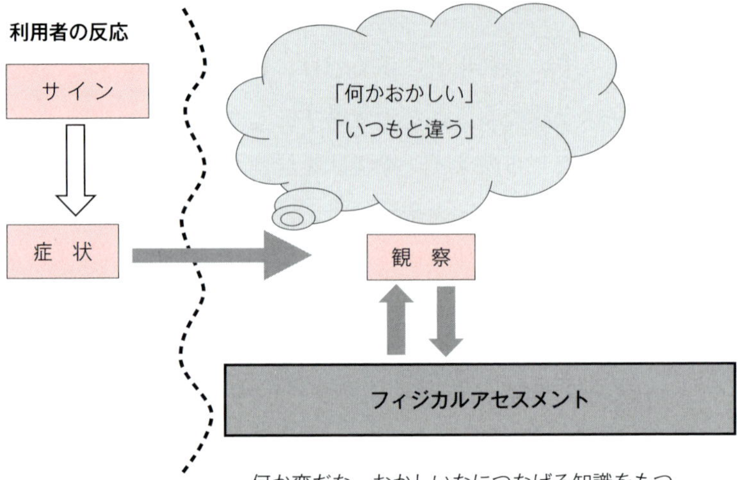

は、「おや、何かおかしい」「いつもと違う」という鋭い感覚が必要です。その感覚を支えるものが利用者の既往歴、原疾患の把握、バイタルサインの変化への気づきと意味ある観察です。そして、「経験」と「知」に裏づけられたフィジカルアセスメントが重要になってきます（**図1－4**）。

3 急変の前触れを見抜くサイン

急変の前触れとは、注意深く意図的に観察しないと見逃してしまうような微かな異常サインかもしれません。しかし、「何か変だな、おかしいな」と認識できる多くの症状と急変に至る健康障害との関連を、知識としてもっていることがとても大切です。以下にいくつかの例を紹介します。

1 ■ 出血性ショック

出血性ショックでは、出血が起きたからといって、すぐさま著しい血圧低下をきたし、ショックに陥るようなケースばかりではありません。生体は1000mL以内程度の出血であれば、循環血液量が減少しても末梢血管を収縮することによって末梢血管抵抗を上昇させて血圧を維持する機構が働きます。出血量とショックの関係を表したショック指数を**表1－1**に示します。出血などで循環血液量が減少したショックに用いられる重症度判定のためのショック指数は、心拍数を収縮期血圧で除して算出します（ショック指数＝心拍数／収縮期血圧）。正常は0.5未満、軽症は0.5以上1.0未満、中等症は1.0以上1.5未満、重症は1.5以上2.0未満、最重症2.0以上とされています。指数が1.0で約1000mLの出血量があると推定できます。

また、吐血であれば、たとえ血圧が低下しても嘔吐反射（迷走神経反射）により徐脈になることもありますが、通常は交感神経の緊張が起こり、心拍数を増加させて組織への酸素運搬を正常化しようとします。つまり、定量的計測から得られたバイタルサインからは、一見日常となんら変わりのないように判断してしまいがちです。そこで、見逃してはならないのが眼瞼結膜であり、その前の顔色の変化です。末梢血管の収縮は、すなわち血管が細くなることであり、顔の色が白っぽくなっていることがあります。それとともに重要なサインは、会話でチェックできる精神的不安の発現や軽いめまい、軽度の冷汗などです。

表1–1　ショック指数

ショック指数	0.5	1.0	1.5	2.0
脈拍数（分）	60	100	120	120
収縮期血圧（mmHg）	120	100	80	60
出血量（%）	0	10～30	30～50	50～70

2 ■ 心原性ショック

心原性ショックの前触れサインはどうでしょうか。代償しきれない左心不全では、一般に肺うっ血からの呼吸困難感、咳嗽、血痰が認められ、あれよあれよというまに血圧が低下してショック状態となります。しかし、病態が比較的徐々に進行していく場合には、左心不全であれ右心不全であれ、静水圧が上昇してうっ血状態となります。その際に利用者は程度の差はありますが、呼吸困難感を覚えます。肺うっ血の前触れとしては、やはり起座呼吸が一般的です。利用者はうっ血状態を少しでも軽減するために、静水圧を低下させようとして起座位をとることが多いです。

したがって、利用者が仰向けになっているよりも起座でいたほうが何となく呼吸が楽であるような変化がみられた場合や、妙に咳き込んだりすることが多くなったときには要注意だといえます。そのようなときには、直ちに呼吸音をチェックすることが必要です。また、末梢循環不全の症状として冷汗がみられる場合もあります。なお、意外と重要なのが爪部圧迫による毛細血管再充満時間（CRT：capillary refilling time）です。もし、それが２～３秒以上遷延するのであれば、何らかの循環障害が起こっていると判断すべきです。その他、循環不全によりうっ血が生じ、それが消化管にも及んだ場合には消化管浮腫が起こり、吐き気などの消化器症状を伴うこともあります。

3 ■ 感染性ショック

感染性ショックは、敗血症性ショック、細菌性ショック、バクテリアルショックなどとも呼ばれます。我が国では敗血症性ショックというと、通常、血液中に病原体が存在するいわゆる菌血症に臨床症状を認めた場合を呼んでいますが、ここでいう感染性ショック（septic shock）とは、血液中に病原体が存在するか否かではなく、感染が原因となって発症しているSIRS（全身性炎症反応症候群）が敗血症（sepsis）であり、また、SIRSに感染が加わった場合であり、それが重症化してショック状態となった場合を意味しています。その予後は、全身管理が進歩した現在においても、残念ながらかんばしくありません。

ここで、SIRSについて理解する必要があります。SIRSとは、sepsisの定義を統一する必要から提唱された概念です。SIRSの概念と診断基準を以下に示します。SIRSは、局所で組織の炎症が惹起し、それに反応した炎症性の免疫応答因子であるサイトカインなどの液性因子が活性化後、ほかのメディエータ（情報伝達物質）の産生も亢進されて、それが全身に循環して種々の炎症反応を引き起こす症候群です。炎症時には、生体では炎症性サイトカインと抗炎症性サイトカインが産生されており、SIRSは炎症性サイトカインが優位になっている状態です。したがって、この状態は、急変をいつ起こしてもおかしくない瀬戸際にあるのです。

感染性ショックの初期は、末梢の皮膚がポカポカと温かいことがあります。これは、感染により局所から遊離された血管を拡張させるケミカルメディエータ（化学伝達物質）が遊離され、末梢血管が拡張するためです。その結果、血圧を維持するため、また末梢組織が多くの酸素を要求するために、心拍出量が代償的に増加する高循環動態の状態となっています。そのため、この状態を温かいショック「warm shock」と呼んでいます。したがって、ショックはすべて血圧が低下し、末梢冷感を惹起するという思い込みは捨てるべきです。何らかの感染が存在しSIRSの診断基準を満たす場合には、感染性ショックの前段階（前触れ）ととらえて差し支えなく、重要な指標だと考えてください。また、感染性ショックに至っていなくても感染が存在する場合の弛張熱のパターン、発熱時のひどいシバリング（震え）、あるいは細菌やその毒素などに反応して起こる血管透過性亢進による浮腫、麻痺性のイレウスを示す腹痛、腹部膨満などの消化器症状の出現がある場合にも、急変への重要なサインとしてとらえるべきです。

4 急変のアセスメントに役立つ在宅利用者の情報

1 ■ バイタルサインのチェックポイント

急変を惹起するリスクが高いケースは、多種多様で言及はできませんが、利用者の既往歴、原疾患から急変のリスクを予測することは可能です。例えば、高血圧、虚血性心疾患、大動脈瘤、不整脈、脳出血・脳梗塞・脳腫瘍、気管支喘息、痰喀出障害、嚥下障害、脱水、体温の異常、嘔吐・吐血、下痢・下血、全身麻酔直後から数日間内などであれば、突然的に急変を惹起することがあります。

しかし、最も重要な情報はバイタルサインであり、そのなかには利用者自身の自覚症状や血液検査のデータも含まれています。バイタルサインのチェックの基本は、正常時と比較した変化を見極めることです。最

表1–2　急変を予測するために把握しておくべき情報——バイタルサインの変化

自覚症状	呼吸（必ず1分間の測定）
●初めて、あるいは過去に体験した異常な症状の認知と変化 ●特に痛みの出現、性状と変化	●呼吸回数の増加 ●異常な呼吸音 ●異常な呼吸パターン ・胸郭の左右不対称の上下運動 ・努力呼吸 ・睡眠時の舌根沈下 ・チアノーゼ
意識状態	
●会話、応答、行動、表情の変化（多弁、不要な言動）	
血圧	**体温**
● S-BP（収縮期血圧）の上昇・低下（20～30%） ● D-BP（拡張期血圧）の異常な上昇 ●脈圧の狭小化	●弛張熱（日差1℃以上で、平熱以下にならない） ●悪寒・戦慄
脈拍（必ず1分間の測定）	**皮膚**
●頻脈または徐脈 ●脈拍欠損（10回／分以上） ●交互脈（上室性頻拍、左室機能障害）	●冷感、湿潤、末梢冷感、チアノーゼ

低でも以下のポイントはチェックしましょう（**表1－2**）。

自覚症状に変化はないか？

○初めて、あるいは過去に体験した異常な症状の認知と変化の確認

○特に痛みの出現、その性状と変化はないか

意識状態に変化はないか？

○会話における応答、行動（多弁、不要な言動、表情の変化）は普通か

血圧に変化はないか？

○安静時収縮期血圧の上昇・低下（20～30％）

○拡張期血圧の異常な上昇（120～130mmHg以上）

○脈圧は狭小化していないか

脈拍に変化はないか？（必ず1分間の測定を行う）

○頻脈または徐脈

○脈拍欠損（10回／分以上）、交互脈

呼吸に変化はないか？（必ず1分間の測定を行う）

○呼吸回数の増加

○異常な呼吸音

○異常な呼吸パターン

○胸郭の左右不対称の上下運動

○努力呼吸（鼻翼呼吸、下顎呼吸や肩で息をするなどの呼吸状態）

○起座呼吸

○睡眠時の舌根沈下

○チアノーゼ

体温に変化はないか？

○異常な熱型

○弛張熱（日差が1℃以上で、低いときでも平熱以下にならない）

○悪寒・戦慄

皮膚に変化はないか？

○冷汗、湿潤、末梢冷感、チアノーゼ

検査データに変化はないか？

○血液検査、生化学検査、血液ガスなど

2 ■ 急変状態をより的確にアセスメントするために必要な情報

急変状態とは、短時間内に生命が危ぶまれる状態となっていることです。利用者のなかにはショック状態となっていて直ちに対処する必要がある場合、またはショック状態とまではいかなくても、そのまま経過観察するのではなく、やはり緊急措置が必要なこともあるでしょう。的確なアセスメントのためには、利用者の疾病と状態が生命に直結する疾病や病態であるのか否か、あるいは続発的に新たな危機的状態へ進展していく可能性があるか否かを押さえておくことが重要です。

例えば、利用者が急に背部の激痛を訴え始め、その後、次第に意識レベルが低下して昏睡状態となって、時間経過とともに血圧も著しく低下し始め、手足の動きも悪く除脳硬直姿勢になったらどうでしょうか？
主な症状は、背部痛、意識障害、四肢麻痺、血圧低下です。

このようなときは、循環の異常からくる急変かもしれないと、真っ先に考えてもよいと思います。なぜなら、胸部大動脈解離（上行大動脈～弓部）により、総頸動脈が閉塞状態となり、内頸動脈系の脳梗塞が同時に起こるケースもあるわけです。つまり、脳疾患にはショックの急激な循環の変化は起きにくいという考えはあてはまらないのです。ちなみに、異常姿勢には除皮質硬直と除脳硬直がありますが、後者は脳幹の両側性障害の可能性が高く、予後不良のことが多いことを知っておきましょう。

こんな症状から始まることがあるケースもあります。利用者が腰痛を訴え、その痛みは徐々に強くなってきています。よく聞いてみると、昨夜、咳がとまらず、そのうちに、腰から左側腹にかけて間欠的な痛みがあり、それが強くなっているとのことです。また、そこを軽くたたくととても痛いそうです。そのうち、冷汗が出現し、顔面蒼白となってきたらどうしますか？

腰から側腹をたたくととても痛いということを、極めて異常なサインとしてとらえるべきでしょう。もちろん、大動脈解離だけでなく、以下に示すような疾患も考慮すべきですが、まず初めに、生命に直結する異常を予測することが大切です。もしかすると、腹部大動脈解離・大動脈瘤破裂で可及的速やかに対応しなければならない急変かもしれません（**表1－3**）。

最もポピュラーな虚血性心疾患についても、意外と見逃してしまうケースがあります。急性心筋梗塞（心臓性突然死を含む）と不安定狭心症のことを急性冠症候群（**図1－5**）といいます。これは、80％以上が数分間（普通15分以上）持続する急性の胸痛（胸骨の奥の疼痛、絞扼感）を覚えるといわれています。

しかし、なかには通常のパターンではなく、肩や頸部、前腕、下顎への放散痛、背部や両側肩甲骨の間の痛みを生じる非典型例があります。非典型例は、糖尿病、女性、高年齢の条件を満たすほど、多いとされて

表1–3　循環器疾患に結びつく主な急変症状と原因疾患

症状	原因疾患
胸痛	急性冠症候群（急性心筋梗塞・不安定狭心症）
胸部圧迫感	急性大動脈解離／大動脈瘤切迫破裂 急性心膜炎
呼吸困難	急性心不全（肺うっ血） 急性冠症候群（急性心筋梗塞・不安定狭心症）／肺血栓塞栓症
失神	急性心筋梗塞（下壁）
めまい	不整脈（房室ブロック・洞機能不全症候群・アダムス-ストークス発作・心室頻拍） 迷走神経反射／大動脈弁狭窄
意識消失・障害	急性心筋梗塞・心原性ショック・急性大動脈解離・大動脈瘤切迫破裂・致死的不整脈（心室頻拍・心室細動）／肺血栓塞栓症

図1-5　**急性冠症候群**

急性心筋梗塞（心臓性突然死を含む）と不安定狭心症

自覚症状

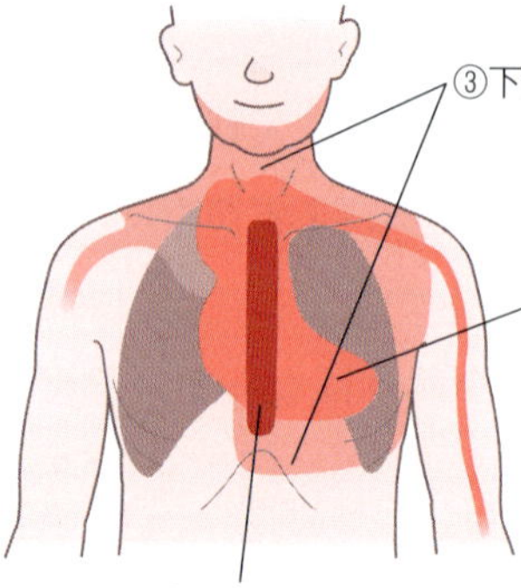

表1-4　**急性冠症候群の特徴**

- 80%以上が数分間（普通15分以上）持続する急性の胸痛（胸骨の奥の疼痛、絞扼感）を覚える
- 呼吸困難、意識障害、失神、動悸、発汗、嘔気などがある
- 下壁梗塞→心窩部痛
- 副交感神経優位の場合が多く、徐脈、発汗、嘔気・嘔吐がある
- 非典型例としては、肩や頸部・前腕・下顎への放散痛、背部、両側肩甲骨の間の疼痛などがある（糖尿病、女性、高年齢の条件を満たすほど、非典型的な症状を呈することが多い）

います（**表1－4**）。

また、心筋梗塞というと、左心室を中心にした症状をイメージしがちですが、左室梗塞とは異なった右室梗塞もあることを忘れてはいけません。例えば、心窩部不快感、肺の副雑音なし、血圧低下、頸静脈怒張、クスマウル徴候（クスマウル徴候では、吸気時に脈拍が小さくなり、ときには触知されなくなることもあります。心タンポナーデ、大血管起始部の癒着や圧迫時にみられます。主に頸静脈怒張を伴うことが特徴的です）、四肢冷感などが主症状だとしたら、どうでしょうか？　果たして、心筋梗塞を疑うまでには至らないかもしれません。実は、右室梗塞の場

合には、右心室のポンプ機能が低下することによって、右心不全と同様の症状が出現するのが特徴なのです。これがさらに糖尿病を原疾患にもつ非典型例だとしたなら、典型的な症状とは異なり、または出現しにくいかもしれません。

糖尿病の利用者が心筋梗塞なのに、胸痛が出現しないことがあるのはなぜでしょうか？　それは、高血糖によって、神経細胞にソルビトールという物質が溜まり、末梢神経に障害が生じるからです。末梢神経のうち、知覚神経に障害が及ぶと痛みに対する感覚鈍麻がみられます。したがって、胸痛が症状としてみられず、心窩部の不快感だけが心筋梗塞の前触れサインである場合もあります。これを無症候性心筋虚血と呼んでいます。

2 フィジカルアセスメントの基本

1 フィジカルアセスメントの流れ

フィジカルアセスメントを行うにあたって、すべての始まりとなるのが問診です。そして、問診に引き続き行われるのが、フィジカルアセスメントの基本技術である、視診・触診・打診・聴診になります。病院においても利用者の自宅においても、フィジカルアセスメントのほとんどは、「視診⇒触診⇒打診⇒聴診」の順に進めますが、腹部は触診により腸音が影響を受けるため、「視診⇒聴診⇒打診⇒触診」の順番で実施します。

ここでは、フィジカルアセスメントを行うにあたっての基本技術や注意点、ポイント、ちょっとしたコツなどについて、それぞれ解説しています。

2 フィジカルアセスメントの基本技術

1 問診

1 ■ すべての始まりとなる問診

フィジカルアセスメントにかかわらず、人間関係を築くうえで重要になるのはコミュニケーションです。私たちはまず挨拶を交わし、自分が何者であるのか自己紹介をします。いつもやっていること、当たり前と思われたかもしれません。しかし、当たり前だからこそ大切なのです。

フィジカルアセスメントといえば、聴診器で呼吸音を聴いたり、腹部を触診したりなどの聴診や触診などが思い浮かぶと思います。そして、そのような手技を学びたいと思っている看護師が多いのも事実です。それが悪いとはいいません。しかし、言葉かけもせず、突然、利用者に聴診器を当てたり、身体に触るような看護師はいないでしょう。利用者にとって「安心して話せる」、そして、「この人に話してよかった」と思ってもらうことが重要なのです。要するに、利用者との良好なコミュニケーションを図ることは、フィジカルアセスメントの質を上げることにつながります。そして、フィジカルアセスメントの始まりが問診なのです。

第1章 基礎知識

2 ■ 問診の流れ――話を聞く前の準備

フィジカルアセスメントにおける情報収集には、視診や聴診など客観的な情報と、問診のように主観的な情報があります。外来患者を対象とした研究では、利用者の話を聞けば、86％の診断はつくといわれています。そのため、いかに効率よく適切に話を聞けるかが問診のポイントになります。

問診の実施は、初めて利用者と会うときが多いと思います。初回の訪問時は、看護師も利用者も緊張しているものです。焦らずにゆっくりと、相手のペースを見ながら進めていく必要があります。また、当然、1回の訪問時間には限りがあります。無理して一度で終わらせるのではなく、何回かに分けることも重要です。人は振り返ったときに、「話し忘れた」と後々思い出すことがあります。思い出したときにはメモにとってもらうなど、次回の訪問時にでもわかるようにしておいてもらうと、情報の漏れが少なくなります。

とはいえ、時間をかけるだけでは意味がありません。話しやすい環境を整えることで情報は引き出しやすくなります。このことは、普段の生活の場ではない病院ではむしろ難しいことも多くあります。しかし、訪問看護においては、ケアが展開される場所が「普段の生活の場」である自宅ですから馴染みがあり、問診も進めやすいという利点があります。その利点を活かすためにも、利用者がリラックスできる場（環境）を整えます。

具体的には、利用者が座れる場合は、机の角をはさんで1m程度の距離で、90度の角度で座ることがよいとされています（**図1―6**）。しかし、人にはそれぞれパーソナルスペースというものがあり、パーソナルスペースに人が入ると緊張が強くなってしまいます。そのため、利用者に確認しながら互いがベストな距離を保つことが重要です。一般的には、女性に比べて男性のほうが互いの距離を保ちたがる傾向にあるといわれています。また、視覚障害がある場合や高齢者の難聴などの場合は、左右どちらが見やすいのか、聞き取りやすいのかを

図1-6　利用者と看護師の位置関係

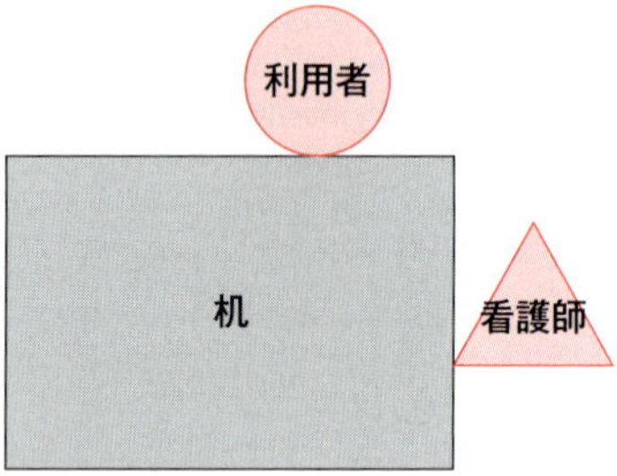

机の角をはさんで、90度の角度で向き合うのが理想的

確認して、互いの座る位置を決めることが大切です。

訪問はいつでもできるものではなく、限られた時間や環境のなかで最大の効果を得ることが求められます。そのためにも、問診において事前にどのような内容を聞きたいのか等、効率よく質問ができるように組み立てを考えておくことも重要です。

3 ■ 問診の流れ――話を聞く

ここでは、どのような内容を情報収集していけばよいのかについて述べます。

話を聞くにあたって大切なことは、疾病ばかりに気をとられないことです。ケア計画を立案するためには、主訴や現病歴に加え、その人の性格、人となり、生活背景、家族や家族との関係、社会システム等の情報を収集していく必要があります。また、利用者に意識レベルの低下や認知機能の低下等がみられる場合や、うまくコミュニケーションを図ることができない場合は、家族や介護者など、利用者の身近な人に問診を行い、情報を得ることもあります。

情報収集する内容　利用者からは、主訴・現病歴・既往歴・生活背景・生活歴・家族歴・社会とのつながり・経済状況・家庭での役割・今の自分の病気についての考えなど、多くの情報を収集していくことになります。家族からは上記の内容に加え、介護に関する内容を収集していきます（**表1―5**）。

これらの内容は、人によってはふれられたくないような内容もあります。その場合は無理して聞き出す必要はありません。そのときは、利用者や家族の反応、会話のやりとりの様子、表情、声のトーン等を注意深く観察しながら、利用者や家族の感情を受け止めることが大切です。決してあわてて情報収集をする必要はありません。一度に情報を収集できなくても、利用者の言葉の一つひとつを大切に拾ってアセスメントに活かすことが重要です。

表1-5　問診で聞く内容

主訴・現病歴	現在の症状を確認する。症状に関する7項目（位置、質・量、時間的経過、状況、寛解、増悪因子、随伴症状）の確認
既往歴	今までにかかった病気、入院歴、手術歴、輸血歴、薬剤の使用歴、アレルギーの有無など
生活背景	仕事、家庭での役割、運動習慣、嗜好、ストレス発散法、趣味、1日の過ごし方、家族構成、住環境、経済状況、日常生活動作（特に高齢者）など
家族歴	身内の病気（糖尿病・高血圧など）、同居家族のライフスタイル、介護に対する考え方など

具体的な進め方　①挨拶と自己紹介：日本では、「礼に始まり、礼に終わる」という言葉があります。日本人は礼節を特に重んじる国民です。自分は挨拶をしたと思っていても相手に届かなければ意味がありません。しっかりと相手に伝わる挨拶を心がけましょう。

②質問の仕方を工夫する：まずは、「はい」「いいえ」で答えられない、開放型の質問形式で尋ねます。そして、利用者の理解度や質問の内容に応じて質問の形式を変更していくことが大切です。**表1－6**にさまざまな質問法をまとめます。そして、相手の話に相槌を打つなど、共感的態度を示すことも決して忘れてはなりません。

③話が長くなるときは要約する：利用者によっては、話が長くなるとまとまりがつかなくなることがあります。その場合は、「今のお話は、まとめると○○○で間違いないですか」などと要約し、相手の思考を整理する手伝いをします。

④メモをとる：医療施設と違い、訪問看護は頻繁に利用者の元を訪れることはできません。せっかく得た情報を無駄にしないためにもメモをとることが重要です。忘れないように一所懸命覚えようとしても、人の記憶には限界があります。特に大切な話は、利用者に了承を得て記録に残すようにします。何度も同じことを利用者に聞いていては、せっかく築いた信頼関係も壊すことになりかねません。

表1-6　**質問法**

質問法	内容	例
中立的質問	答えが一つしかない質問法。利用者の背景を尋ねるときに用いられる。	Q：職業は何ですか？ A：看護師です。 Q：お子さんは何人ですか？ A：男2人です。
開放型質問	利用者が自由に話すことができる質問法。一つの質問で多くの情報が得られ、話す側の満足感も高くなるが、話が間延びしたり、まとまらなくなってしまうなどの欠点もある。	Q：今日はどうですか？ A：朝から気分がよくて、散歩に出かけました。
閉鎖型質問	「はい」「いいえ」で答えられる質問法。	Q：ご飯は食べましたか？ A：はい。 Q：夜は眠れましたか？ A：いいえ。
重点的質問	特定の話題に焦点をあてる質問法。	Q：昨日から痛かったお腹について、もっと詳しく教えてくれませんか？
多項目質問	いくつかの選択肢を提示し選んでもらう質問法。	Q：聞こえづらいのは右耳ですか、それとも左耳ですか？ A：右耳です。

古谷伸之編：診察と手技がみえる vol.1，第２版，p12，メディックメディア，2007．を一部改変

⑤最後のまとめ：問診終了後時には、利用者と家族に確認しながらまとめをします。そのことが、言い忘れや言わなかったことに気づくことになります。

4 ■ まとめ

問診はフィジカルアセスメントの重要な入り口です。この入り口でつまずいてしまうと、その後の利用者との関係性にも大きく影響を及ぼします。そのため、「利用者の生活の場」に訪問していく訪問看護師は、主導権が利用者にあることを認識し、利用者と家族の価値観や意思を優先させるかかわりを心がける必要があります。

2 視診

1■「何を見たいのか」を明確にする

私たちは生活していくなかで、情報の80％以上を視覚から取り入れているといわれています。何気なく見ているものでも情報として入ってくることになります。しかし、「見えている」と「見ようとしている」では情報の質と量に大きく影響を及ぼします。多くの人が経験しているかもしれませんが、いつも同じ場所を通っていても、今日はおもしろい物でも見つけようと意識しながら歩くと、「あれ、今までこんな所にこんな物あったかな」など新たな発見をすることはないでしょうか。しかし、以前から同じ場所にあり、幾度となく目にしていた物でも、「見よう」としなければ目に入っている物も多くの情報のなかに埋もれてしまいます。多くの情報に埋もれないためにも、何を見るのかを考えながら視診をすることはとても重要なことです。自分は「何を見ようとしているのか」と考えて視診をするだけでも、情報は整理されてきます。

2■視診の留意点

視診において大切になってくるのは、適切な光です。環境調整について医療機関においては容易にできることでも、在宅ではそうはいきません。自然光が望ましいといわれていますが、住宅環境によっては四方を家やビルに囲まれ昼間でも薄暗い住宅で生活している利用者もいます。また、自然光を取り入れようとカーテンを開けることでプライバシーが守れなくなることもあります。必要時に照明などを利用しながら視野の確保ができるように努めることが、見落としを防ぐことにつながります。

視診を行う際には、利用者は身体を露出することを避けられません。見たい部位が服や布団等で隠れてしまっては正確な視診を行うことはできません。そのため、必要な部位をしっかりと露出すると同時にバスタオルなどで保護し、寒い場合は利用者と相談して室温を調整するなどの配慮をしながら素早く短時間で実施します。

身体の観察は、正中線を基線とし、左右対称に観察することが望ましいとされます。例えば、眼・耳・腕・足などは両側で外観を比較します。そして、視診によって異常があった場合には、触診、打診、聴診によって詳細を確認していきます。

3 ■ 視診でわかること

視診では実に多くの情報を得ることができます。

発疹や隆起、腫脹があった場合には、形や色などを観察していきます。創傷などが見られたら、大きさや分泌物等を観察します。そして、動作に関しては、姿勢、歩行状態、関節の可動域などを見ていきます。特に動作に関しては、トイレに行くときや家事などの動作をしているときに同時に観察することで、生活者としての視点で観察することができます。そして、視診によって観察された多くの情報を正確に記録することが必要です。訪問看護では、たとえ同じ看護師がアセスメントしても、訪問期間が空いてしまうため、連続性を保つことが困難です。今回の訪問と次回の訪問で時間的隔たりがあればなおさらです。正確に記録を残しておくことで比較もでき、他の看護師と情報の共有もできます。

訪問看護で大切なのは、在宅で生活する生活者を見ることです。フィジカルアセスメントからは外れるかもしれませんが、人だけを見る（視診）のではなく、住宅のつくり、家の中の整理整頓、トイレの様式や距離、畳なのかフローリングなのか、住宅周囲の環境など、利用者が生活している場を正確に把握することは、利用者自身の身体を見るのと同じほど大切で、訪問看護に求められる重要な視点だといえます。

看護師が利用者を見るときに、「何を見たいのか」、もしくは「何を見ようとしているのか」と考えるだけで、観察の視点が明確となり、情報が整理され、とりこぼしが少なくなります。

4 ■ まとめ

視診においては、プライバシーに配慮しながら十分な明るさと適切な視野を確保することが大切です。そのうえで、身体の正中線を基線として観察するようにします。

3 触診

1 ■ 触れること

触診することによって、皮膚の弾力・温かい・冷たい、浮腫、圧痛、振動等がわかります。一般的には「視診」の後に「触診」を実施します。視診で得られた情報を、「触診」によってより確実な情報にするのです。

皮膚には、①温度覚（冷たい、熱いなどの温度を感じる）、②触覚（物などに触れたことを感じる）、③痛覚（痛みを感じる）、④圧覚（押されたような圧迫を感じる）という4種類の皮膚知覚が存在します。そして、これらの感覚はすべて中枢神経に伝達されます。子どものときに、背中に文字を書いて何と書いたか当てるゲームをしたり、また、指先を怪我したらとても痛い思いをしたことがある人は多いと思います。同じ皮膚であっても、指先の触覚と背中の触覚はまるで違うということです。つまり、最も敏感な知覚をもつ指先を主体として触診をすることが望ましいことがわかります。ただし、何でも指先だけで感じることが適切とは限りません。

2 ■ 触診の方法

手掌で触診（浅い触診）　最も一般的に用いられる方法で、どの部位でも活用できます。指先から手掌を皮膚表面に軽く当てて、1～2cm押し下げて優しく触れます（図1―7）。そこで、温度、硬さ、弾力性、湿潤などを感じます。異常のある部位では痛みを感じることもあります。

図1−7　**浅い触診**

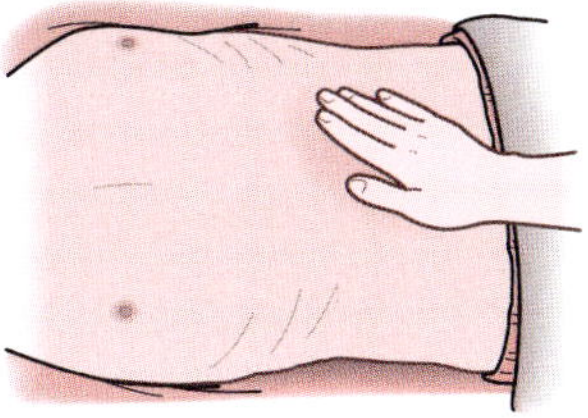

図1−8　**深い触診**

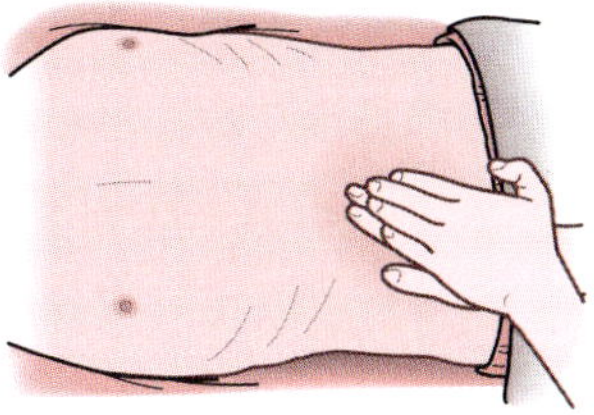

これを「圧痛」といいます。

手背で触診　手背で触れることによって、手掌よりも温かさを感じることができます。なぜなら、手背の皮膚温は手掌よりも低く、温度覚の感覚受容器が多く存在するためです。よって、温かさを知りたいときは手の甲を用いることになります。

両手で触診（深い触診）　腹部内臓器の位置・腫大・圧痛・可動性・左右対称性などを見るための触診方法です。片手を皮膚の上に、もう片方の手を第１関節上にかけます（図1−8）。このとき、皮膚の上の手は力を抜き、重ねた手の指腹に圧をかけて両手を引くように押します。この方法は、大きな圧がかかるため、痛みなどの苦痛や皮膚等の組織を損傷するおそれもありますので慎重に実施します。

振動を知る　手掌側の中手指関節（指の付け根）や尺骨側の中手指関節で触れます。この部位は、骨が突出していて硬いため、振動を感じとりやすくなります。

波動をとらえる　意図的に大きな振動を与えて、その振動がどこまで伝わるのかを知る触診方法です。腹水などの判別に用います。

3 ■ 触診の留意点

触診を行う際には安楽な体位をとり、リラックスしてもらいます。触診は直接皮膚に触れ、硬さや弾力性などを知るために実施します。そのため、過度に緊張し筋肉に力が入ったりしないように安楽な体位をとります。また、看護師の手が冷たいと利用者に不快な思いをさせるだけでなく、筋肉の緊張も招くことにもなります。手を温めてから触診をすることで安心感を与えることもできます。

看護師は、爪を短く切り皮膚を傷つけないようにする必要があります。痛みの有無を聞きながら慎重に圧を加えますが、痛みがある部位を無理して押す必要はありません。痛いときにはすぐに言ってもらうように利用者に声かけをするとともに、表情等にも気を配ることが大切です。

あらかじめ問診や視診にて痛みの部位のおおよその見当がついている場合は、痛みがある部位は最後に触診します。初めに痛みを感じてしまうと、筋肉が緊張してしまい正確な触診ができなくなる可能性があるためです。

4 ■ まとめ

触診は、肌を露出しなければ実施することができません。プライバシーはもちろんのこと、室温の調整や実施前には手を温め、観察を手早くすませるなどの配慮がとても大切です。また、触れること（触診）に意識が集中し過ぎて、声かけや表情を観察することがおろそかになることがあります。触診という手技を通して、利用者に触れながら声かけを行うことで安心感が生まれてくることも忘れてはいけません。

4 打診

1 ■ 打診時のコツ

打診は、体表をたたくことにより発生する音から体内の臓器の状態を把握しようとするフィジカルアセスメントです。通常は目標臓器のある部分の体表に、軽く置いた左（右）手の中指（遠位指節間関節）背面を、右（左）手の中指先端で叩打します。

図1–9　**打診の方法**

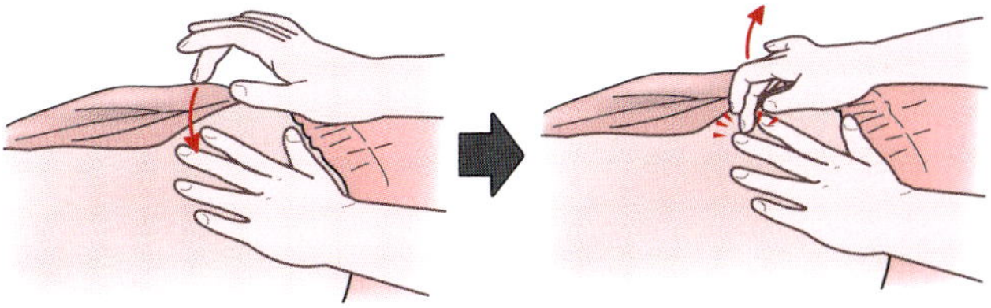

打診にはたたく指側のコツと、たたかれる指側のコツがあります。たたく指側のコツは、音を響かせるにはたたいた指を素早く引っ込めるのがポイントです。たたくことに意識をもつよりも素早く引っ込めることに意識をもつようにします。肘や指先の動きは必要ありません。手首を柔らかくスナップを利かせてたたきます。強くたたきすぎて利用者に痛いと感じさせてはいけません。

そのために、たたかれる指側にもコツがあります。指で直接利用者をたたくと当然痛がらせてしまいます。音は硬い表面のほうが響くので、硬いものを当てがい、その上からたたくと響きやすくなります。この条件に一番合うのが、指の関節の骨になります。手の指を広げ、打診する部位の体表面にぴったりと密着させます。指が浮いてしまうと、その下の情報を反映できなくなるので注意が必要です。要は、打診部位に当てている部分の指が体表面に隙間なく当たっており、スナップを利かせて２回中指の指先で中指の遠位指節間関節をたたきます（**図1—9**）。また、直接、利用者の肌に触れるので、手が冷たい場合は温めておく等の気遣いは大切です。

2 ■ 打診でわかること

家の壁に釘などを打ちつけた経験、もしくは、そのような光景に遭遇したことがあると思います。初めにやることは、壁のどこに釘を打ちつけるかを決める作業です。そのとき、最も硬い場所を見つけるために壁をトントンとたたいたはずです。たたいて壁が響いたら、そこの下は空洞に近く、逆に響きがあまりよくなければ、その下には硬い物があると経験的に判断しています。これを身体に応用したのが打診ということになります。

打診は振動を起こして、その振動の残響の長さを基準にして、たたいた下にどのような物があるのかを推定する方法です。打診ではたたいた場所の真下５～７cm程度の範囲の情報を反映するといわれています。

打診では部位によって、臓器の大きさ、密度、洞、臓器の圧痛がわかります。また、打診音の種類は、ポコポコと太鼓が鳴るような音の「鼓音」、響くような音の「共鳴音」、共鳴音よりも響く音の「過共鳴音」、詰まったような音の「濁音」、ほとんど響きが残らない「無共鳴音」と呼ばれる音がします（表1－7）。

表1–7　**打診音の種類**

音の種類	臓器名	臓器の特徴
鼓音	胃、腸	空気が入っている。軟らかい袋状。
共鳴音	肺	外は硬いものに包まれて、中が空洞になっている。
過共鳴音	子どもの肺、肺気腫のある成人の肺	外は硬いものに包まれて、中は空気が非常に多い。
濁音	心臓、肝臓	中が均一に充実している。
無共鳴音	筋肉	ぎっしり詰まっている。

3 ■ まとめ

フィジカルアセスメントを打診から実施することはありません。問診、視診、触診で得られた情報をもとに打診部位を特定します。聴診と同様に、音の聞き分けが重要です。打診は、たたき方によって精度が大きく違います。打診の技術を磨くことで正確な音が出せるよう、日頃からのトレーニングは大切です。

5 聴診

1 ■ 音を聞き分ける

聴診といって誰もが思い出すことは、やはり聴診器ではないでしょうか。フィジカルアセスメントではさまざまな器具を使用します。その代表が聴診器であり、看護師で聴診器を使ったことのない人はおそらくいないでしょう。それほど聴診器という器具は馴染みのあるものなのです。しかし、「馴染みがある＝使いこなしている」というわけではありません。筆者も音を聞き分けるのには、非常に苦労した経験があります。

聴診の一番のポイントは、できる限り周囲の雑音を抑えることです。言い換えれば、今から自分が聞きたい音を聞き分けられるだけの静かな環境を自らつくることです。周囲が無音状態なら「たった一つの音」だけであれば聞き逃すことはありません。しかし、日常生活において無音をつくり出すことはほぼ不可能です。特に在宅では、テレビの音、車の音、人の声、冷蔵庫の音、エアコンの音、風の音など、生活音や自然の音が多く存在します。そのなかで、目的の音を聞き分けるのは至難の業です。聴診の能力が上がれば、少々周りで音がしていても目的の音を聞き分けることは可能になります。しかし、聴診が苦手な人や経験が浅い看護師は、周りの音と目的の音を判別することが難しいようです。日頃から訓練して聴診技術を身につけることも大切ですが、利用者や家族の協力を得て、テレビの音を下げる、聴診の間だけ空調を止める、窓を閉めてもらうなど、周囲から聞こえてくる音についての環境を整えるだけでも聴診の精度は向上します。

聴診は、身体の中から聞こえてくる音の変化によって正常や異常を判断します。そして、身体の中でも多くの音が生じています。そのため、聴診では一つの音に集中することが大切です。例えば、呼吸器を聴診する場合、必ず心音が邪魔をします。しかし、音の聞こえ方は、呼吸音と心臓音では明らかに違います。また、呼吸は一時的に止めることはできても、心臓を止めておくことはできません。呼吸器を聴診するときは呼吸に関連した音を、心臓を聴診するときは心臓に関連した音を、情報としてもっておくだけで一つの音に集中することができるようになります。要するに、自分の耳でいろいろな音を聞いておくことが、目的の音を聞き分けるのに役立つことになります。

2 ■ 聴診の留意点

事前の配慮　聴診には、聴診器が必要です。そして、聴診器は直接肌に触れることになります。肌着の上から聴診器を当てる看護師を目にすることがあります。おそらく、直接肌に当たることを避けているのだと思いますが、呼吸により皮膚と肌着がこすれることで摩擦音まで拾うことになります。聴診器はできる限り直接肌に当てるほうが正確な情報を聴診できますから、身体に触れる前には当てる場所を手のひらで暖めるなど、利用者が不快にならない配慮が大切です。

聴診器の種類と特徴　聴診器ですが、直接身体に触れる側を「チェストピース」、看護師の耳につける側を「イヤピース」といいます（**写真1－1**）。この両者の距離が長いほど高い音が聞こえづらくなります。

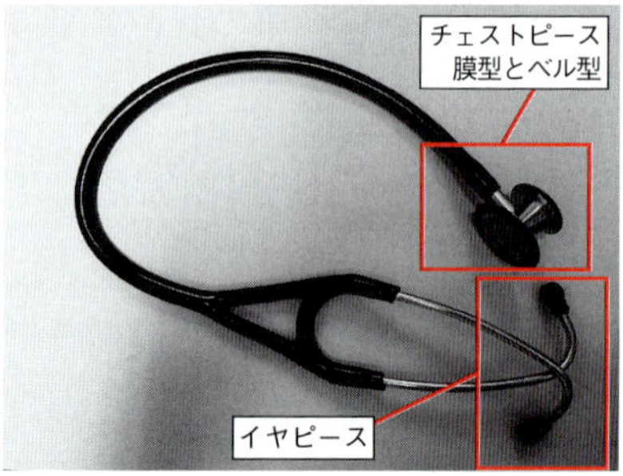

写真1－1　聴診器の仕組み

また、聴診器にはさまざまな種類があり、現在の聴診器は膜（ダイアフラム）機能とベル機能の二つを備えているものが一般的です。膜型とベル型は、回して切り替える方法と皮膚への押しつけ方によって調整できる方法があります（**写真1－2**）。どちらの型においても、皮膚に密着させ動かさないことが大切です。

膜型・ベル型の分離型

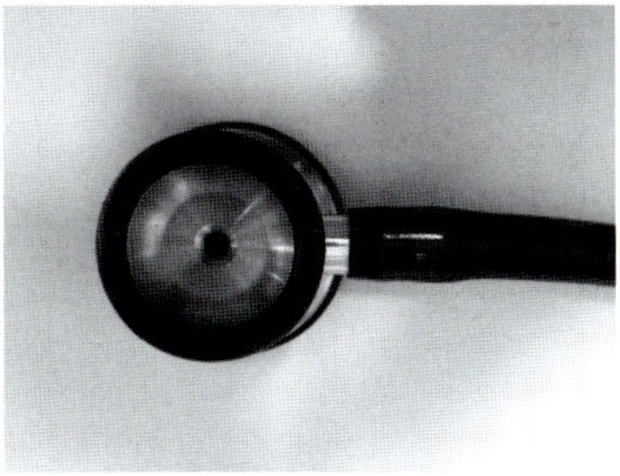

管を回して、膜型とベル型を切り替える。

膜型・ベル型の一体型

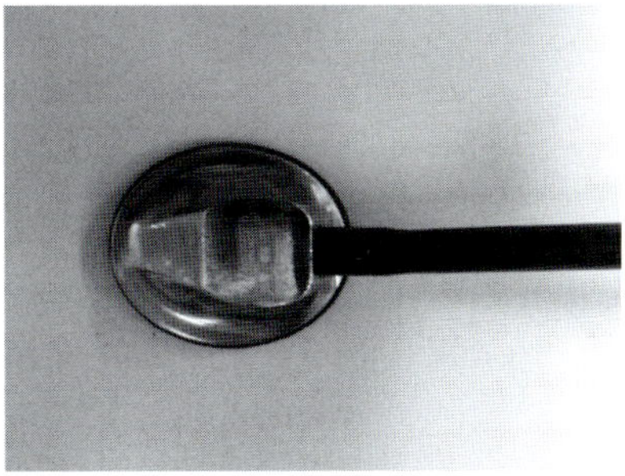

押す力で調整。弱い：膜型、強い：ベル型。

写真1－2　聴診器の種類

膜型は、プラスチックでカバーすることによって低音域がカットされ、高音域が聞きやすくなるという特徴があります。そのため、呼吸音の聴取に適するといわれています（呼吸音は、正常音、異常音ともに高音域に属する）。また、ベル型と比較し、皮膚への接触面積が大きくなりますので、音も大きく聞こえます。膜型を使うときには、ダイアフラムを媒介にして音を聴取するため、ダイアフラムと皮膚が密着するように比較的強く皮膚に当てます。一概にどれくらいの力とはいえませんが、聴診器の跡が皮膚に少し残る程度の圧迫です。

一方でベル型は、少しでも隙間があると、その隙間から周りの音が入ってくるので聴診が困難になります。ベル型は、隙間さえなければ音響的に非常に優れた効果を発揮します。しかし、ベル型を皮膚に強く押しつけると皮膚が膜の働きをしてしまい低音成分が減弱してしまうため、膜型よりも皮膚に対して柔らかく密着させます。

身体の中で聞こえる音は、ほとんどが膜型でカバーできる高音成分の音です。しかし、心臓（異常心音）をみるときや血管音は、低音成分を聞き取る必要があるため、ベル型で聴診することになります。

イヤピースに関しても、耳の穴にフィットさせ、耳道に沿って装着します。イヤピースを間違った方向に入れると外耳孔に密着することができず、音もよく聴取できなくなります。また、外部雑音も遮蔽も不十分になることがあります。

聴診の方法　膜型、ベル型のどちらの型にも一長一短があります。自分が聴診でどのようなことを知りたいのか考えて、それぞれの特徴を活かして正しく使用することが大切です。

膜型の聴診器の持ち方は、ダイアフラム全体と皮膚が均一に密着するように（図1―10）、チェストピース全体を持つようにします（図1―11）。チェストピースとチューブのつなぎ目を持って、皮膚に当てるだけの持ち方（図1―12）では、十分な皮膚との密着ができず、うまく音を聴取することができません。また、聴診部位を移動させるときには不

図1-10　**聴診器の当て方（膜型）**

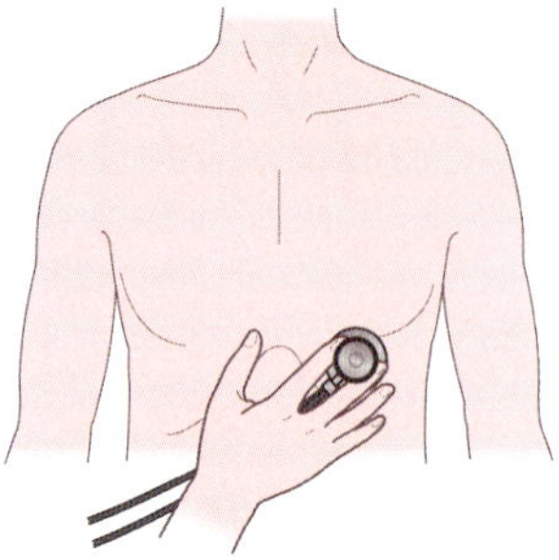

図1-11　**聴診器の持ち方（膜型）**

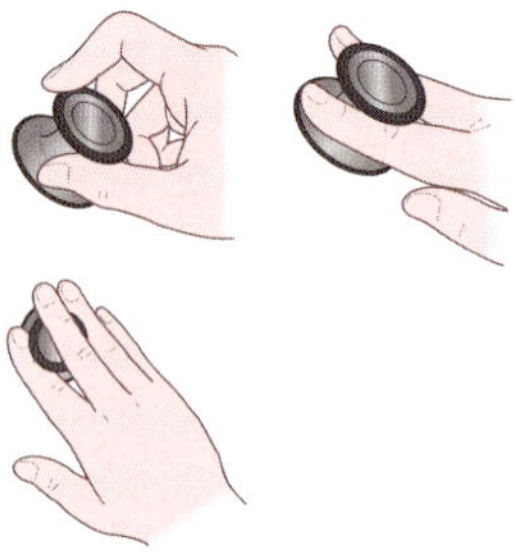

図1-12　**膜型の不適切な持ち方**

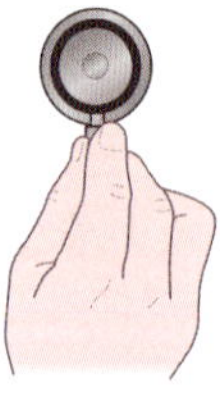

図1-13　**チェストピース全体を手のひらで覆う方法（膜型）**

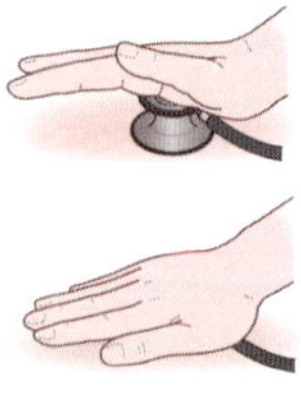

便ですが、１か所の音を入念に聞く、あるいはやせているため肋骨が浮き出ているような利用者の場合は、チェストピース全体を手のひらで覆うような当て方もあります（**図1―13**）。この方法では周囲からの雑音も拾いにくく、より音を明瞭に聴取することができます。

また、ベル型の聴診では、チェストピースの付け根を利き手の第１～３指で軽く持ち、皮膚と隙間がないように当てます。膜型よりもゆっくり皮膚に押し当てます（**図1―14**）。

図1–14 聴診器の当て方（ベル型）

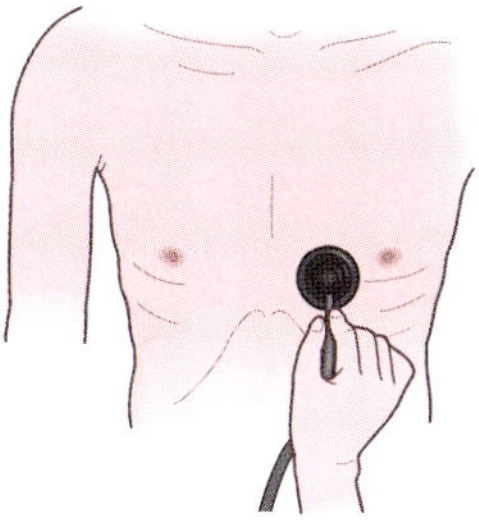

3 ■ 聴診でわかること

聴診でわかるのは主に、①呼吸の状態、②心臓の状態、③血流の状態、④腸の状態の四つになります。それぞれの詳細な内容は他項で確認してください。それぞれの部位によって正常音は全く異なります。身体の状態がどのようなときにどのような音が聞こえるのかということを事前の学習で知識として得ることで、異常音を見極めることができるようになります。ただし、異常音にばかりとらわれるのではなく、まずは確実に正常音を耳に焼きつけることが、異常音を見つけ出す近道です。正常音であれば、自分自身、同僚、友人、家族の身体と、教材はたくさん近くにあるはずです。日頃から耳を慣らすことで、目的の音を聞き分けることが可能になります。

4 ■ まとめ

聴診は、聴診器を正しく使用することから始めます。音を聞き分けるトレーニングを積んでも、高価な聴診器を持っていても、使い方を間違ったならば効果は激減します。看護師として、血圧だけを図る道具にすることなく、聴診器を正しく使い、さまざまな音を聞き分けられるようになりましょう。

6 器具を使うアセスメント

フィジカルアセスメントで使用する器具で最初に思い浮かぶものは、聴診器ではないでしょうか。しかし、聴診器以外にも使用する器具はあります。ここでは、聴診器以外の器具とその特徴について簡単に紹介します。聴診器については、「5　聴診」を参照してください。

1 ■ フィジカルアセスメントで使用する器具

フィジカルアセスメントで使用する器具の代表的なものに、体温計、血圧計、ペンライト、眼底鏡、耳鏡、音叉、舌圧子、打腱器、知覚筆、ルーレット等があります。その他、必要に応じて、手袋、アルコール綿、ガーゼ、爪楊枝、ティッシュペーパーなどを準備します。

温計　温計には、水銀体温計、電子体温計、耳式電子体温計があります。水銀体温計は、最も正確に測定できます。しかし、破損により水銀が暴露する危険性があります。電子体温計は、感知した温度を電気信号に変える素子を用いて表示します。耳式電子体温計は、耳の鼓膜とその周辺部から放射されている赤外線を感知し、体温として表示します。測定時間は数秒と短いというメリットがありますが、挿入の位置や深さによって測定値にばらつきが出てしまうというデメリットもあります。

体温は通常、不快を伴わない腋窩で測定します。その際、腋窩部を走行する腋窩動脈の部分に体温計の先端が当たるようにします。正しく測定するためには、気密性を保ち、汗によって体温が低下するためよく拭きます。また、麻痺がある場合は、麻痺側は健側より血液循環が悪く、体温が低く測定されるため、健側で測定します。なお、一般に体温が1℃上昇すると脈拍数は10回/分増加するといわれています。

図1-15　**眼底鏡**

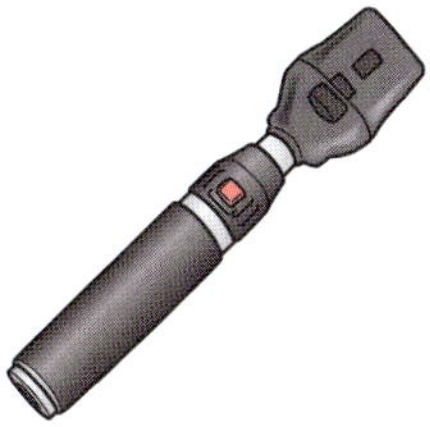

図1-16　**耳鏡**

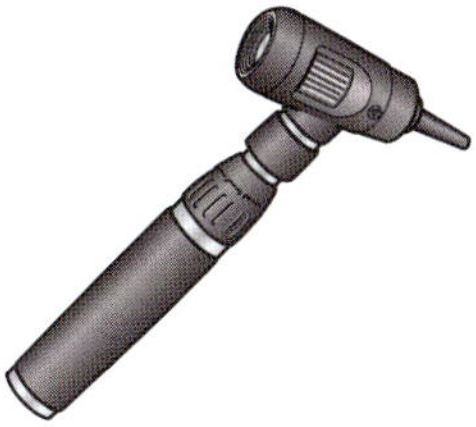

血圧計　水銀血圧計、アネロイド血圧計、電子血圧計があります。マンシェットの幅は、上腕周囲の40％（12～14cm幅）を用います。幅が狭すぎると血圧は高く測定されます。マンシェットのゴム嚢の中心に上腕動脈がくるように当てます。上腕動脈を測定する理由は、心臓に近く、測定しやすいためです。まれに、マンシェットの中に聴診器のチェストピースを入れているのを目にしますが、均等に圧がかからず正確な血圧測定ができないので注意しましょう。初めて血圧測定を実施する場合は、触診でおおよその収縮期血圧を知ります。聴診するときは、触診で確認した収縮期血圧の20～30mmHg上まで加圧します。

眼底鏡　臨床においては、医師が視神経乳頭、網膜、動静脈の異常を診察する際に使用します（**図1－15**）。必ず、利用者の右眼は検査施行者の右眼で見ます。反対も同様に見ます。

耳鏡　外耳道と鼓膜の観察に用います。外耳道への傷害を起こさないように挿入し、利用者の不意な動作によって耳鏡が動かないように、耳鏡を持つ手の一部を利用者の顔に当てておきます（**図1－16**）。

音叉　伝音性難聴か感音性難聴かを鑑別したり、下肢の振動覚検査に用います（**図1－17**）。ここでは、Weber試験とRinne試験について述べます。

Weber試験は、音叉を振動させ、前頭部正中もしくは頭頂部中央に当て、骨伝導で左右差があるかを確認します。正常では正中に聞こえます。健側の音が大きい場合は感音性難聴、患側の音が大きい場合は伝音

図1−17　音叉

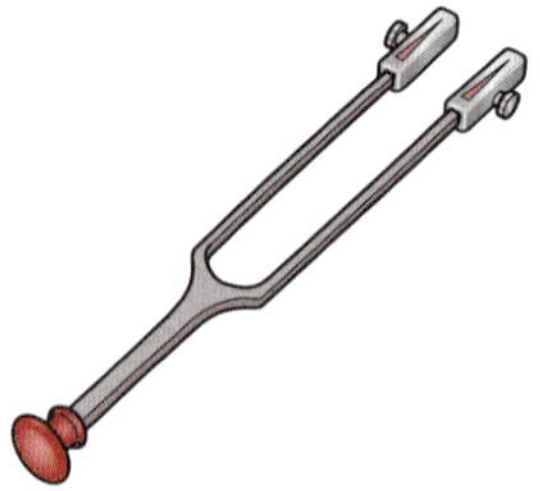

図1−18　打腱器

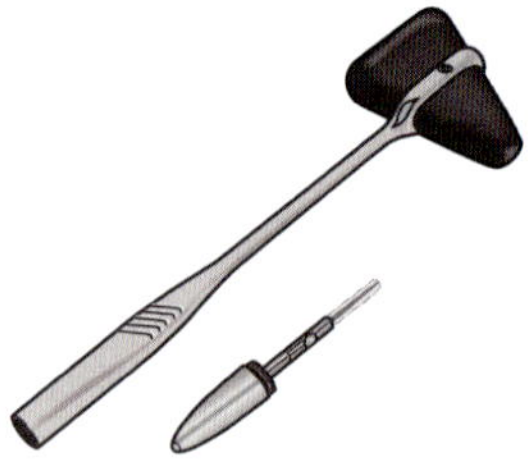

性難聴となります。伝音性難聴では、周囲から入る音が遮断されるため、骨伝導の振動音が際立って響き、患側で大きく聞こえることになります。

Rinne試験は、音叉を振動させ、耳後部（乳様突起）に付け、骨伝導を確認します。聞こえない場合は高度の感音性難聴、聞こえる場合は引き続いて気伝導の確認を行います。骨伝導で音が聞こえなくなったら、すぐに音叉を外耳孔から数cm離したところに移します。気伝導で聞こえたらRinne陽性となり感音性難聴、気伝導が聞こえないならRinne陰性となり伝音性難聴となります。

打腱器　深部腱反射などの反射の検査に用います（**図1−18**）。打腱器は、拇指と示指で軽くはさむように持ちます。そして、打腱器の重さを利用して、手首のスナップをきかせスムーズに降ります。強くたたきすぎないように注意します。

2 ■ より多くの情報を得るために

ここで紹介したものは、フィジカルアセスメントで使用する器具の一部です。器具を使うことでより詳細な観察を実施することが可能になります。しかし、器具は使い方によって、利用者に痛み等の不快感を与える可能性があります。そのため、器具の使用時は、利用者に何の目的で、どこに使用するのかをきちんと説明し、理解を得ます。そして、何より日頃から訓練し、技術を磨いておくことが重要です。また、問診・視診・触診・打診・聴診などと組み合わせることで、多くの情報を得ることができます。

参考文献

○ 古谷伸之編：診察と手技がみえる vol.1，第２版，p6 ～ 18，メディックメディア，2007.
○ 村上美好監：写真でわかる看護のためのフィジカルアセスメント，p10 ～ 20，インターメディカ，2010.
○ 山内豊明監，岡本茂雄編：生命・生活の両面から捉える訪問看護アセスメント・プロトコル，p47 ～ 64，中央法規出版，2009.
○ 山内豊明：フィジカルアセスメント各技法のポイント，コミュニティケア，8⑿，p14 ～ 20，2006.
○ 島村敦子ほか：訪問看護師が用いる在宅療養者の気持ちを汲み取る方法，千葉大学大学院看護研究科紀要，35，p1 ～ 8，2013.

3 系統別アセスメント

1 呼吸器系

1 呼吸器系とは

1 ■ 呼吸器の構造

ヒトの身体は、栄養素を燃焼し、各組織において必要なエネルギーを得ることで生命維持をしています。また、栄養素の燃焼に必要な酸素（O_2）を取り入れエネルギーを生成し、栄養素の燃焼の結果生じた二酸化炭素（CO_2）を排泄する「呼吸」という働きを行っています。「呼吸」の働きのうち、肺は静脈血にO_2を加え、動脈血にします。同時に、静脈血からCO_2を除去する作用にかかわっています。

呼吸器は、気道を通してO_2を外気から取り入れ肺胞に運び、O_2を血液に拡散させ、血液循環で全身の各臓器・組織に運搬しています。そして、代謝によって各臓器組織で産生されたCO_2を血液循環で肺胞に運搬し、肺胞内へガスとして排出し、気道を通して外気へ排出します。

正常な「呼吸」のための条件としては、①換気が正常であること、②肺における正常な換気の分布と血流との接触が保たれていること、③循環が正常であることがあげられます。

2 ■ 胸郭と胸腔の位置

胸郭は12個の胸椎と12対の肋骨および肋軟骨や胸骨からなる籠状の骨

前面　後面　左側面

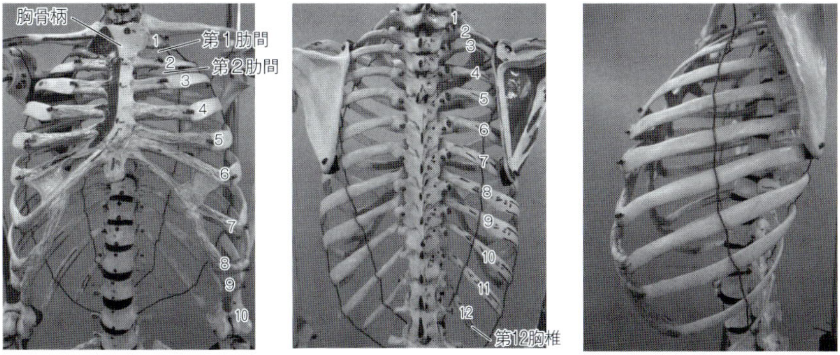

写真1－3　胸郭と胸腔

格であり、胸郭に囲まれた空間が胸腔です（**写真1－3**）。第7肋軟骨までが胸骨と関節し、第8～10肋軟骨は第7肋軟骨と関節します。第11、12肋骨は胸骨と関節していません。また、すべての肋骨は脊柱と関節しています。胸郭の入口部は、第1胸椎、第1肋骨、第1肋軟骨、胸骨柄からなり、下方は横隔膜によって胸腔と隔てられています。

3 ■ 呼吸運動

呼吸運動は、胸郭の変形や横隔膜の移動により生じます。

吸気時には外肋間筋、横隔膜が収縮し、胸郭が上下、前後左右に拡大します。呼気時には横隔膜が弛緩、内肋間筋が収縮、また腹部の筋肉が収縮し、弛緩した横隔膜を押し上げて、胸郭を縮小させます（**写真1－4**）。自然呼吸（換気）時の横隔膜の運動は、腹側より背側のほうがより力強く動きます。

安静時の呼気時は吸気筋が弛緩して胸郭の大きさが戻り、安静時呼気は吸気によって得られた「肺の弾性収縮力」により、受動的に実施されます。

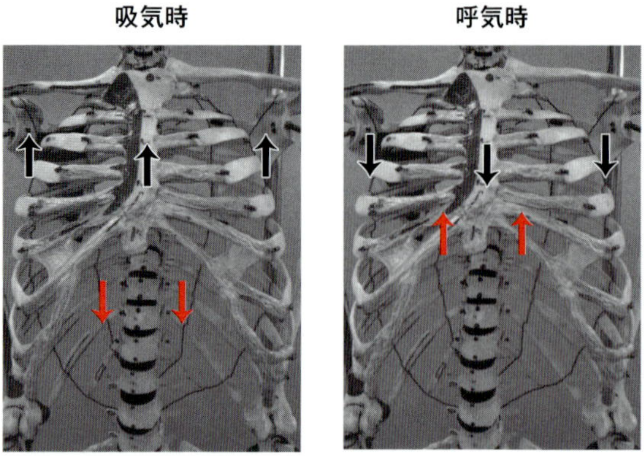

黒矢印は胸骨、赤矢印は横隔膜の位置を表す。

写真1－4　呼吸運動

4 ■ 換気の仕組み

肺は胸郭、横隔膜の運動によって、生体と外界との間で換気（ガス交換）を行います。呼吸筋（図1－19）は肋間を占める筋肉と横隔膜からなります。肋骨を挙上して胸郭の前後径・左右径を拡大する吸息筋と下位肋骨を挙上する吸息筋が肋骨運動をつくります。腹筋群や内肋間筋は横隔膜を挙上させたり、肋骨を下げて呼息筋としての働きをしますが、安静時の呼

図1–19　**呼吸筋**

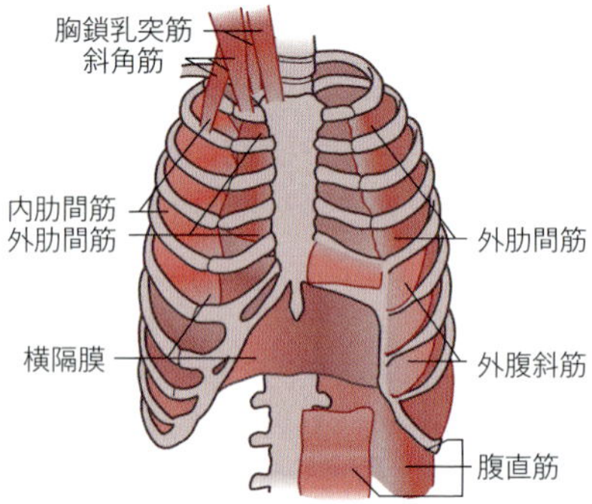

表1–8　**呼吸筋を担う構成筋群**

吸息筋	正常安静呼吸	横隔膜の収縮、外肋間筋、傍胸骨筋（内肋間筋の肋軟骨部）など
	努力性呼吸	胸鎖乳突筋、前・中・後斜角筋など
呼息筋	努力性呼吸	腹直筋、内肋間筋、内腹斜筋、外腹斜筋、腹横筋などの呼吸補助筋など

図1−20　**肺葉の解剖図**

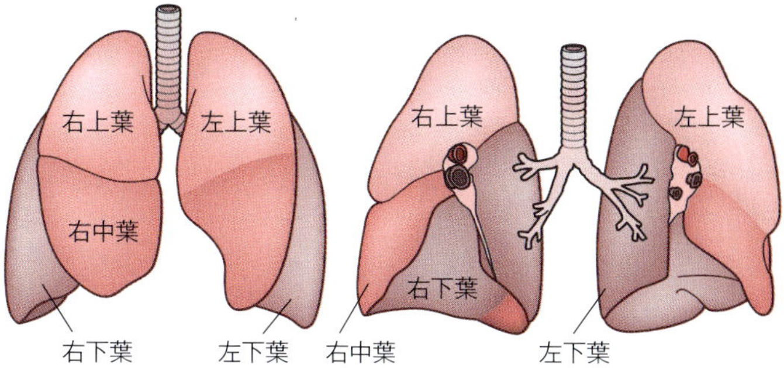

吸では働かず、努力性呼吸時に働きます（**表1−8**）。

5 ■ 肺葉

　肺は気管支の分岐に対応して、それぞれ区分されています。右肺は右上葉、右中葉、右下葉の３葉に分かれ、左肺は左上葉、左下葉の２葉に分かれています（**図1−20**）。

6 ■ 肺循環と体循環

　肺循環とは、右心室から心臓を出て、主肺動脈を経た後肺に入り、その後肺毛細血管、肺静脈を経て左心房に戻るまでの血液の循環経路をいいます。

　一方、体循環とは、左心室から心臓を出て、大動脈を経て、全身の各臓器や四肢などの毛細血管を経た後、静脈、上大静脈、下大静脈を経て、右心房に戻るまでの血液の循環経路をいいます。

7 ■ 気管支の分岐

　気管、主気管支、葉気管支、区域気管支、区域気管支枝、細気管支、終末細気管支、呼吸細気管支、肺胞管、肺胞嚢と次々に分岐を繰り返しながら徐々に細くなり、肺胞に至ります（**図1−21**）。

第1章　基礎知識

図1–21　**気管支の分岐**

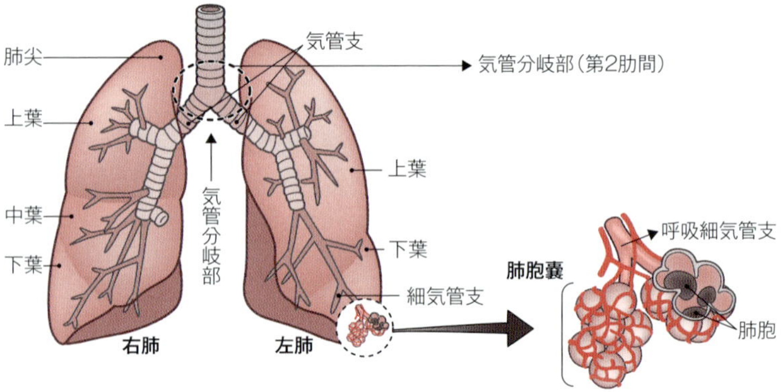

肺胞は、壁に豊富な血管分布のある中空のブドウの房のような嚢です。内部は分割して肺胞嚢となり最大の表面積と血管分布を有します。肺胞の総面積は100m^{2}以上あり、肺胞壁の厚さは1μm以下で、肺胞に極めて薄い基底膜が存在して肺胞腔と毛細管を隔てて、隣接する肺胞との間でO_2とCO_2を交換しています。

2 呼吸器系のフィジカルアセスメント

「呼吸」とは、生命維持に必要な人体を構成する細胞が正常に働けるようにO_2を取り入れ、代謝によって生じたCO_2を体外に排出することをいいます。呼吸器系のフィジカルアセスメントでは、呼吸のリズムや深さ、胸郭の動き、呼吸音や呼吸筋などの観察から、あらゆる状態をアセスメントすることができます。「呼吸」は生命徴候と呼ばれるバイタルサインの一つで、感情に左右されやすい特徴をもっています。また、バイタルサインのなかでも唯一随意性をもっているのも特徴です。

1 ■ 問診

問診によって原因を推測し、緊急度を見抜きます。問診では、呼吸困難がいつから、どのように起こったか、発症状況が突然性、発作性、急性、慢性であるのかの情報を得ることが重要となります。一般的に、突然性、発作性、急性に起こった呼吸困難は緊急性が高いとされます。また、随伴症状によって、ある程度原因疾患が予測されるため、呼吸困難のほかに、どのような症状があるかを問診します。

① 主訴：どのような症状か、利用者の訴えから確認します。

② 病歴：主に次の点を確認します。

ⅰ 発症と経路：いつから症状が始まったのか、突然始まったのか、徐々に始まったのか。

ⅱ 持続時間：今も続いているのか、最初と比べてよくなったのか、悪くなったのか、変わらないのか。

ⅲ 量や程度：症状の程度の確認。これまでに経験したことのない症状なのか、今までに似たような症状はあるのか。

ⅳ 悪化・緩和因子：どのようにすると楽なのか、どのようにするともっと悪くなるのか。

ⅴ 随伴症状：どこかほかに具合が悪いところはないか、咳や痰は出るのか、動悸、めまい、胸痛などはないか、発熱はしていないか。

その他、既往歴（慢性閉塞性肺疾患、肺炎、心疾患など）や個人歴（職業、喫煙歴など）、家族歴についても聴取します。

2 ■ 視診

呼吸パターンや胸郭の状態、動きを観察し、呼吸についての情報を収集します。視診では、「楽そうな呼吸をしているのか」ということがポイントになります。呼吸が楽そうでなければ、どこに原因があるのかをアセスメントします。一般的には「表情」をみると、ある程度の予測はできるといわれています。

視診の確認ポイント

視診において確認するポイントは、次の点です。①呼吸は楽そうか、

②顔色はどうか、③咳・痰はあるか、④呼吸様式の異常はあるか、⑤胸郭の動きはどうか、⑥特定の体位を好むか、⑦呼吸数・リズムはどうか。図1－22もあわせて確認してください。

胸郭運動の異常（フレイルチェスト）

多発肋骨骨折のうち、連続する３本以上の肋骨が各々２か所以上で骨折した場合や、胸骨骨折に両側肋軟骨骨折を伴う場合には、この部分が胸郭全体との連続性を断たれて、正常の呼吸運動と逆の動き、すなわち吸気時に陥没して呼気時に突出するという奇異呼吸を示します（図1－23）。

図1-22 **視診のポイント**

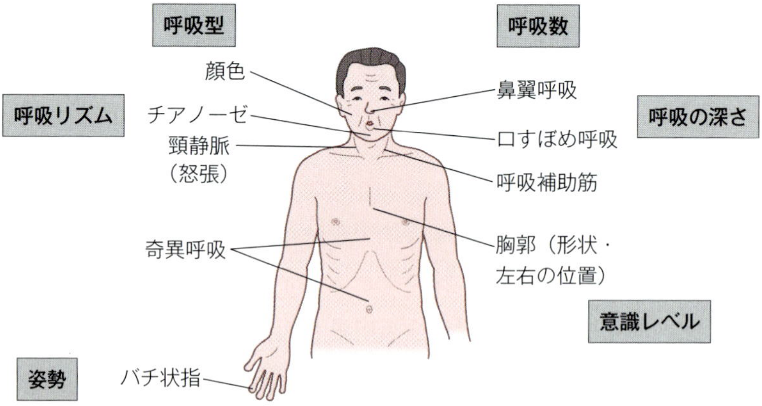

図1-23 **フレイルチェスト**

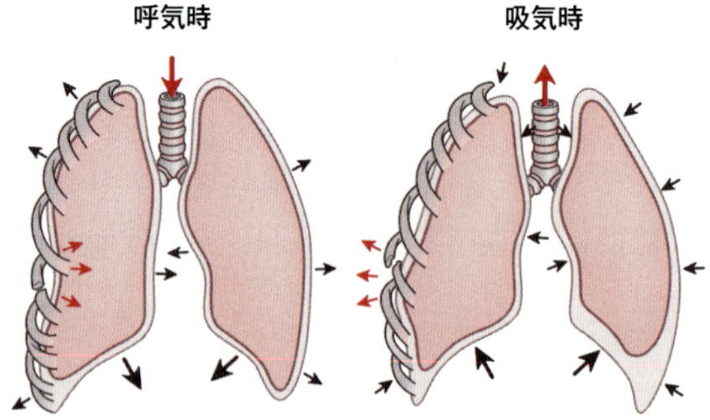

http://02d9395.netsolhost.com/main/ce/chest/chesttrauma.htm より

体位と血流・換気の関係

姿勢と体位の観察を行います。

・起座呼吸は、気管支喘息などの気道狭窄や左心不全などの肺うっ血、肺水腫などで見られます。

・起座呼吸には二つの種類があります（図1－24・図1－25）。

・図1－24の場合は慢性閉塞性肺疾患、図1－25の場合はうっ血性心不全が病態として考えられます。

チアノーゼ

チアノーゼの有無を確認することによって、身体の隅々へO_2の供給が必要なだけ満たされているかを確認します。

① 中心性チアノーゼ

口唇・舌に認め、心臓から出る血液の酸素化が不十分であるというサインであり、速やかに酸素投与を開始する必要があります。中心性チアノーゼを認めた場合、還元ヘモグロビンが5 g/dL以上であると推測できます。

図1–24 **起座呼吸①**

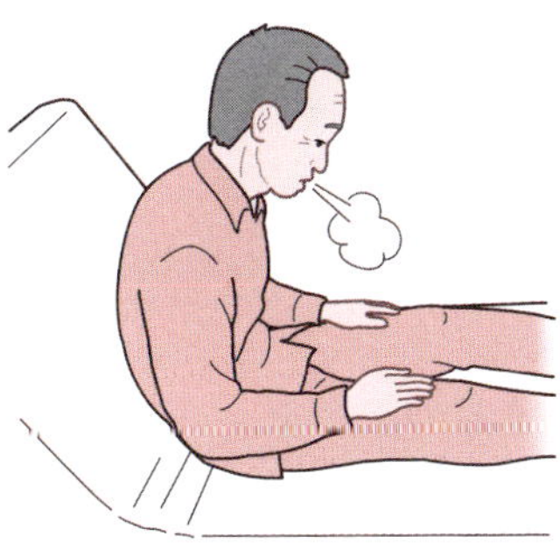

換気スペースの確保をしている。呼吸困難をきたし、努力性呼吸を呈している。腹筋を補助呼吸筋として用いるため、腹筋を使いやすい前かがみの起座呼吸となる。

図1–25 **起座呼吸②**

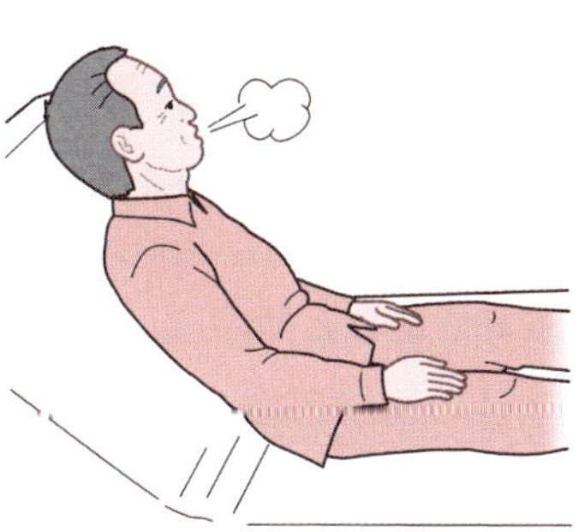

静脈還流量の減少が起こっている。肺水腫のため、肺が水浸しになっていて、座位になることで肺に空気が入りやすくなる。また、座位になることで静脈還流が減少し、心臓への負担が軽減する。

② 末梢性チアノーゼ

手足のみが青くなり、口唇・口腔粘膜などは異常をきたしません。末梢組織での血流不足が原因であり、肺での血液の酸素化との関連はありません。血圧の上昇や保温により皮膚の循環が改善するとチアノーゼは消失します。心拍出量の低下、動脈閉塞や静脈疾患で出現します。

3 ■ 聴診

聴診部位と呼吸音が対応しているか、異常呼吸音が聞こえないかを判断します。

呼吸音を聴取する際は、①周りが静かな環境で行う、②目的をもって聴診する、③聴診器を正しく使って聴診する（イヤピースは正しく当てる、呼吸音は膜型で聞く、膜を胸壁にしっかりとつける）、④必ず左右交互に聴診する、⑤最低でも１か所で１呼吸以上は聴診する、⑥協力依頼が可能な利用者には、やや大きめの呼吸を繰り返してもらう、という点を考慮します。

聴診によって聞き分けるべき事項

聴診によって聞き分ける点として、①呼気と吸気の長さの割合（**表1－9**）、②呼気と吸気の間の「音の途切れ」の有無、③左右差の有無、④聴診部位（**図1－26**）と呼吸音との対比、⑤異常呼吸音の有無（最も明瞭に聴取される部位とタイミング、副雑音の種類）があります。

呼吸音聴診部位と順序

呼吸音の聴診部位を**図1－27**に、また聴診の順序を**図1－28**に示します。

異常な呼吸音

①呼吸音の減弱・消失と呼吸音の増強、②呼気延長、③肺胞部分の気管支呼吸音化があったときに、呼吸音の異常があると考えます。異常な呼吸音（副雑音）は、低調性連続性副雑音、高調性連続性副雑音、細か

表1-9 呼吸音の特徴

音	吸気と呼気の長さ	音の図示	音調	強度	正常存在部位	異常存在部位
気管（支）音	吸気＜呼気 1：2		高調	大きい	気管直上とその周囲	肺野
気管支肺胞音	吸気＝呼気 1：1		中音調	中程度	【前胸部】 第2・第3肋間の左右の胸骨縁 【背部】 第1～第4肋間の正中から肩甲骨内側縁にかけて	肺野末梢
肺胞音	吸気＞呼気 2.5：1		低調	軟らか	肺野末梢	該当なし

音の図示では、線の長さが音の長さ、太さが音の強さ、斜線が音の高さ、右上がりは吸気、右下がりは呼気を表す。

山内豊明：フィジカルアセスメントガイドブック，p74，医学書院，2005.

図1-26 正常な呼吸音の聴診部位

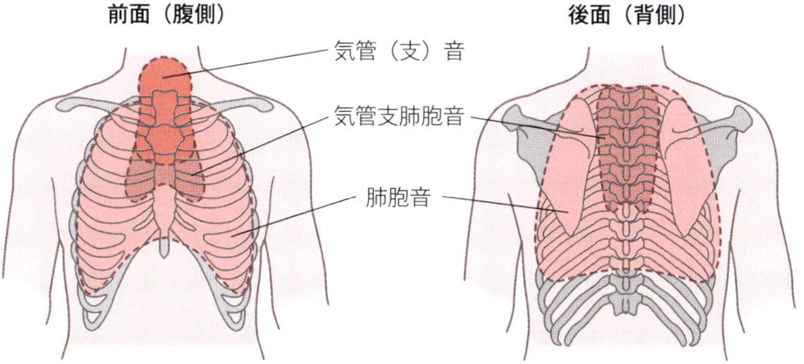

山内豊明：フィジカルアセスメントガイドブック，第2版，p91，医学書院，2011.

図1-27 呼吸音聴診部位

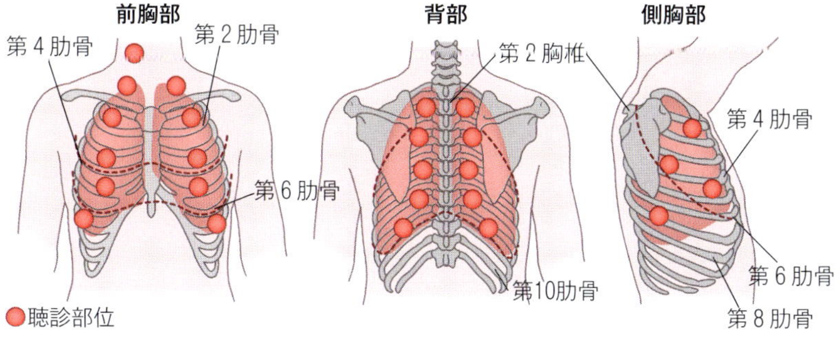

図1–28　**呼吸音聴診の順序**

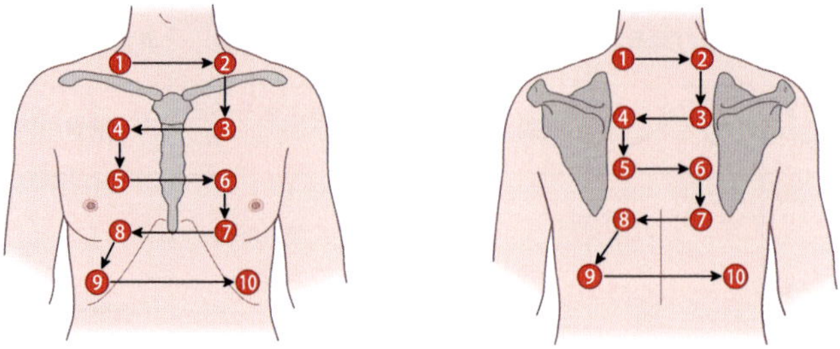

図1–29　**異常な呼吸音（副雑音）**

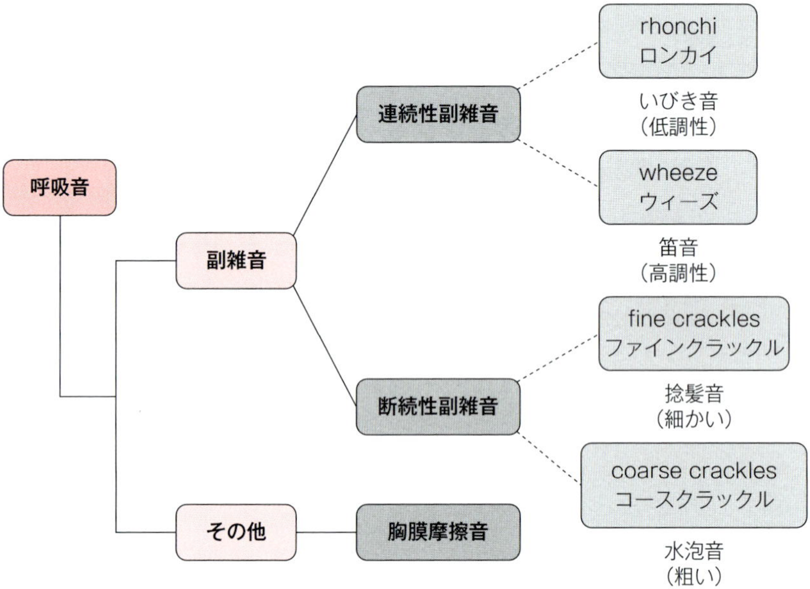

い断続性副雑音、粗い断続性副雑音と、胸膜摩擦音の五つがあります（**図1－29**）。

副雑音の特徴と代表的な疾患として、次のような点があります。

①低調性連続性副雑音

・連続性の低調な音で、いびきのような音（いびき音）

・代表的な疾患：気道狭窄、痰貯留、心不全など

②高調性連続性副雑音

・連続性の高調な音で、「ヒューヒュー」「ピーピー」といったような音（笛音）

・代表的な疾患：気管支喘息など

③細かい断続性副雑音

・細かい、音の小さい、高調で短く「バリバリ」「チリチリ」といった音（捻髪音）

・代表的な疾患：間質性肺炎、心不全や肺炎の初期など

④粗い断続性副雑音

・鍋でお湯が沸騰しているような音で、「ボコボコ」「プツプツ」といったような音（水泡音）

・代表的な疾患：気道内に分泌物の貯留を呈する肺炎、肺水腫、気管支拡張症、心不全など

⑤胸膜摩擦音

・靴底のきしむような音、雪を握るような音で、「ギュギュ」といったような音

・代表的な疾患：転移性がんなどで臓側胸膜と壁側胸膜との間にある水分が不足し、胸膜表面同士がこすれ合うことが原因で起こる。

4 ■ 打診

横隔膜の高さや動き、含気量の程度、胸水または胸膜肥厚の有無、気管支や細気管支腔内の分泌物の存在の有無などの変化を見つけ出します。打診音は**表1－10**のように分類されます。

前胸部　鎖骨上部から始めて、打診音に左右差がないかを聞きながら、前胸部全体を打診していきます。打診によって、前胸部では臓器の位置関係と大きさをつかむことができます。肺野では共鳴音を示しますが、心臓、肝臓では濁音、胃では鼓音に変化します。音質の変化により、そ

表1–10　打診音の種類

打診音	特　徴	強さ	長さ	音質
清音（共鳴音）	健常な成人の呼吸時の肺野（含気量の多い部分）を打診したときの打診音	強	長	低く、ハリがある
過共鳴音	正常の肺よりも含気量増加した状態（健常な成人ならば、思いきり息を吸い込んで止めたときの肺野）を打診した時の打診音	非常に強	長く響く	より低く、ハリがある
絶対的濁音	大腿部（含気の全くない部分）を直接皮膚の上から打診したときの打診音	弱	短	高く、詰まっている
比較的濁音	やや含気空間のある部位を打診したときの音（例えば心臓部位を前胸部から打診した場合は、心臓と胸壁の間に肺があるためにこの音が聞こえる）	中	中	詰まっている
鼓音	胃泡のある部分を打診したときの打診音	強	中	高く、うつろ

図1–30　正常な打診音の境界

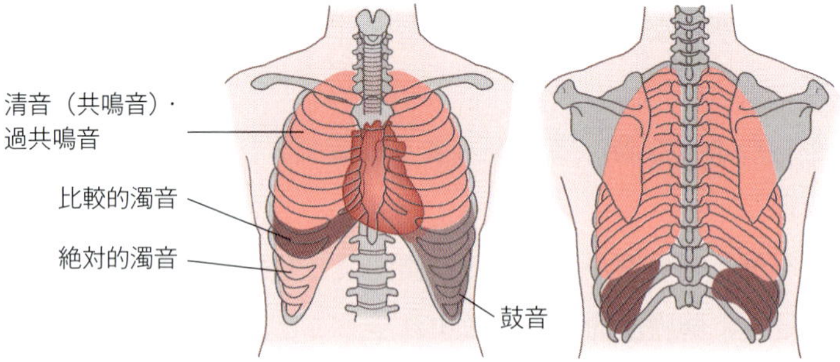

れぞれの臓器の境界を知ることができます（**図1－30**）。

背部　肩甲骨線上の肋骨間を左右差がないか聞きながら打診していきます。背部の骨以外の部位で濁音、または無共鳴な打診音が聞かれた場合は、胸水や肺の変化、または無気肺の存在が示唆されます。

5 ■ 触診

皮膚と皮下の状態、気管偏位の有無、胸郭の拡張性などを確認し、気胸や肺炎などの徴候を見抜きます。

皮膚と皮下の状態

胸郭の皮膚をくまなく触り、皮膚の緊張度、温度、疼痛・圧痛の有無、皮下気腫の有無を確認します。皮下気腫は気胸や縦隔気腫などによって生じ、皮下気腫がある場合には、皮膚を上から押すと皮下で空気が「プチプチ」と弾けるような感触が伝わってきます。

気管偏位の有無

胸骨上切痕から鎖骨上縁、胸鎖乳突筋の内部面と気管によって縁どられる空間を左右に動かして確認します（**図1－31**）。片側性の緊張性気胸の場合、気管はその反対側へ偏ります（気管偏位）。例えば**図1－31**の①のように、気管が右に大きく偏位している場合には、右肺の虚脱か左肺の液体貯留が考えられます。一方、②のように、気管が左に大きく偏位しているときには、左肺の虚脱か右肺の液体貯留が考えられます。

胸郭の拡張性の評価

図1－32のような触診により、胸郭の拡張性を評価します。正常な場合は左右差がなく、深呼吸により吸気時の胸郭は約 4 cm程度拡張します。左右差がある場合は、片肺に肺炎や胸水貯留、気胸があることが考えられます。また、拡張性が悪いときには、慢性閉塞性肺疾患や肺気腫などがあると考えられます。

図1–31　気管偏位の観察

①

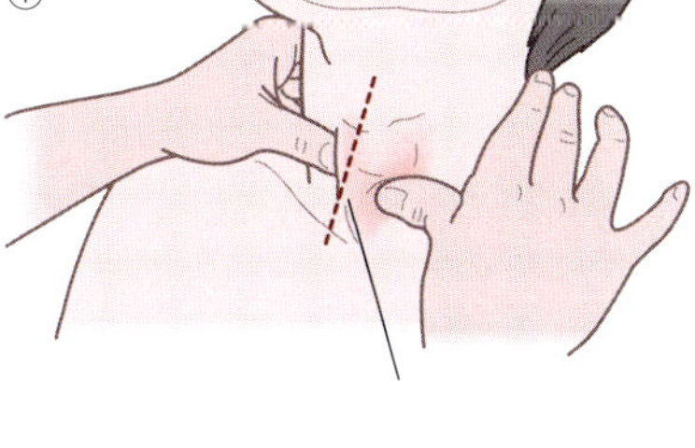

②

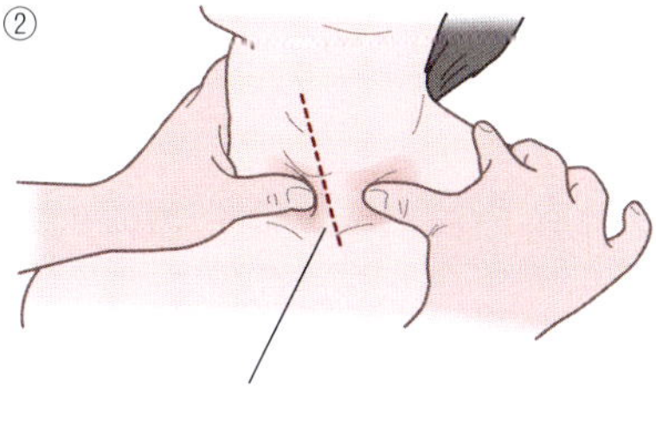

図1-32　胸郭の拡張性

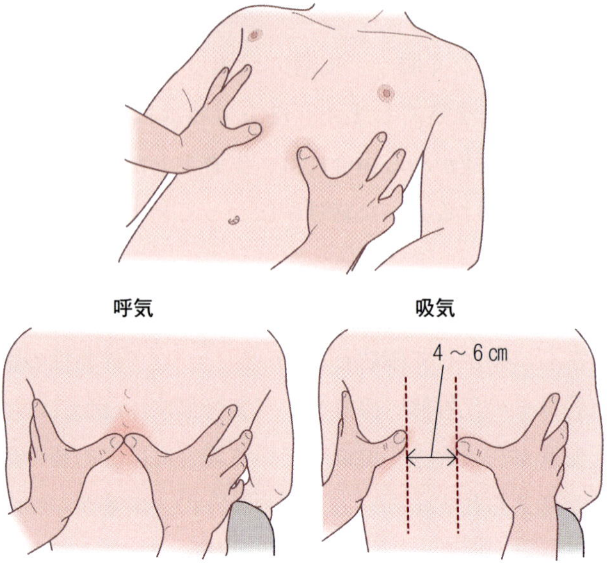

参考文献

- ○ 落合慈之監：呼吸器疾患ビジュアルブック，p2～12，学研メディカル秀潤社，2011.
- ○ 山内豊明：フィジカルアセスメントガイドブック，p48～57，医学書院，2005.
- ○ 山内豊明：フィジカルアセスメントガイドブック，第２版，医学書院，2011.
- ○ 瀧健治：呼吸管理に活かす呼吸生理，p12～15，羊土社，2006.
- ○ 中谷壽男編：看護のための最新医学講座㉕　救急，第２版，p168～171，中山書店，2007.
- ○ 道又元裕編著：人工呼吸ケア「なぜ・何」大百科，照林社，2005.

2 循環器系

循環器系に異常をきたした場合、主訴としては、「胸痛」「呼吸困難」「動悸」「失神」「浮腫」などがあります。症候については、次節で述べます。また、循環器の異常は、ショック、心停止に直結しますので、急変した場合は、迅速に原因疾患を予測し対応する必要があります。

ここでは、循環器系の異常に焦点をあて、フォーカスアセスメントの視点でフィジカルアセスメントについて述べていきます。

1 循環器系とは

循環器系とは、血液やリンパ液などの体液を循環させる働きのことをいいます。血液を循環させる血管系とリンパ液を循環させるリンパ系の二つの系統があります。特に血管系の循環の異常は、心不全や心原性ショックに陥ることがあるため、正常に保たせる必要があります。そのためには、心臓のポンプ作用、前負荷といわれる循環血液量、後負荷とされる末梢血管抵抗の3要素を正常に機能させなければなりません。

2 循環器系のフィジカルアセスメント

1 ■ 全身・顔面

利用者の観察として、全身・顔面は第一印象の観察、もしくは問診のときから始まっています。循環器系で重要な観察項目としては、顔面全体、眼瞼・眼瞼周囲の浮腫の観察です。また、口唇の末梢性チアノーゼ、顔色としては蒼白、もしくは紅潮、発汗の有無を観察していきます。

利用者の状態が切迫していなければ、体重測定を行うことで、水分出納バランスのチェックを行うことができます。歩行時の間欠性跛行、息切れなどの観察も重要となります。

2 ■ 四肢

皮膚の観察では、顔面の観察と同様、チアノーゼの観察を行います。チアノーゼについては爪の色調が観察しやすいです。また、急変時の観察で重要とされるのが、四肢末梢の冷感、湿潤の確認です。循環不全のなかで最も早く症状が出現しやすく、冷感、湿潤があると交感神経が興奮している状態とアセスメントできます。

浮腫については、拇指で前脛骨筋を5～10秒、少し強めに圧迫します。浮腫の重症度分類（**表1－11**）を使って、利用者の日々の変化をとらえることが重要です。また、心不全をきたしている場合は、両側の下肢に浮腫をきたしますが、深部静脈血栓症（DVT）の場合は、片側の下肢に腫脹や疼痛を引き起こします。DVTは肺塞栓症の主な原因であるため、下肢の観察は重要となります。

表1-11　浮腫の重症度

重症度	所見
1	わずかに圧痕を認める
2	明らかに圧痕を認める
3	静脈や骨、関節の突起部が不明瞭になる程度の浮腫
4	見てわかる高度な浮腫

古谷伸之編：診察と手技がみえる vol1，第２版，p19，メディックメディア，2007.

3 ■ 脈拍

脈拍については、二つの視点で観察します。

一点は緊急度の判断です。橈骨動脈で脈拍数、リズムを観察します。循環不全に陥る場合は、血圧が低下する前に、まず頻脈になりますので、前述の皮膚湿潤冷感とともに確認を行います。また、脈拍の触知で血圧の目安を知ることができます。橈骨動脈で触知可能なら血圧80mmHg

以上、大腿動脈は血圧70mmHg以上、内頸動脈60mmHg以上とされています。内頸動脈が触れない場合は、心肺蘇生を開始する必要があります。

もう一点は、動脈硬化症の確認、もしくは、高齢者は急性動脈閉塞症を起こすリスクが高いため、動脈触知の確認を行います。前述した橈骨動脈、大腿動脈に加えて、上腕動脈、膝窩動脈、足背動脈、後脛骨動脈の触知の確認を行います。皮膚の色調、冷感、疼痛、感覚の有無などを同時に確認することが重要です。

4 ■ 頸部

心不全から呼吸不全をきたすこともあるため、呼吸補助筋の使用を観察します。また、緊張性気胸をきたした場合は、頸静脈の怒張、気管の偏位がみられます。頸静脈の怒張については、通常観察できるのは外頸静脈であり、臥位にすると健常人でも怒張しますので、ベッドを挙上した際でも怒張している場合、異常となります。また、気管偏位については拇指と示指で鎖骨上窩部の気管を触診します。触診で皮下気腫の観察も重要です。

日々の観察のなかで頸静脈圧（JVP：jugular venous pressure）測定をしておくことで、急変した場合に身体所見から循環不全を疑うことができます。正常値は3～9cmであり、10cm以上の場合は心不全を疑います。測定方法は**図1－33**に示します。

頸静脈の観察ができない場合は、手背静脈の観察を行います。手背面を上部に向け、手背を心臓の高さより低い位置に置くと、手背静脈が怒張してきます。徐々に手の高さを上げていき、心臓の高さを越えて高くしていくと、急に手背静脈が虚脱するポイントに到達します。胸骨角からそのポイントの高さを測定します。

図1-33　**頸静脈圧（JVP：jugular venous pressure）測定**

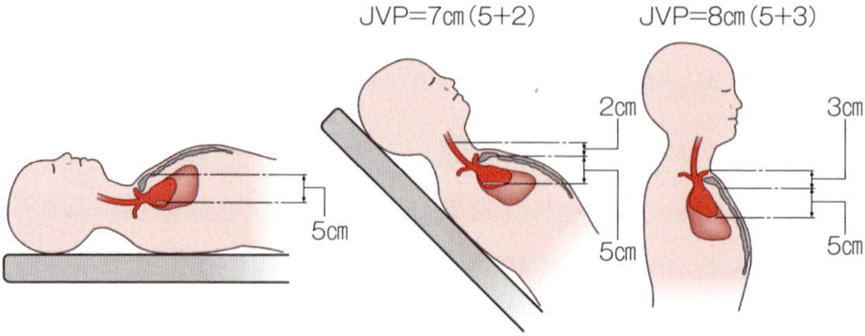

①仰臥位からベッドを挙上していくと、頸静脈の上端が見えてきます。見えにくい場合はペンライトで照らすと、ふくらみの影で確認できます。
②胸骨角から頸静脈の上端の距離を測定します。それに5cmを足した値がJVPとなります。

川上義和編著：身体所見のとりかた―理論をふまえて進める効果的な診察法―，第２版，文光堂，1995．を一部改変

5 ■ 胸部

心尖拍動の確認　心尖拍動とは心臓の先端部（心尖部）の拍動のことをいい、左心室の収縮に伴い生じるものです。座位、臥位において視診、触診で確認できます。確認できない場合は、前傾姿勢、もしくは左側臥位にすると確認しやすくなります。視診で確認した後に、触診（指先と手掌）で確認します（**写真1―5**）。胸骨中線から心尖拍動までの距離が10cm以内であれば正常です。うっ血性心不全などによる心拡大があると心尖部が左へずれるため、心尖拍動が左へずれ、心拡大と判断します（**図1―34**）。もともと心拡大がある利用者もいますので、日頃から把握しておくことが重要となります。

心音　心音については、Ⅰ音、Ⅱ音を同定し、次に収縮期雑音、拡張期雑音の有無、最後にⅢ音、Ⅳ音を中心とした過剰心音の聴取を行います。

基本的には四つの領域（①２RSB：第２肋間胸骨右縁、②２LSB：第２肋間胸骨左縁、③４LSB：第４肋間胸骨左縁、④心尖部）を膜型で聴診します。２RSBではⅡ音が大きく聞こえ、大動脈弁が閉じる音が聞こ

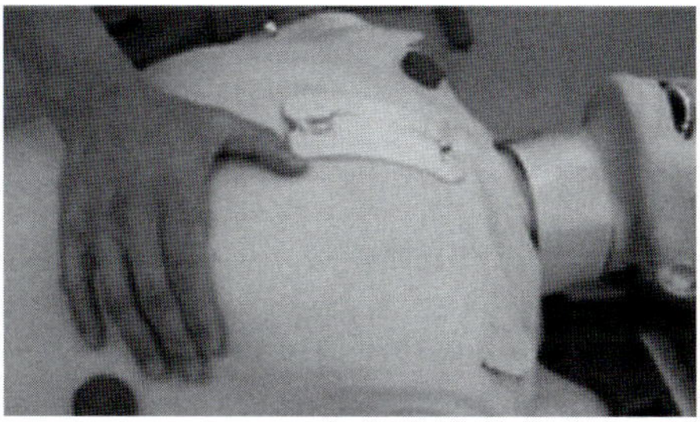

写真1－5　心尖拍動の確認（触診）：指先と手掌で確認します。

図1−34　**心拡大**

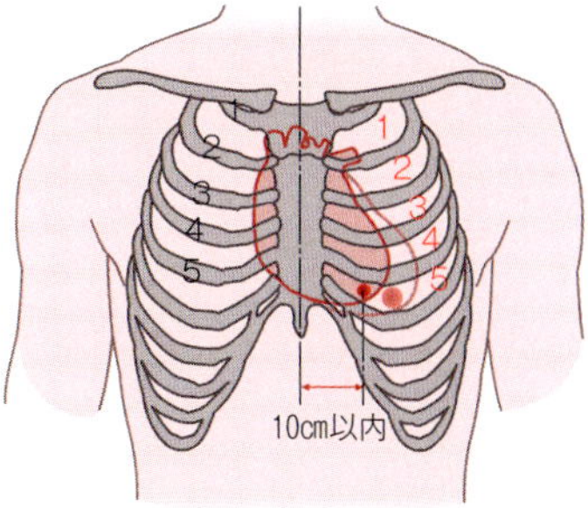

心尖拍動が左へずれ、心拡大を認めます。

古谷伸之編：診察と手技がみえる vol1，第２版，p93，メディックメディア，2007．をもとに作成

えます。２LSBでもⅡ音のほうが大きく聞こえ、肺動脈弁が閉じる音を確認できます。４LSBでは三尖弁が閉じる音が聞こえるのでⅠ音が大きく聴取できます。心尖部でもⅠ音が大きく聞こえ、僧帽弁が閉じる音を確認できます。部位によってⅠ音、Ⅱ音の大きさが違うため、Ⅰ音、Ⅱ音の同定が可能となります（**図1−35**）。また、心音を聞きながら頸動脈を触知した場合、Ⅰ音の後に脈の触知ができますので、Ⅰ音、Ⅱ音の同

図1−35　**4 領域の聴診部位**

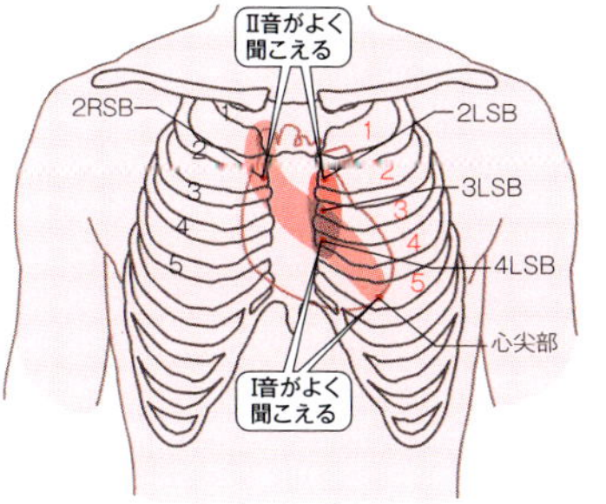

古谷伸之編：診察と手技がみえる vol1，第２版，p98，メディックメディア，2007．をもとに作成

領域	聴取部位	Ⅰ音とⅡ音
大動脈弁領域	2 RSB	Ⅱ音：大動脈弁の閉じる音
肺動脈弁領域	2 LSB	Ⅱ音：肺動脈弁の閉じる音
三尖弁領域	4 LSB	Ⅰ音：三尖弁の閉じる音
僧帽弁領域	心尖部	Ⅰ音：僧帽弁の閉じる音

3LSB（第３肋間胸骨左縁）はエルプの領域といわれており、ここで聴取される音は特定の異常の可能性を示すということではなく、四つの弁の音がバランスよく聞こえます。Ⅰ音とⅡ音の大きさは同じです。

定が可能となります。

次に心雑音の聴取を行います。ここでは、収縮期雑音と拡張期雑音について解説していきます。

まず、心雑音には弁が狭窄してしまい、無理に弁の間を通ろうとして出す音と、弁が閉じたはずなのに、完全に閉じることができず、逆流してしまって出す音があります。Ⅰ音とⅡ音の間に雑音が聞こえることを収縮期雑音といい、大動脈弁/肺動脈弁狭窄、僧帽弁/三尖弁閉鎖不全の可能性があります。また、Ⅱ音とⅠ音の間に雑音が聞こえることを拡張期雑音といい、大動脈弁/肺動脈弁閉鎖不全、僧帽弁/三尖弁狭窄の可能性を示唆します（**表1－12**）。前述した四つの領域で心音を聴取し、どこで最強点かを確認することによって弁の部位が予測できます。

既往歴に弁膜症のある利用者は、心不全に陥るリスクも高いため、心雑音の重症度を把握しておくことで急変の対応が迅速に行うことができます。心雑音の強度としてレバインの６段階分類（**表1－13**）があり、これらの強度の段階を把握しておくことが重要となります。

過剰心音の有無として、Ⅲ音、Ⅳ音の聴取を行います。聴取部位は心尖部で聞き、低い音で聞こえるため、聴診器はベル型を使用します。Ⅲ音はⅡ音の後で聴取し、心室壁の伸びが悪く拡張早期に多量な血液が心室に流入することにより、血液のぶつかる音が発生します。Ⅳ音はⅠ音の前で聴取できます。心室が拡張していくときに、心室が限界まで拡張しているため、心房収縮による少量の流入でも血液がぶつかります。そ

表1–12　心雑音の原因と病態

心雑音の種類	病態	心雑音聴取時相	疾患
収縮期雑音	狭窄	Ⅰ音とⅡ音の間	大動脈弁/肺動脈弁狭窄
	閉鎖不全		僧帽弁/三尖弁閉鎖不全
拡張期雑音	狭窄	Ⅱ音とⅠ音の間	僧帽弁/三尖弁狭窄
	閉鎖不全		大動脈弁/肺動脈弁閉鎖不全

表1-13 **レバイン６段階分類**

レバイン分類	説明
Ⅰ度	注意深い聴診で心雑音を確認することができる。
Ⅱ度	弱いが、聴診器を当てるとすぐに心雑音の確認ができる。
Ⅲ度	振戦（胸壁からの振戦）を伴わない高度な心雑音。
Ⅳ度	振戦（胸壁からの振戦）を伴う高度な心雑音。
Ⅴ度	聴診器の端を胸壁に当てるだけで心雑音が聞こえる。振戦あり。
Ⅵ度	聴診器を胸壁に近づけるだけで心雑音が聞こえる。振戦あり。

のときに発生する音がⅣ音となります。Ⅲ音は生理的に血液が増える若年者、妊婦、甲状腺機能亢進症で聞こえる場合もあります。しかし、Ⅳ音については生理的に発生することはありません。このような過剰心音は心不全をきたした場合に聴取できるため、重要な所見となります。

6 ■ 腹部

腹部大動脈瘤のリスクファクターとして、高齢者、喫煙者などがあるので、循環器系のフィジカルアセスメントにおいて、また、高齢者の多い訪問看護の場面においても腹部の観察は重要となります。血管雑音の聴取は腎動脈（左右）、大動脈、総腸骨動脈（左右）の各動脈の直上に膜型聴診器を強く押しつけて聴診します。触診は示指および中指を使って深く指を入れ左右から拍動が明確に触れる位置を確認します。3cm以下が正常です。聴診で血管雑音の聴取がある場合は、大動脈瘤の存在の可能性があるため、触診は十分に注意して行います。

ここでは、フォーカスアセスメントの視点で、循環器系に焦点をあてました。循環器系のフィジカルアセスメントにおいては、心拡大、心雑音など、日頃の身体所見を把握していることが何よりも重要です。利用者の体調の変化に対してフィジカルアセスメントを駆使することで、利用者の急変に迅速的に順応でき、対応が可能となります。

参考文献

○　古谷伸之編：診察と手技がみえる vol1，第２版，p90 ～ 121，メディックメディア，2007.
○　山内豊明：フィジカルアセスメントガイドブック，p86 ～ 99，医学書院，2005.
○　森田孝子編：系統別フィジカルアセスメント，p55 ～ 75，医学評論社，2006.

3 消化器系

消化器系のフィジカルアセスメントは、消化・吸収・排泄に関連するフィジカルアセスメントであり、消化器系に関与する臓器は腹部にあるため、消化・吸収・排泄に関連する問診、腹部の視診、聴診、打診、触診を行います。

1 消化器系とは

消化器系とは、食物が消化・吸収され、排泄されるまでの器官で、食物が通過する消化管（口から肛門まで）と、消化液の分泌にかかわる肝臓、胆嚢、膵臓からなります。

2 消化器系のフィジカルアセスメント

1 ■ 問診

問診の内容　食欲不振、嘔気・嘔吐、吐血、消化不良、胸やけ、腹痛、嚥下困難、便秘、下痢、腹部膨満感などの症状の有無、出現時期、持続時間、部位、程度、増悪や緩和させる要因について問診します。

また、既往歴と服用している薬物を確認する必要があります。特に腹部手術をしている場合には、腸管の癒着などにより癒着性イレウスを起こしやすくなるので注意が必要です。服用している薬物によっては、肝機能障害、腎機能障害、消化性潰瘍、消化管出血、便秘、下痢などの副作用があります。

問診からのアセスメント　食欲不振、嘔気・嘔吐は胃腸障害により起こることが多くあります。吐物については、何色か（**表1－14**）、どのような臭いがするのか、量はどの程度か、血液が混ざっていたかなどの質問をします。嘔吐や出血がある場合には、脱水や電解質異常がないかも観察します。

表1–14　吐物の色からわかること

透明粘稠の液体	胃液
黄色から緑色の液体	胆汁
褐色、黒色でコーヒー残渣様	胃酸が変性した血液

胸やけは、心窩部から頸部に放散する灼熱感や温かい感じで、胃液が食道に逆流することで起こります。心疾患でも起こることがありますが、食後に悪化する場合は、胃食道逆流を疑います。

また、腹痛には、内臓痛、体性痛、関連痛があります（表1―15）。食事、制酸薬、アルコール、服薬、心理的要因、体位、排便、排尿、月経などの増悪因子、寛解因子を確認する必要があります。

嚥下困難は、食道の異常か口腔から食道への食物の移動障害により起こります。アセスメントにあたっては、嚥下困難がどの部位で起こっているか、利用者に指で示してもらうことが必要です。喉を示した場合は食物の移動や食道の障害、胸部を示した場合は食道の障害が起こっています。また、どのような食物（硬いもの、軟らかいもの、熱いもの、冷たいものなど）で症状が起こるのかを確認することも必要です。

便秘、下痢については、排便回数、便の色（表1―16）と量を確認します。さらに便秘の場合には、残便感、直腸内の違和感、腹部膨満感を

表1–15　腹痛の種類

内臓痛	腸や胆管系のような臓器が異常に収縮したり、拡張・伸展したときや、肝臓の被膜が伸展すると生じる。痛みの性質は多様で、絶え間ない痛み、灼熱感、締めつけられる感じ、鈍痛などがある。激しくなると、発汗、蒼白、嘔気・嘔吐、情動不安を伴う。
体性痛	壁側腹膜で始まり、炎症によって起こる。持続的な鈍痛があり、内臓痛よりも激しく、原因臓器の直上に限局して起こる。
関連痛	障害臓器と離れた部位で起こり、徐々に増強し、出現した部分から放射状に広がる。

表1–16　排便の色からわかること

黒いタール（粘性で光沢のある）便	消化性潰瘍、食道や胃の静脈瘤、逆流性食道炎を疑う。
赤い血液が混じる血便	大腸がんや大腸ポリープ、憩室症、虚血性腸炎、痔核などを疑う。
水様便	感染、炎症、便の通過異常、浸透圧により起こる。
黄色もしくは灰色で油状、泡立ち、悪臭があり、トイレの水に浮く	脂肪便。吸収不良で起こる。

確認します。

2 ■ 視診

視診の内容　腹部全体の輪郭（平たん、膨隆、陥没）、左右対称性、腫瘤の有無、腹部表面の動き（蠕動、呼吸に伴う動き）、臍部の位置、皮膚の正常（色、発疹、瘢痕、線条、静脈の怒張の有無）を観察します。

視診のアセスメント　正常な場合には、腹部の輪郭は平たん、左右対称で、腫瘍はありません。また、腹部表面の蠕動はなく、皮膚の異常もありません。やせた利用者の場合は、腸蠕動が見えることがあります。

表1−17に異常と考えられる場合をまとめます。

3 ■ 聴診

聴診の方法　腸蠕動音は腹部全体に伝播するため、聴診器の膜面を腹部の１か所（通常は右下腹部）に当て、聴取します。

聴診のアセスメント　正常な場合は１分間に５～34回聴取されますが、異常の場合には**表1−18**のような点があります。

表1–17 **腹部視診からわかること**

腹部の膨隆がある	鼓腸、腹水、肥満、宿便、腫瘍などの疑いがある。
鼠径部の膨隆がある	鼠径ヘルニアの疑いがある。
腹部の陥没がある	高度のやせ、著名な脱水の疑いがある。
臍周囲が暗赤色となる（カレン徴候）や、側腹部が暗赤色となる（グレイ・ターナー徴候）	急性膵炎の疑いがある。
腸の蠕動が見える	腸閉塞の疑いがある。
臍を中心とした放射状の静脈の怒張がある	肝硬変による門脈圧の亢進が考えられる。

表1–18 **腸蠕動音の異常**

腸蠕動音の亢進	1分間の聴取で常に腸蠕動音が聴取される。
腸蠕動音の減少	1分間に1～3回程度しか聴取されない。あるいはそれ以上に聴取できる間隔が開く場合、胃腸機能の低下、麻痺性イレウスの可能性がある。
腸蠕動音の消失	5分以上聴診しても腸蠕動音が聴取されない状態。麻痺性イレウス、腹膜炎の可能性がある。
金属性の高音	閉塞性イレウスの可能性がある。

4 ■ 打診

打診の方法　腹部を4領域に分けて実施します（図1－36）。腸管ガスの分布や量、腹水の有無、肝臓や脾臓などの大きさを測るときに行い、腹部を打診すると、太鼓のような鼓音（ポンポン）と鋭い音の濁音（ドンドン）が聴取されます。

図1–36 **腹部の4領域**

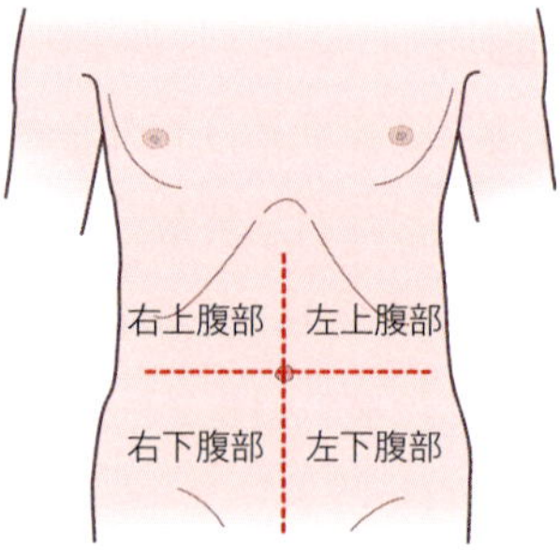

打診のアセスメント　胃、腸管などの管腔臓器では鼓音が、肝臓、

脾臓などの実質臓器、腹水、腫瘍では濁音が聴取されます。また、側腹部まで鼓音が聴取される場合には、腹腔内ガスの貯留が顕著であると考えられます。

5 ■ 触診

触診の方法　腹部を4領域に分けて行います（**図1－36**）。

腹部の表面に対して軽くやさしく触診することで、腹部の圧痛、筋性防御、表層の臓器や腫瘤を知ることができ、さらに深く触ることで腹部の腫瘤が触れます。

触診のアセスメント　正常な場合、腹壁の緊張、腫瘤はありません。

一方で、腹壁の緊張がある場合を筋性防御といい、手を離したときに痛みがある場合を反跳痛といいますが、このような所見がある場合には、腹膜炎を疑います。また、マックバーニー点やランツ点（**図1－37**）を手で押したときに痛い場合には、虫垂炎を疑います。

図1-37　マックバーニー点とランツ点

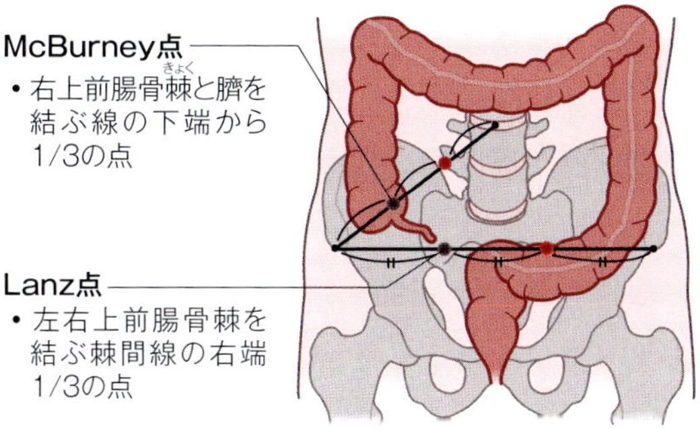
McBurney点
• 右上前腸骨棘《きょく》と臍を結ぶ線の下端から1/3の点
Lanz点
• 左右上前腸骨棘を結ぶ棘間線の右端1/3の点

古谷伸之編：診察と手技がみえる vol.1，第２版，p140，メディックメディア，2007.

参考文献
○ リン S.ビックリーほか，福井次矢・井部俊子・山内豊明日本語版監修：ベイツ診察法，第２版，メディカル・サイエンス・インターナショナル，2015.
○ 佐藤憲明編：臨床実践フィジカルアセスメント，南江堂，2012.
○ 山内豊明：フィジカルアセスメントガイドブック，医学書院，2005.
○ 山本雅一監：全部見える　消化器疾患，成美堂出版，2013.

4 運動系

1 運動系とは

運動を司る人体の器官には「骨格」と「筋肉」があります。「骨格」は全身200個程度ある骨によって、身体を支え運動をする基盤をつくり、「筋肉」と共同して人の運動をつくり出しています。そして、随意運動を司る錐体路と、その他の錐体外路の「神経系」によって協調運動としてコントロールしています。

ここで述べる「運動系」は、以上の「骨格」「筋肉」「神経系」を総括したものです。

2 運動系のフィジカルアセスメント

1 ■ 協調運動の状態を知る

運動系のアセスメントでは、主に筋肉・骨格系の働きによる協調運動の状態を知ることが基本になります。正しく筋肉や骨格の評価をするためには、解剖生理を理解し専門的な知識を必要とします。評価のためのツールとして代表的なものに、徒手筋力テスト（manual muscle testing：MMT）（**表1－19**）や関節可動域（range of motion：ROM）測定などがあります（**図1－38**）。また、身体の位置を知り複数の動作を円滑に組み合わせる協調運動には、小脳などの神経系も関与しています。

2 ■ ADLの評価

在宅においては、人が生活を送るうえで必要になる日常生活動作（activity of daily living：ADL）を、正常に行う能力があるかを知るこ

表1-19　筋力の評価スケール（MMT）

段階	評価
0	筋の収縮が認められない
1	筋の収縮は認められるが、関節運動には至らない
2	重力の影響を排除すれば、関節可動域いっぱいに動作ができる
3	重力に抗して、関節可動域いっぱいに動作ができる
4	重力のほか、一定の抵抗に逆らって動作ができる
5	十分な抵抗に逆らって、特別な疲労なく動作ができる（＝正常筋力）

リン S.ビックリーほか，福井次矢・井部俊子・山内豊明日本語版監修：ベイツ診察法，第2版，p716，メディカル・サイエンス・インターナショナル，2015．を一部改変

図1-38　筋力評価の方法例

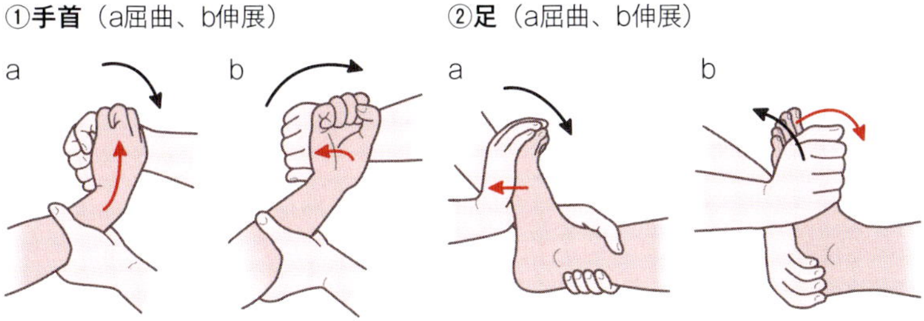

山内豊明：フィジカルアセスメントガイドブック，第2版，p182・184，医学書院，2011．

とがポイントになります。ADLは人が独立して生活するために行う、基本的で毎日繰り返される一連の身体動作群を示します。主にセルフケア（食事、整容、更衣、トイレ動作、入浴など）、排尿排便コントロール、移動能力（車いすとベッドの移乗、歩行、階段昇降など）が評価されます。スクリーニングのツールにはBarthel Index（**表1－20**）や機能自立評価表（functional independence measure：FIM）などがあります。

ADLの障害を認めた場合には、その障害の原因の追求（診断と治療）が行われます。その過程は、①上下肢・脊椎の診察（関節可動域制限、変形、疼痛の有無などを診る）、②神経学的検査（麻痺、筋力低下、運動失調、起立性調節障害などを検査する）、③内科的疾患の診察（心機

表1-20 Barthel Index（基本的生活動作）

項目	基準	点数
1 食事	●自立、自助具などの装着可、標準的時間内に食べ終える ●部分介助（食物を切って細かくしてもらうなど） ●全介助	10 5 0
2 車いすからベッドへの移動	●自立、ブレーキ、フットレストの操作も含む（歩行自立も含む） ●軽度の部分介助または監視を要する ●座ることは可能であるがほぼ全介助 ●全介助または不可能	15 10 5 0
3 整容	●自立（洗面、整髪、歯磨き、ひげ剃り、化粧） ●部分介助または不可能	5 0
4 トイレ動作	●自立、衣服の操作、後始末を含む、ポータブル便器などを使用している場合はその洗浄も含む ●部分介助、身体を支える、衣服、後始末に介助を要する ●全介助または不可能	10 5 0
5 入浴	●自立 ●部分介助または不可能	5 0
6 歩行	●45m以上の歩行、補装具（車いす、歩行器は除く）の使用の有無は問わない ●45m以上の介助歩行、歩行器の使用を含む ●歩行不能の場合、車いすにて45m以上の操作可能 ●上記以外	15 10 5 0
7 階段昇降	●自立、手すりなどの使用の有無は問わない ●介助または監視を要する ●不能	10 5 0
8 更衣	●自立、靴、ファスナー、装具の着脱を含む ●部分介助、標準的な時間内、半分以上は自分で行える ●上記以外	10 5 0
9 排便コントロール	●失敗なし、浣腸、座薬の取り扱いも可能 ●ときに失敗あり、浣腸、座薬の取り扱いに介助を要する者も含む ●上記以外	10 5 0
10 排尿コントロール	●失禁なし、集尿器の取り扱いも可能 ●ときに失禁あり、集尿器の取り扱いに介助を要する者も含む ●上記以外	10 5 0

※　100点満点だからといって独居可能というわけではない。

Mahoney FL, Barthel DW : Functional evaluation : the Barthel Index. *Maryland State Med J* 14 : 6165, 1965. より

能・呼吸機能の低下の有無を知る）のほか、認知機能（短期記憶・長期記憶、判断力や構成力、言語表現、対人コミュニケーション能力などを示す）の評価となります。これはいずれも専門診療科への受診が必要になります。

3 ■ ADLに必要な基本動作の観察手順

訪問看護では、ADLに必要な基本動作を観察することで、筋肉・骨格系のフィジカルアセスメントにつなげ、運動機能の総合的な評価ができます。

観察の手順は、①外観を観察する→②ADL・歩行を観察する→③関節可動域を測定する→④筋力を測定する、となります。

外観の観察　立位や座位の姿勢を維持してもらい、身体の傾きや脊柱の湾曲の有無、筋肉のバランス、関節の変形などをみます。疾患のために皮膚や腱、筋肉などが拘縮し変形していることがある（**図1—39**）ので、実際に触れてみて骨格の影響なのかを確かめます。

ADL・歩行の観察　前述したADLの項目であるセルフケアや移動を実際に行ってもらい、スムーズに行うことができるかを観察します（**表1—20**のBarthel Indexも参照）。上肢を使う動作や下肢を使う動作に分けて観察すると、筋肉や骨格における問題の箇所がわかりやすくなりま

図1–39　関節リウマチの拘縮例

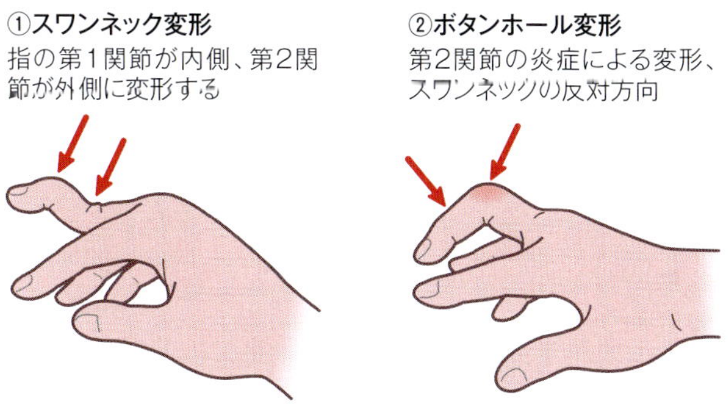
①スワンネック変形
指の第1関節が内側、第2関節が外側に変形する
②ボタンホール変形
第2関節の炎症による変形、スワンネックの反対方向

第1章　基礎知識

す。

関節可動域・筋力の測定　「外観の観察」「ADL・歩行の観察」を行うと、日常生活を送るうえで特に問題となる部分がわかります。関節に問題がないか、筋力が弱っていないかを評価するために、前述したツールを活用するとよいでしょう。診断に役立てるための全身の測定は、専門診療科による診察で十分だと考えます。

4 ■ 神経障害に関連した姿勢・歩行の障害

　また、神経障害に関連した姿勢と歩行の異常には、脳卒中後の後遺障害である痙性麻痺やパーキンソン病によるパーキンソン歩行があります（**図1－40**）。

図1–40　**神経障害に関連した姿勢と歩行の異常例**

①痙性麻痺
麻痺側の上肢は、肘、手首、指関節とも屈曲して固定。
下肢は伸展して足関節は底屈する。歩行すると足をひきずり、外側から回って前に出す。

②パーキンソン歩行
前かがみの姿勢で、頭部、頸部が前方に曲がり、腰、膝はわずかに屈曲している。上肢は肘、手首ともに屈曲。動作を起こすのに時間がかかる。歩幅は小さく、すり足となる。腕の振りが小さい。体の向きを変えるときも硬い動作になる。

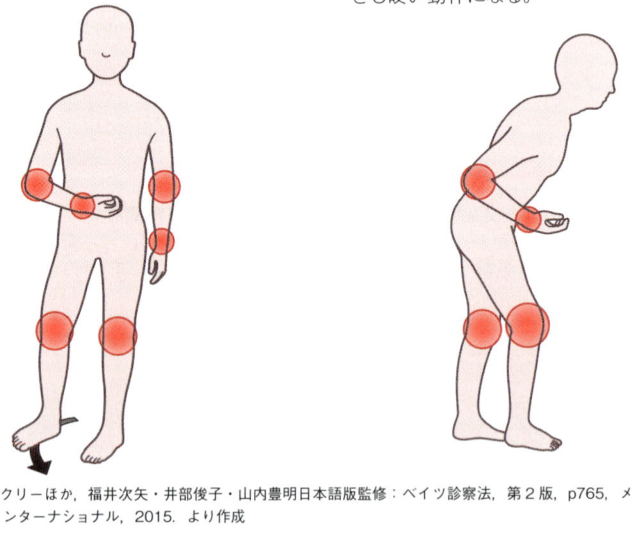

リン S.ビックリーほか，福井次矢・井部俊子・山内豊明日本語版監修：ベイツ診察法，第２版，p765，メディカル・サイエンス・インターナショナル，2015．より作成

5 感覚系

1 感覚系とは

私たちは、生きていくうえでさまざまな外的あるいは内的からの刺激を感じとり、その刺激に何らかの反応を示し生活をしています。神経学的には「刺激を感じとる」ところを「求心性（感覚系）」といい、「刺激に何らかの反応を示す」ところを「遠心性（運動系）」といいます。

全身の機能を考えたとき、呼吸器系・循環器系を生命維持機能とすると、感覚系は安全かつ安楽に生命維持を営むための質的な機能の集合体といえます。

五感といわれるように、感覚には嗅覚・視覚・聴覚・味覚・触覚の五つの主な感覚機能があり、それぞれに目・鼻・耳・舌・皮膚の五つの器官（感覚器）と感覚神経が対応しています（**表1－21**）。感覚は、機能的には特殊感覚と一般感覚に分類されます。特殊感覚は頭部の限られた部位で感じとられる外的刺激に対する感覚で、嗅覚・視覚・聴覚・平衡感覚・味覚をさします。一方、一般感覚は全身の広い領域で感じとられる感覚で、体性・臓性に区分され、体性感覚は皮膚・粘膜で感じとられる表在感覚（触覚・圧覚・温度覚・痛覚）と、筋・腱・関節などで感じとられる深部感覚があります。日常的に感じられる表在感覚は、温度や痛みなどです。臓性感覚は、内臓の状態や体温・血圧などの情報を感じとっています。

各感覚機能は個人差もありますが、後天的に著しい発達を遂げることもできます。反面、環境や心理的な影響を受けやすく、老視や難聴など加齢による身体機能の変化としても、多くの器官において影響を受けることが知られています。加齢に伴う変化は、ゆっくりと機能低下を示すため自覚症状としてとらえられにくく、より客観的な評価が重要となり

表1–21　五つの感覚機能と感覚器、感覚神経

	感覚機能	器官（感覚器）	神経支配
特殊感覚	嗅覚	鼻	嗅神経
	視覚	目	視神経
	聴覚	耳	聴（内耳）神経
	味覚	舌	前 2/3 ：顔面神経 後 1/3 ：舌咽神経
一般感覚	触覚	全身の皮膚	顔：顔面神経 全身：脊髄神経から出た皮神経

ます。

2 感覚系のフィジカルアセスメント

感覚系のフィジカルアセスメントを行ううえでの注意点などを順に説明します。具体的な方法や判断、影響因子など（表1―22）とあわせて確認してください。

1 ■ 注意点

感覚系に限ったことではありませんが、検査・診察の意味や行為について、利用者によく説明をしてから行います。また、利用者の疲労は所見の信頼度も低下するため、診察は効率よく行うことが求められます。しびれや痛みの訴え、運動・反射異常、皮膚の潰瘍形成などの変化を認める場合は注意し、左右差の有無などを確認します。視覚機能の診察を除き、いずれの診察も視覚情報が入らないように、利用者の見えない箇所で行うか、目を閉じてもらい行います。

2 ■ 嗅覚

嗅覚は、問診で鼻炎やかぜ症状などによる鼻閉感、鼻汁を確認しま

表1-22　感覚系のフィジカルアセスメント

機能	方法	判断	影響因子など
嗅覚	コーヒーや緑茶の茶葉などのにおいを片方ずつの鼻腔で嗅いで確認する。	正常：両鼻腔ともにおいを判別できる。	喫煙、かぜ症状、アレルギー、薬物（副腎皮質ステロイド、抗ヒスタミン薬、麻酔薬など）
視覚	視力：名札や新聞・雑誌の見出しなどを示し、声に出して読んでもらう。	正常：指示どおりに読める。 読めない場合や示していない箇所を読んでしまうようであれば、障害を疑う。	頭蓋内病変、加齢による網膜の変性（網膜剥離・黄斑変性症等）・水晶体の弾性低下（老視）
	視野：利用者の正面に立ち視線を動かさないようにしてもらう。検者は利用者の前に半円球があるように利用者の後方側から前面に向かい、上下左右に指先を動かし、どの位置で見えるか利用者に示してもらう。	正常：目安として上下は眉の上、あごの下、側方はそれよりも広い範囲とされる。 視野の一部が欠ける視野欠損や極端に視野が狭い場合は、障害を疑い、片方ずつ診察する。	
	眼球運動：利用者の正面から頭位を動かさないようにしてもらう（必要時はあごに手を添える）。検者は左・上下、右・上下の6点にHの文字を描くようにゆっくり指を動かし、注視してもらう。	正常：両方の眼球がスムーズに動き、注視した際、固定している。 動きがスムーズでない場合は、眼筋または神経系の障害の可能性がある。眼振は内耳や脳の障害を疑う。	
聴覚	利用者の後方より（視野に入らない状態で）ささやいた言葉を復唱してもらう。または、片方ずつの耳元で指を擦り合わせた際の音が聞こえるかを判断する。	正常：両耳ともに確認ができる。 復唱の間違いや聞こえづらさがある場合は、聴覚障害を疑う。	慢性的な大音響への暴露、加齢による聴覚受容細胞の変性・減少、薬剤（アスピリン、抗菌薬、副腎皮質ステロイドなど）
触覚	触覚：布や綿などの端を用い、触れた感覚を確認する。 痛覚：ピンや綿棒を折った尖ったものを用い、痛みの感覚を確認する。 温度覚：痛覚が正常であれば省略されることもある。温かいものと冷たいもので感覚をみる。	正常：両側ともに同じ感覚を確認できる。	

す。また、内服薬の内容も聴取します。嗅覚検査は省略されることが多いですが、診察は表現しやすく判別しやすいにおいの物を使用します。酸臭など、刺激臭の物は避けます。

3 ■ 味覚

味覚は、舌の所見として口腔の診察にとどまるため、表1―22からは割愛しています。しかし、食物の摂取にかかわる機能として、嗅覚と関連づけた問診、視診から、アセスメントすることが重要です。

味覚の基本は、酸味・甘味・苦味・塩味・旨味の５種類に区別されますが、食物に含まれる物質に味覚より嗅覚を強く刺激するものがあります。そのため、アレルギー症状などで味がわからないと思われても、実際は嗅覚の障害であることが多いといわれます。また、舌の味蕾にある味覚受容器は、加齢に伴い急速に減少するため、高齢になると味覚低下を生じやすくなります。

4 ■ 視覚

物を見るには、見えている範囲の「視野」と、それを判別・調節する「視力」が関係し視神経をつかさどっています。また、目を動かす「眼球運動」には三つの神経が眼筋を支配しています。視力は視力表での数値化が確実ですが、日常的な視力は新聞や雑誌の見出しなど同じ大きさの文字を読めるかで判断できます。

眼は日常生活のなかで重要な感覚器官ですが、加齢に伴う変化も受けやすい器官です。視野欠損など急激な変調により、生活上の危険を回避できるよう継続的な評価が必要です。

5 ■ 聴覚

聴覚は、問診時にコミュニケーションのとりづらさや声かけへの反応の鈍さなどで判断がつく場合があります。聴覚障害は、伝音性難聴(中耳までの障害）と感音性難聴（内耳以後の障害）に大別されます。伝音性難聴は音が聴覚受容器のある内耳の蝸牛まで伝わらない状態で、耳垢閉塞や中耳炎、鼓膜損傷があります。感音性難聴は、音が蝸牛まで届いても刺激として感じとられないか、蝸牛での刺激を聴神経が脳まで伝えられないことが考えられ、騒音障害や薬物の副作用、加齢による変化があり、治療の難しい難聴になります。難聴は自覚症状が乏しいことも多く、家族や介護者など他者からの情報も評価するうえで有用な情報となります。また、高周波の音（高音）から聞こえが悪くなるため、低い声でゆっくり話すことで聞こえやすくなります。

伝音性難聴と感音性難聴の鑑別は、音叉によるリンネテスト、ウェーバーテストがあります。

6 ■ 触覚

触覚は、皮膚の知覚として触覚、痛覚、温度覚を確認しますが、いずれも個人差が大きいため、同じ条件で診察し左右差を見ることが大切です。また、顔と全身の皮膚に分布する三叉神経と各脊髄神経の神経枝（皮神経）は、脊髄神経レベルに大まかに対応し皮膚分節（デルマトーム）として示されます（図1－41）。四肢の分節領域は、人間が四足動物であったことを考えると理解しやすいです。皮膚の特定の部位について、感覚異常が認められた場合、その分節の神経障害を疑うことができます。

3 感覚器を刺激する日常のケアの工夫

個人差が大きい感覚機能の異常を早期に発見するには、日常的に評価をしておくことが重要といえます。普段の状況を評価しておくことで、異常となる変化を知ることが可能です。特に、高齢者は複数の感覚機能の低下があり、異常の発見が困難な場合が多くなります。自覚症状も乏

図1-41　脊髄神経の皮膚分節（デルマトーム）

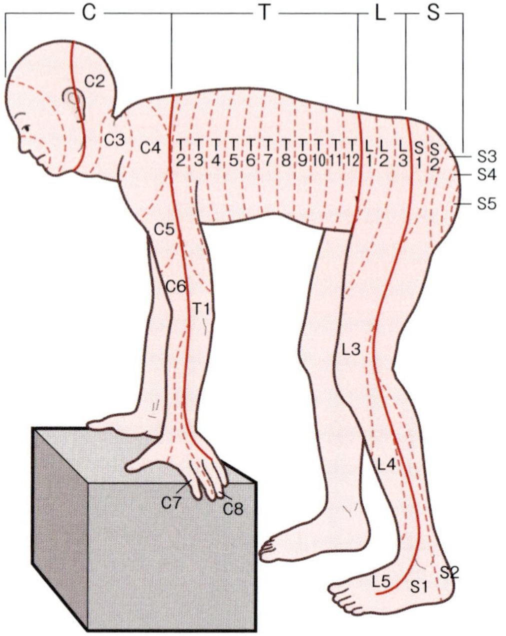

細川武：末梢神経の分布と神経根の分布，細川武ほか編，神経内科学，p17，中外医学社，2006. より

しく、異常があっても典型的な症状として認められにくいこともあります。そのために、日々の生活のなかで簡便かつ客観的に判断できる指標を見つけておくことが有用でしょう。

感覚機能は、刺激が感覚情報として大脳に伝えられて初めて意識に上るため、まずは意識に上る刺激の存在が必要となります。日頃から季節感のある音や香りや視覚的な刺激を受け、感覚機能が維持されるような外的刺激を受けられる環境づくりも大切ではないでしょうか。

参考文献

○ リン S. ビックリーほか，福井次矢・井部俊子・山内豊明日本語版監修：ベイツ診察法，第２版，メディカル・サイエンス・インターナショナル，2015.
○ 山内豊明：フィジカルアセスメントガイドブック，第２版，医学書院，2011.
○ ジェラルド・J. トートラほか，桑木共之ほか共訳：トートラ　人体の構造と機能，第３版，丸善，2010.
○ 鎌倉やよい監：実践するヘルスアセスメント，学研メディカル秀潤社，2012.
○ 横山美樹：はじめてのフィジカルアセスメント，メヂカルフレンド社，2009.

6 神経系

1 神経系とは

神経系は、中枢神経系と末梢神経系の大きく二つに分けられます。中枢神経系は、大脳・間脳（視床・視床上部・視床下部）・小脳・脳幹（中脳・橋・延髄）・脊髄からなり、末梢神経系は、脳神経・脊髄神経・自律神経で構成されています。

末梢神経は12対の脳神経と31対の脊髄神経があり、中枢神経系と化学的・電気的情報伝達を行っているため、頭蓋内に何らかの障害が発生すると、病変に連絡する神経路にも影響を及ぼし、意識レベルや神経症状の変化として現れます。

2 神経系のフィジカルアセスメント

1 ■ 意識レベルの評価

意識障害の程度は疾患の重症度とも関連するので、意識障害の原因や程度を正しく判定し、どのように対処していくべきかアセスメントすることは看護師の重要な役割です。そのために、意識レベルの評価ツールを用いて意識レベルの評価を正しく行うことが必要です。意識レベルの評価ツールを活用することは、日頃の利用者の意識レベルが評価者の影響を受けずに評価でき伝達できる利点があります。意識レベルの評価ツールとして、日本ではジャパン・コーマ・スケール（JCS）（**表1―23**）とグラスゴー・コーマ・スケール（GCS）（**表1―24**）がよく用いられています。JCSは主に意識清明度の判定、GCSは重症度と予後との関連を評価できます。

経時的な評価を繰り返し行い、急激な意識レベルの低下がある場合に

表1-23　ジャパン・コーマ・スケール（JCS）

Ⅰ．刺激しないでも覚醒している状態 1．だいたい意識清明だが、今ひとつはっきりしない 2．見当識障害がある 3．自分の名前、生年月日が言えない
Ⅱ．刺激すると覚醒する状態 10．普通の呼びかけで容易に開眼する 20．大きな声または体をゆさぶることにより開眼する 30．痛み刺激を加えつつ呼びかけを繰り返すと、かろうじて開眼する
Ⅲ．刺激しても覚醒しない状態 100．痛み刺激に対して、払いのける動作をする 200．痛み刺激に対して少し手足を動かしたり、顔をしかめたりする 300．痛み刺激に対して全く反応しない

表1-24　グラスゴー・コーマ・スケール（GCS）

	開眼（E）	言葉（V）	最良の運動反応（M）
6			指示に従う
5		見当識あり	痛い場所に手をもっていく
4	自発的に	錯乱状態	逃避屈曲
3	言葉で	不適当な単語	異常屈曲
2	痛みで	無意味な発声	異常伸展
1	開眼せず	発声せず	全く動かず

は、病巣の拡大など頭蓋内で変化が生じた可能性が高いです。GCSの最良の運動反応（M）の３にあたる除皮質硬直は頭蓋内の圧迫が間脳に及んでいること、Ｍ２にあたる除脳硬直は中脳に障害が及んでいることが考えられます。

2 ■ 神経学的所見の評価

瞳孔の観察　瞳孔反応は上部脳幹からの第Ⅲ脳神経（動眼神経）に支配されているので、脳幹部の障害を直接反映しており、脳の障害部位を予測することができる非常に有効な観察項目です。正常な瞳孔径は２～４mm、正常未満は縮瞳、正常を超える場合は散瞳、６mmを超えると瞳孔散大と表現します。

瞳孔では大きさ、瞳孔不同の有無、偏位の有無、対光反射などを観察します。瞳孔径が1.0mm以上の左右差がある場合を瞳孔不同といい、瞳孔の大きいほうに病変があります。間脳に障害があると縮瞳（２mm未

表1−25　**各種脳出血の眼徴候**

出血部位	眼の位置	瞳孔		運動麻痺
		大きさ	反射	
被殻	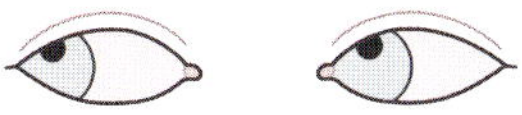 病巣側をにらむことが多い	正常	正常	片麻痺
視床	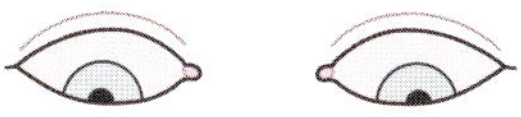 下方または鼻尖をにらむ*	縮小 （2 mm） しばしば左右不同	消失	片麻痺
橋	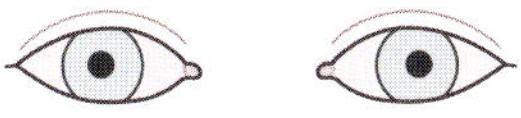 正中位固定**	高度縮小	保持	四肢麻痺（小出血では片麻痺）
小脳	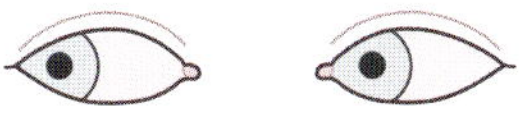 健側をにらむ***	縮小 しばしば左右不同	正常	麻痺はないが歩行不能

*この眼位は視床出血に特徴的であるが、実際には視床出血でも水平性共同偏倚のほうが多い。

**目前庭反射（oculovestibular）消失、小出血の場合は小脳出血とほぼ同様。

***病巣側への注視麻痺、外転神経麻痺を示すことあり。

水野美邦監，栗原照幸・中野今治編：標準神経病学，第２版，p245，医学書院，2012.

満）、橋に障害があると中等度の散瞳（5 mm以上）、中脳の障害では、瞳孔は散大、対光反射は消失し、眼球は側下方へ偏位します。対光反射は直接光を当てた瞳孔の収縮（直接反射）だけでなく、光を当てた反対側の瞳孔の収縮（間接反射）も観察することで障害部位が特定できます。瞳孔不同や直接反射、間接反射の消失などが認められた場合には、脳ヘルニアを起こしている可能性が高いと考えられます（**表1－25**）。

運動麻痺の観察　脳疾患で最も多い脳卒中では、片側の錘体路障害による片麻痺を呈します。脊髄障害では対麻痺、神経根障害では四肢麻痺か単麻痺を多く認めます。不全麻痺の鑑別には、バレー徴候が使用されます（**第2章4－15**参照）。バレー徴候は掌を上にして両腕を挙上させ、閉眼させてそのままの位置に保つよう指示します。麻痺があると回内し下降します。下肢は、腹臥位の状態で両側の下腿を約135度位を保持し挙上するよう指示します。麻痺側は自然落下します。

さらに高齢者は既往歴や廃用症候群の影響などを考慮した評価が必要なため、日常の運動機能の評価を正確に行い、日常との変化を把握することも重要となります。運動機能は観察方法や表現方法などが人によって変わりやすいため、評価ツールとして「徒手筋力テスト（MMT）」（**表1－19**）がよく用いられています。もともとは個々の筋肉や筋群の筋収縮を評価する検査ですが、評価方法が簡便であり、末梢神経障害の回復過程を評価することもできるため、多くの場面で用いられています。

言語障害の観察　言語障害には、失語症、構音障害、断綴言語があります。脳血管性障害による言語障害では、病巣と反対側の中枢性の顔面神経麻痺や舌咽神経、迷走神経、舌下神経などの麻痺を呈することがあります。構音筋群や舌咽神経、迷走神経は嚥下とも関係しており、同時に嚥下障害を伴うことがあるので、誤嚥予防に努める必要があります。

髄膜刺激症状の観察　項部硬直、ブルジンスキー徴候、ケルニッヒ徴候などは髄膜刺激症状と呼ばれ、陽性の場合は、くも膜下出血や髄膜炎の可能性があります。

3 ■ 緊急度の高い身体症状

片側上下肢脱力、構音障害、頭痛などが急性発症した場合には、脳卒中を発症している疑いがあります。虚血性脳卒中は脳卒中全体の87％を占め、①眼瞼《がんけん》下垂、②上肢の脱力、③言語障害のうち、一つでも異常がある場合に脳卒中である確率は72％といわれます。さらに、見つけにくい脳卒中の自他覚症状（①顔面・腕・脚の突発的な筋脱力またはしびれ（特に身体の半身）、②突然の意識混濁、③発話困難または理解困難、④片眼または両眼の突発的な視覚障害、⑤突発的な歩行困難、⑥めまい・平衡感覚障害、または協調運動障害、⑦原因不明の突発的な激しい頭痛）なども含め、脳卒中が疑われる症状を認めた場合には、シンシナティ病院前脳卒中スケール（CPSS）（表1－26）の観察や神経学的所見の観察を行い、気道・呼吸・循環管理を行いながら発症時刻の確認とともに救急要請し、脳卒中治療施設への早期搬送を行うことが重要です。救急車の到着を待つ間は、意識レベル、バイタルサイン、呼吸状態、神経学的所見などについて観察を繰り返し行います。

表1–26 シンシナティ病院前脳卒中スケール（CPSS）

顔のゆがみ（歯を見せるように、あるいは笑ってもらう） ・正常—顔面が左右対称 ・異常—片側が他側のように動かない
上肢挙上（閉眼させ、10秒間上肢を挙上させる） ・正常—両側とも同様に挙上、あるいは全く上がらない ・異常—一側が上がらない、または他側に比較して上がらない
構音障害（患者に話をさせる） ・正常—滞りなく正確に話せる ・異常—不明瞭な言葉、間違った言葉、あるいは全く話せない

中枢神経系の異常は、緊急度・重症度がともに高い疾患の可能性が高いため、フィジカルアセスメントの活用により前駆症状をとらえ、適切な医療機関で診察・治療が迅速に開始されることが重要です。ここでは、迅速な対応を要する場合か否かを判断するために必要なフィジカルアセスメントについてまとめました。フィジカルアセスメントの活用により、訪問看護師は利用者の予後改善につなげることが求められます。

参考文献
○ American Heart Association：ACLS プロバイダーマニュアル AHA ガイドライン 2010 準拠，シナジー，2012.
○ 水野美邦監，栗原照幸・中野今治編：標準神経病学，第２版，医学書院，2012.

4 症状別アセスメントと急変対応

1 発熱

1 発熱とは

体温は、視床下部の体温調節中枢によって一定に調節されています。これにより私たちの体温は、環境の温度にかかわらず、約37℃と一定範囲内で維持されています。体温調節中枢によって設定された体温の基準値をセットポイントといいますが、何らかの原因によって体温調節中枢のセットポイントが上昇し、設定された温度まで体温が上昇した状態を発熱といいます。

一方、体温調節機構の破綻によって体温が上昇した状態をうつ熱といいます。セットポイントの上昇はなく、放熱が不十分な場合に起こるもので、代表的なものに熱中症があります。

1 ■ 発熱の基準

発熱の基準は個人の平熱により異なりますが、一般的に37.0〜37.9℃を微熱、38.0〜38.9℃を中等熱、39.0℃以上を高熱と呼びます。体温は年齢や測定部位、日内変動の影響を受け、正常体温には個人差があります。高齢者では新陳代謝が低下していることから、平熱が低い傾向にあります。

体温測定の注意点　体温は、早朝は低く夕方に高くなります。日内変動は0.5℃程度と一定に保たれているのが普通であり、1℃以上は異常と考えます。また、測定部位によって値も変化します（口腔温＞鼓膜温＞腋窩温）。腋窩温は利用者にとって侵襲がなく簡便に測定できますが、環境や測定方法による影響を受けやすいため注意が必要です。側臥位で測定する場合は、圧迫を受けている部位は血流が阻害され低く測定されます。麻痺のある利用者の場合も、麻痺側は血流低下によって低値となりやすいため、健側で測定します。

2 ■ 発熱をきたす疾患

発熱はよく遭遇する症状ですが、発熱をきたす原因は多岐にわたります。大部分は感染症ですが、膠原病やアレルギー、悪性腫瘍など多数あります。アセスメントを進める際には、発熱の原因が感染性か非感染性かに分けて考えます。２週間以内の発熱は感染症であることが多く、２週間を超えるものは悪性腫瘍や膠原病が多いです。高齢者は体温調節機能の低下によって、発熱がなくても感染症が隠れていることがあるため注意が必要です（表1－27）。

表1–27 発熱をきたす疾患

感染性	全身性	敗血症、カテーテル感染、粟粒結核、感染性心内膜炎、ウイルス疾患
	呼吸器系	上気道炎、気管支炎、肺炎、胸膜炎、膿胸
	泌尿器・生殖器系	腎盂腎炎、膀胱炎、前立腺炎、膣炎、骨盤内感染症
	消化器系	感染性腸炎、虫垂炎、憩室炎、肝膿瘍、胆囊胆管炎、腹膜炎
	中枢神経系	髄膜炎、脳炎
	その他	骨髄炎、筋炎、蜂窩織炎、副鼻腔炎、中耳炎
非感染性	悪性腫瘍	がん、肉腫、白血病、悪性リンパ腫
	膠原病	全身性エリテマトーデス、多発性硬化症、関節リウマチ、皮膚筋炎、シェーグレン症候群
	その他	薬剤アレルギー、甲状腺機能亢進症、脳血管障害 高体温症：悪性症候群、熱中症、うつ熱

2 アセスメントのポイント

1 ■ 問診

問診では、発熱期間、程度、熱型、随伴症状、既往歴、内服歴、生活背景などの情報を詳細に聴取します。

熱型　病態によって特徴的な熱型（**表1－28**）を呈することがあり、それによって疾患を推測することができます。しかし、抗生物質や解熱薬、副腎皮質ホルモンなどを投与している利用者は、典型的な熱型とはならないため、注意が必要です。

2 ■ 観察

体温は呼吸器・循環器・中枢神経系に影響を与えるため、第一印象と体温以外のバイタルサインの観察が重要です（**表1－29**）。

意識レベル　意識は重症度に大きく関与します。高熱や脱水を起こすと意識が朦朧とし、髄膜炎や脳炎を起こすと発熱以外にも意識障害や頭痛、嘔吐、めまい、痙攣を伴うことがあります。

呼吸数の変化　発熱時は、肺からの蒸発により熱を放散させるため呼吸数が増加します。また、代謝が亢進する影響で組織の酸素需要が増加し、同時に二酸化炭素生産量が増えるため、呼吸数が増加します。逆に、呼吸数が非常に少なく換気が低下している場合は重篤な状態であり、呼吸不全を起こしていると判断できます。

表1–28　**熱型**

	稽留熱	弛張熱	間欠熱
特徴	日内変動１℃以内 高熱が持続する	日内変動１℃以上 平熱まで下がらない	日内変動１℃以上 平熱に下がることもある
主な疾患	肺炎、腸チフス、脳炎、髄膜炎、細菌性心内膜炎	敗血症、化膿性疾患、悪性腫瘍、膠原病	ウイルス性感染症、マラリア

脈拍の変化　体温上昇時はアドレナリンの分泌が増え、脈拍は増加します。また、代謝の亢進により酸素消費量が増加すると、心拍数・心拍出量は増加します。心拍数は体温が1℃上昇すると約10回/分増加します。また、発汗や不感蒸泄の増加、水分摂取の減少により脱水をきたすため、循環血液量不足による頻脈にも注意が必要です。脈が速く血圧が低下している場合はショック状態であると判断できます。

表1-29　問診・観察項目

□頭痛、項部硬直、痙攣、意識障害
□咽頭痛、嗄声、頸静脈怒張
□咳、喀痰、鼻汁、耳痛
□胸痛、喘鳴、呼吸困難
□背部痛、腰痛
□腹痛、黄疸、嘔吐、下痢、腹膜刺激症状
□排尿痛、頻尿、尿性状、帯下性状
□筋肉痛、関節痛、腫脹、熱感
□倦怠感、浮腫
□発赤、発疹などの皮膚症状

早田修平：発熱，Emergency Care，27(2)，p55～57，2014．を一部改変

脱水の観察　発熱時は、発汗や不感蒸泄の増加によって脱水に陥りやすくなります。脱水の症状として、皮膚の弾力性が失われ、口唇や口腔粘膜の乾燥が起こります。下痢や嘔吐など消化器症状を伴っているとさらに脱水症状が進行します。高齢者は口喝感が低下しており、体力の消耗も激しいことから、特に注意が必要です。

3 重要ポイント

発熱をアセスメントする際の重要ポイントを以下にまとめます。

・第一印象がとても重要で、ショックや呼吸不全、意識障害を伴う場合は緊急度が高いと判断します。

・敗血症を見逃さないことが重要です。敗血症とは、全身性炎症反応症候群（SIRS）を伴う感染症です。SIRSは体温、心拍数、呼吸数、白血球数の4項目で評価し、2項目以上の基準を満たすものをいいます。敗血症は全身性の感染症で、生命にかかわる重篤な病態であり、SIRSを見抜くことが重症化を判断するポイントとなります（**表**

1－30）。

・悪寒戦慄やシバリングを伴う高熱では、感染症が全身に広がっている可能性があります。菌血症や敗血症が疑われる重要な症状です。

・糖尿病や血液疾患患者、副腎皮質ステロイドや抗腫瘍薬服用中の利用者は免疫低下をきたしています。必ずしも高熱がみられるとは限らず、微熱程度でも重篤となっていることもあります。既往歴の情報から免疫低下の疑われる場合は注意が必要です。

・高齢者は感染症に罹患しやすいですが、基礎代謝の低下や免疫不全、さまざまな基礎疾患から発熱がわかりにくいこともあります。主観的な訴えだけでなく、客観的な情報も加味し、緊急度や重症度の高い病態を意識しながら広く深くアセスメントする必要があります。

表1-30　SIRSの診断基準

以下の2項目以上を満たす場合	
①体温	＞38℃　or　＜36℃
②心拍数	＞90回／分
③呼吸数	＞20回／分　or　$PaCO_2$＜32mmHg
④白血球数	＞12,000／μL　or　＜4,000／μL　or　桿状核好中球＞10%

参考文献

○ 日本救急医学会監：標準救急医学，第4版，p365，医学書院，2009.

○ 多田真也：発熱　最も見逃してはならないのは敗血症，救急看護＆トリアージ，1(2)，p65～70，2011.

2 めまい

1 めまいとは

1■状態と原因

めまいとは、周囲のものが動いていないのにいろいろな方向に動いているように見えたり、ふらふらして安定した姿勢を維持できない状態をいいます。めまいの訴え方は人それぞれで、ふらふらする、景色がぐるぐる回る、後ろに引かれるよう、血の気が引くよう、ふわふわするなど多様に表現されます。めまいの原因もいろいろあり、耳鼻咽喉科疾患、神経疾患、循環器疾患、精神心理的な疾患などがあります。めまいとともに随伴症状を観察し、危険なめまいを見逃さないことが重要です。

2■めまいの分類

めまいの症状によって、回転性めまいと非回転性めまいに分けられます。回転性めまいとは、周囲あるいは自分自身がぐるぐる回るように感じるめまいです。非回転性めまいとは、身体がふわふわするような浮動性めまいと、立ちくらみのような失神性めまいに分けられます。回転性めまいは、障害部位によりさらに末梢性と中枢性に分けられます。末梢性めまいは内耳から延髄の前庭神経核までに障害を受けたときに起こり、中枢性めまいは前庭神経核以降の障害によって起こります（表1－31）。

2 アセスメントのポイント

めまいの訴えだけでは緊急度や重症度の判断が難しいため、めまいに付随する症状を観察することが大切です。

表1–31　末梢性めまいと中枢性めまい

	末梢性	中枢性
発症	突然	緩徐
重篤感	強い	強くはない
パターン	発作的、間欠的	一定
体位による悪化	あり	なし
嘔気・嘔吐	頻繁	時々
難聴・耳鳴	起こり得る	なし
主な疾患	外耳道閉塞 中耳炎 メニエール病 良性発作性頭位めまい 前庭神経炎 突発性難聴	後頭蓋窩腫瘍 椎骨脳底動脈循環不全症 側頭葉てんかん 多発性硬化症 頭部外傷

1 ■ 問診

めまいはいろいろな訴えによって表現されます。問診で利用者の訴えを正確に把握することで、どこが障害されているかが予測でき、めまいを評価するポイントになります。

めまいの分類の確認　めまいの分類を確認するため、次のような点を問診で把握します。

① 発症について

いつからめまいがあるのか、突発性か、持続的か、繰り返し起こるのかなどを確認します。一般的に末梢性めまいは繰り返し、中枢性めまいは持続的です。

② めまいの性状

・失神性めまい：立ち上がった直後に生じる立ちくらみのようなめまい感をいいます。原因として、不整脈などの心原性、出血・脱水による循環血液量減少性、症候性起立性低血圧、貧血などが考えられます。目の前が暗くなるのは虚血の程度が強い場合に生じます。

・回転性めまい：景色がぐるぐる回って見えるなどの主訴で、嘔気が強い場合が多くあります。9割が末梢性で良性発作性頭位めまい、前庭神経炎、メニエール病などが考えられます。頻度は低いですが、小脳出血・梗塞、ワレンバーグ症候群などの中枢性疾患に注意する必要もあります。

・平衡障害：ふらついて倒れそうになる症状で、小脳出血・梗塞やワレンバーグ症候群などの脳血管障害を鑑別する必要があります。ほかに、パーキンソン病や薬物性（アルコール、降圧薬など）も考えられます。

・浮動性めまい：身体が浮いてふわふわした感じと表現され、うつ病などの心因性であることが多いです。

③ めまいの誘因

立ち上がるとき、頭を動かしたとき、あるいは一定の姿勢をとったとき、または誘因なく出現するのかなど、どのようなときにめまいを感じるのかを確認します。ほかに生活習慣やストレス、睡眠不足の有無など、めまいの誘因となる状況も聴取します。

随伴症状　嘔気・嘔吐や、耳鳴り・難聴・耳閉感が伴う場合は末梢性めまいが多いです。嚥下障害や構音障害、麻痺、複視、意識障害、頭痛などを伴う場合は脳血管障害が疑われるため、注意が必要です。

既往歴　頭部外傷の既往の有無や服薬歴、高血圧、耳疾患、循環器疾患、脳神経疾患、精神疾患、貧血、または貧血の原因となるような慢性の出血はないか、また、高血圧症、糖尿病、脂質異常、喫煙、飲酒などの血管危険因子がないかを確認します。

2 観察

問診による自覚症状だけでは判断が難しいため、観察による他覚症状を合わせた判断が重要となります。

バイタルサインの確認　バイタルサインに異常を認めれば、早急に対応する必要があります。血圧低下は出血性ショックなどの循環不全が考えられ、血圧上昇している場合では脳血管障害が推測されます。また、不整脈を伴うめまいでは、頻脈性不整脈と房室ブロックや洞不全症候群などの徐脈性不整脈があります。特に徐脈の場合は注意が必要です。

意識の確認　めまいを主訴とする利用者で注意が必要なのは脳血管障害です。意識障害があれば小脳梗塞や脳幹梗塞などの脳血管障害が考えられるため、意識レベルの確認は重要な観察項目です。高齢者や認知症のある人では判断が難しいですが、家族からの「何となくいつもと違う」などといった情報も重要になります。

麻痺の確認　顔面麻痺や構音障害の有無は、問診時に確認できます。上肢の運動障害のスクリーニング方法としてバレー徴候があります。利用者に両手のひらを上に向けて前ならえをし、閉眼してもらいます。麻痺があれば、麻痺側の上肢が回内し下降してきます（第2章4－15参照）。

3 重要ポイント

めまいをアセスメントする際の重要ポイントを以下にまとめます。

・重症疾患の症状としてめまいが出ているのかを評価することが重要です。迅速な対応が必要な循環不全と脳血管障害を見逃さないことにつながり、鑑別していきます。中枢性めまいでは、めまいとともに手足のしびれ、複視、舌のもつれ、嚥下障害などが特徴的であり、神経症状の所見の有無に注意します。

・重度の意識障害や嘔吐を伴う場合は、確実な気道確保と誤嚥防止のケアが必要です。

・突然の強烈な胸背部痛を伴う場合は、大動脈解離を疑います。血圧に左右差または上下肢の差がないか評価します。

・体位変換により良性発作性頭位めまいに典型的な眼振が誘発されれば、末梢性めまいである可能性が高いです。明らかな眼振がなく、強いめまいや平衡失調をきたしている場合は、中枢性めまいの可能性が高くなります。

・体位によるめまいの場合は、急激な体位変換によってめまいの悪化や嘔吐などの随伴症状を出現する場合があります。利用者にとって楽な体位とし、安静を保ちます。

・消化管出血などにより高度の貧血となった場合もめまいの出現がみられます。黒色便の有無や眼瞼結膜の観察を行います。

・めまいのある利用者は、症状のつらさから少なからず不安を感じています。症状が強い場合は、重篤な病態でなくても「悪い病気ではないか」などといった不安にかられます。利用者の不安を除去するような精神的援助も大切です。

参考文献

○ 佐々木智子：めまい，Emergency Care，27(2)，p16～19，2014.
○ 小田浩之：めまい，Emergency Care，2011 夏季増刊，p111～121，2011.
○ 田口博一：めまい，岡元和文編，症状・徴候を看る力！－アセスメントから初期対応（ケア）まで－，p41～47，総合医学社，2013.

3 意識消失

利用者宅へ訪問した際に、利用者の「意識レベルが悪い」「起きない」など意識レベルがいつもと違うと思ったときに、どのようにアセスメントするかを考えます。

1 意識と意識障害

はじめに「意識」とは何かについてですが、覚醒していて自分と外界との区別がつき、さまざまな刺激に対して的確に反応する状態をいいます。「意識障害」とは、外界から、あるいは自分自身の体内に生じた刺激に対して反応できない状態をいいます。意識障害には、量的な障害と質的な障害があります（**図1－42**）。

図1-42 **意識障害**

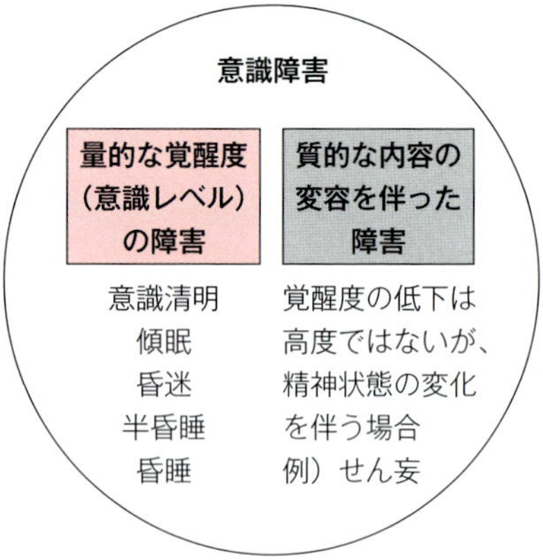

2 意識消失の原因

意識消失の原因はさまざまですが、意識障害を起こす原因は頭蓋内病変のみならず、腎疾患や代謝性疾患、ショックなど全身に及びます。内因性や外因性を含め意識障害を起こす疾患と状態を**表1－32**に示します。「アイウエオチップス（AIUEOTIPS）」と覚えて鑑別を考えてみます。基本的には原因の除去を含めた治療が必要になります。

表1-32 **アイウエオチップス（AIUEOTIPS）**

A	Alcohol	アルコール
I	Insulin	インスリン
U	Uremia	尿毒症
E	Encephalopathy Endocrine Electrolytes	脳症 内分泌異常 電解質異常
O	Oxygen Overdose	低酸素状態 急性薬物中毒
T	Trauma Temperature	頭部外傷 低体温・高体温
I	Infection	感染症
P	Psychiatric	精神疾患
S	Stroke / SAH Shock	脳卒中・くも膜下出血 ショック

3 意識消失がある場合のアセスメント

意識レベルが低下または消失している場合は、舌根沈下、呼吸停止、心停止の危険があり、緊急を要する場合があることを念頭に置いてアセスメントを行います。

1 ■ 問診

利用者本人が会話できる程度の意識レベル低下の場合は、利用者から自覚症状の有無、程度、いつからあるのかを聴取します。利用者本人が意識朦朧としていたり、意識消失をしていて会話ができない場合は、家族など周囲の人から情報収集を行います。訪問したことのある利用者の場合は、ある程度の既往歴・現病歴は把握していることが多いと思いますが、あらためて確認するようにします。

また、利用者の状態だけでなく、最近の在宅での生活状況（薬剤の種類・量の変更、薬の摂取状況、食事摂取状況・水分摂取状況、排泄状況など）の確認も併せて行います。

2 ■ 視診

表情、顔色（蒼白、紅潮、黄疸）、姿勢（臥床、起座位、筋トーヌス亢進肢位）、体動の有無、痙攣の有無・痙攣の部位・持続時間、対光反射の有無を確認します。

また、呼吸パターンの変調（呼吸回数、深さ、リズム）、吐物、吐血・下血など排泄物の有無と性状、量の確認も必要です。

3 ■ 聴診

意識障害がある場合は舌根が沈下して、気道の狭窄や閉塞の危険があります。上気道でストライダー（呼気で聞こえる高音調の呼吸音）が聴取される場合は気道閉塞を疑い、緊急度が高くなります。

呼吸音で副雑音が聴取される場合は、意識障害によって口腔に貯留する唾液を嚥下することができずに誤嚥している、または嘔吐後の場合は吐物による誤嚥が考えられます。

4 ■ 触診

皮膚の冷感と湿潤がある場合は低血糖の可能性があります。ショック状態の場合も皮膚冷感と湿潤は起こりますので、現病歴と使用薬剤の把握や食事摂取量の程度、可能であれば血糖測定やバイタルサインも併せて判断が必要となります。

5 ■ 打診

看護師が行う打診では、腹部の打診で腹水貯留の有無を予測することができます。腹部膨隆と腹水貯留、黄疸などがある場合の意識障害はアンモニア上昇による肝性脳症を考えます。

4 意識消失している利用者の急変対応

意識消失、または意識レベルが悪化している利用者は、先に述べたように舌根沈下から気道閉塞、呼吸停止、低酸素による心停止へ陥り、緊急性が高い場合があります。急変時は、気道が開通しているか、呼吸が十分にあるかを確認します。「舌根沈下＝気道が開通していない」場合は、頭部後屈顎先挙上法で気道確保をします（**図1－43**）。気道確保をすることで、利用者自身の呼吸が再開する場合があります。

図1-43 **頭部後屈顎先挙上法**

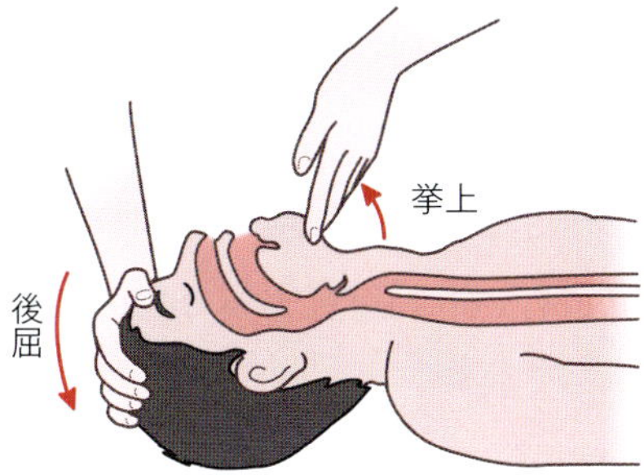

脳梗塞による意識障害の場合は、ｔ-PA（血栓溶解療法）の適応となることもありますので、普段と変わらず過ごしていたのを確認した最終の時間、意識障害以外の症状（麻痺やめまい、頭痛など）、既往歴や現病歴を、速やかにかかりつけ医やｔ-PA療法を実施する医療機関へ相談します。

1 ■ 蘇生処置をしなければならない場合

在宅療養中に急変が考えられないような状況の場合や、急変時に積極的に治療を希望している場合は、呼吸停止や心停止時は速やかに救命処置を開始します。在宅で人工呼吸器を装着している場合は、呼吸補助に使用するバッグバルブマスクを常備していると考えられますが、バッグバルブマスクがないことも多い訪問看護の現場では、ポケットマスクを用いた人工呼吸を行いながら救急車を呼び、救急隊到着までの初期対応をしなければなりません。ポケットマスクなど感染防御用具がなく、頸動脈が触知できない場合は、胸骨圧迫心マッサージのみを継続します。

2 ■ DNARなど蘇生処置をしない場合

DNAR（do not attempt resuscitation）は、利用者自身または家族が利用者の急変時には蘇生処置を希望しないという意思表示をしていることです。例として、がんの末期を在宅で療養しているときや、高齢のために急変時には蘇生処置を希望しないと意思表示をすることがあります。このような利用者の意識消失時には、医師や病院への連絡をスムーズに行い、利用者家族の意思が尊重されるようにします。

参考文献

○ 濱本実也・蟹沢信二：先輩ナースが伝授　みえる　身につく　好きになるアセスメントの「ミカタ」，p116～119，メディカ出版，2010.
○ 岡元和文編：症状・徴候を看る力！，p1～7，総合医学社，2013.
○ 佐藤憲明編：スキルアップパートナーズ　急変対応，照林社，2011.

4 胸痛

1 胸痛とは

胸痛は、胸腔内の重要臓器の異常に伴うものが真っ先に想起され、利用者も家族も、また医療者も、生命の危機に直結する症状として認識することが多くあります。特に、心血管系に起因したものは、循環そのものの異常となるわけですから、たとえ局所の変化であっても、全身の臓器・器官の機能に影響するため、迅速かつ的確な判断が求められます。

一方で、経過をみることが可能なこともあり、要因はさまざまです（**表1－33**）。また、重篤な状態であっても、糖尿病に伴う神経障害により胸痛を知覚できない場合や、明らかな胸痛ではなく、肩や歯などに放散痛を呈する場合もあります。そのため、自覚症状に加え、異常の早期発見や診断には、低侵襲で簡易的に実施できる12誘導心電図や、採血による心筋マーカーの測定、超音波検査など客観的指標を得ることが有用ですが、在宅療養をしている場合では、利用者・家族からの情報と、看護師の観察力と判断力が要となります。

ここでは、明らかな胸部の違和感や、痛みを感じている場合に焦点をあて、胸痛に対する判断と対応についてまとめます。

2 胸痛の起こるメカニズムを描く

適切な観察や判断には、部位や原因によって異なる胸痛が発生するメカニズムを理解する必要があります。なかでも、死に至る胸痛（killer chest pain）といわれている急性冠症候群、大動脈解離、肺血栓塞栓症、緊張性気胸は、すべて胸部臓器に起因した分類ですが、それぞれ痛みの発生の特徴は違います。利用者に起きている身体の変化を具体的に描け

表1–33 **胸痛の分類と痛みの特徴**

痛みの分類	メカニズムと痛みの特徴	主な病態
胸壁に起因する表在性胸痛	皮膚や粘膜を傷害するような刺激が痛覚受容体器を直接興奮させ、求心性線維によって中枢へ入力される。また、一部の筋が過剰に筋収縮を起こすと、筋肉の血流が不良となり、筋の代謝産物が蓄積され痛みが出る。体表には痛覚受容器が密にあるため、痛みの部位は限局的で明確なことが多い。筋、腱、関節、骨膜に生じる痛みの場合は、筋肉痛のように痛みの部位が明確でなく、鈍くうずくような痛みである。明らかに外傷や、筋肉の負荷がないのに痛む場合は、内科的疾患や感染が潜んでいる可能性がある。	外傷・帯状疱疹 乳腺炎・乳がんなどの腫瘍 骨折・打撲・筋肉痛など
胸部臓器に起因する内臓性胸痛	求心性線維が自律神経系を介して中枢に興奮を伝える。 痛みの部位は不明瞭であったり、移動性があるなど様々である。 肺：肺実質には、痛覚が存在しないため、気胸や肺塞栓症が生じると、胸側胸膜に炎症が起き、胸痛を知覚する。 心臓：心筋の虚血で低酸素になった心筋細胞より、乳酸の蓄積や炎症物質が生じ、それらが、痛覚受容体や胸膜へ広がり、炎症が波及することで胸痛を知覚する。また、虚血心筋や心嚢液貯留による心膜の過伸展による交感神経系の刺激も原因とされている。 大血管：外膜には痛覚線維が分布され、解離性大動脈瘤では急激な血管の拡張や伸展により、激しい痛みが生じるが、持続しない場合がある。	肺炎、縦隔炎、気胸 肺血栓塞栓症 急性冠症候群、心膜炎 心筋炎、不整脈 解離性大動脈瘤、動脈瘤破裂 食道破裂など
上腹部からの波及による胸痛	炎症の波及、穿孔・腫瘍・ヘルニアなど腹部臓器に起因した痛み。 食事時間や内容、飲酒に関連することが多いとされている。	消化性潰瘍穿孔、胆嚢炎 膵炎、横隔膜ヘルニアなど
心因性の胸痛	具体的に痛みの部位を指し示すことができることが多い。	不安、過換気症候群など

山﨑誠士：重症患者を見逃さない！ 緊急度の高い病態を想定できる知識を身につける 胸痛 呼吸困難、ショック症状、意識レベルの低下で緊急度を判断，救急看護＆トリアージ，1（2），p42～43，2011.，横山美穂：胸痛のある患者の看護，看護技術，54（11），p1193～1197，2008. より作成

ることで、胸痛を察知した際、限られた時間のなかで、何を観察すればよいのか、他の情報を意図的に選択し収集することが可能となります。

3 アセスメントのポイントと対応

胸痛の訴えがある場合、何よりも今の状態が、緊急性があるか、重症化するかを見極めることが大切です。鑑別診断することがゴールではありませんが、killer chest painといわれる疾病を念頭に入れ、利用者の「生きる」を支える判断を優先していきます。

1 ■ ショック状態にあるかの確認

生命活動に必要な酸素や栄養を運搬する心血管系の異常は、緊急性があります。まずはショック徴候を迅速に評価しましょう。ショックとは、「生体に対する侵襲あるいは侵襲に対する生体反応の結果、重要臓器の血流が維持できなくなり、細胞の代謝障害や臓器障害が起こり、生命の危機に至る急性の症候群」[1)] とあり、血圧値の低下は指標にすぎません。数値に反映されなくとも、蒼白・冷汗・虚脱・脈拍不触・呼吸不全のショックの5徴候を見逃さないことが大切です。

2 ■ ABCDEの観察とアセスメントの継続

胸痛の観察とアセスメントの際には、気道（airway）、換気（breathing）、循環（circulation）、中枢神経（disability）、外表面（体温）（exposure）というABCDEをみていく必要があります。

airway（気道） 発声の程度により、意識と同時に気道の確認が可能であり、脳循環への影響を見極めます。また、口腔に分泌物、吐物などはないか、異物の確認も必要です。消化器系に起因した胸痛や、発生頻度が高い肺炎の判断につながります。

breathing（換気） 単独ではなく、いくつかの症状や現象を組み合わせて評価していくことが大切です。なかでも、胸郭の動きや呼吸音の左右差がある場合は、緊張性気胸を疑います。呼吸音に異常がないのに酸素飽和度が急激に低下し、酸素投与をしても改善がない場合は、肺血栓塞栓症を疑います。スペースが限られた胸腔内の変化は、呼吸の異常にとどまらず、心臓や大血管に影響し、循環不全を招きかねません。いずれも緊急性が高い状態です。

circulation（循環） 血圧の左右差があれば、急性大動脈解離が想起され、鎖骨下動脈の障害の有無がわかります。解離の部位やその程度によって、冠動脈、頸動脈、腎動脈、腹腔動脈、下肢などの血流障害が出現し、腹部症状、皮膚色の異常など痛み以外にも随伴する症状が認められます。また、尿量低下も観察されるようになります。

disability（中枢神経） 循環の量と質に影響される脳は、生命維持にかかわる脳幹の血流が優先されるため意識障害が顕著に出てきます。また、脊髄の血流障害によって、麻痺が出現することもあり、四肢の動き・知覚の観察も必要です。

exposure（外表面：体温） 循環の異常に伴い四肢の皮膚色や浮腫や腫脹、冷感などの変化がみられます。肺血栓塞栓症の多くに深部静脈血栓症が認められることから、片側の下肢の腫脹や熱感、痛みも見逃してはなりません。また、発熱や胸壁の発赤や発疹は、感染や炎症の徴候であり、前胸部・背部の視診・触診から得られる情報は貴重です。

4 心身の安定化と医療機関との連携

明らかなABCDEの変化はもちろんですが、急激な発症・20分以上継続する痛み、特定の体位や動きに限定しない痛みは、生命の危機を示していることが多く、医療機関での診察を早期に検討することが必要です。その際、バイタルサインに加え、OPQRST法（**表1－34**）にある視点で具体的な事実をとらえると、より利用者の状況が描けます。情報の共有とともに、できる限り、利用者の心身の安定化を図るために、ショックでない限りは安楽な体位を選択し、可能であれば酸素投与をしましょう。

表1-34　OPQRST法

O（onset）：発症様式	何をしているときに起きたか、始まったときの様子はどうか。
P（palliative/provocative）：増悪・寛解因子	どうすれば痛むか。どうすれば和らぐか。
Q（quality）：症状の性質	どんな感じの痛みか。
R（region/radiation）：場所・放散の有無	痛みは違う所に移るか、広がるか。
S（severity）：痛みの程度	痛みは1から10の程度ではどのくらいか。
T（time course）：時間経過	痛みがいつ始まったか、どれくらい続いているか。

引用文献

1）日本救急医学会：医学用語解説集（http://www.jaam.jp/html/dictionary/index.htm）

5 呼吸困難

1 呼吸困難とは

呼吸困難感は、「息が苦しい」「息が切れる」など、呼吸の異常をすぐに想起させる明確な表現がある場合もあれば、日常動作の困難感を訴えたり、胸をさする仕草であったり、変化に対する表現はさまざまです。また、慢性呼吸器疾患を既往にもつ利用者のなかには、慢性的な低酸素血症に伴い、自覚症状を呈しにくいケースもあります。一方で、精神的な影響を受けるため必ずしも呼吸不全を起こしているとは限りません。

だからこそ、日頃の利用者を知る家族からの情報や、医療者の生活の視点に着目した気づきと、五感を駆使したフィジカルアセスメントが、利用者の変化を見逃すことなく、適切に状況を見極めることにつながります。

ここでは、生命の危機的状況を回避することに焦点をあて、呼吸困難感に対する判断と対応についてまとめます。

2 呼吸のメカニズムを描く

呼吸は、組織代謝に必要な酸素を大気（体外）から取り入れ、肺胞と肺毛細血管とガス交換を行い、心血管系を介し運搬し、細胞にあるミトコンドリアで酸素をエネルギーに転換させ、臓器や器官が機能し、その結果、産生された不要な二酸化炭素を排出し、人が生きるための恒常性を保つ一連の営みです（**図1－44**）。

つまり、換気、外呼吸、酸素や二酸化炭素の運搬機能、内呼吸（組織呼吸）のプロセスのいずれかにゆがみが生じると、生命の危機を回避しようと生体が反応し、大脳皮質が満足し得る呼吸状態ではないと判断し

図1-44　**ワッサーマンの歯車**

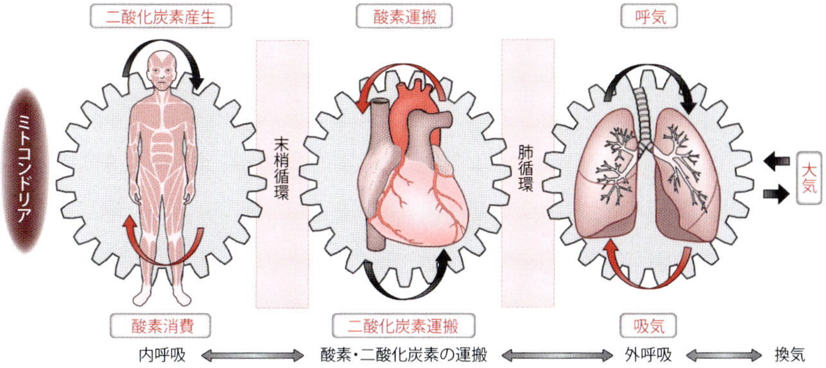

た場合に呼吸困難感を呈すると考えられ、呼吸器そのものの異常だけではなく、部屋の換気状態といった外環境や、脱水や貧血など循環血液量や質、心機能、筋肉量や日常生活動作の耐性変化など、循環・代謝・運動に連動して現れます。

このように呼吸のメカニズムをイメージしながら、利用者を観察することで、日に見える身体や生活の変化と、日には見えない身体や環境の変化が結びつけられ、意図した観察や情報収集に役立ちます。

3 アセスメントのポイントと対応

まずは、呼吸困難感が生命の危機の切迫症例にあたる「窒息」「緊張性気胸」「肺血栓塞栓症」「虚血性心疾患」「解離性大動脈瘤」の五つに由来するかどうかを優先的に鑑別する必要があります。

窒息以外は、胸痛を伴いやすいことが共通しています。また、肺炎や慢性呼吸器疾患の増悪、うっ血性心不全は発生頻度が高く、重篤化しやすい病態です。緊急性・重篤化しやすい視点で、胸痛同様、利用者の「生きる」を支える判断をしていきます。

1 ■「呼吸」「循環」「外観」の第一印象を大切にする

呼吸回数とリズムから緊急性の予測ができ、呼吸音の聴取によって肺の状態を把握することが可能です。呼吸パターンに異常はないか、呼吸補助筋が使われているか、大まかな呼吸回数（成人の場合８回以下もしくは、30回以上/分)、ショック徴候の有無の観察や、酸素飽和度の測定は、呼吸困難感を察知したら迅速に行います。

呼吸回数を測定するうえで押さえておくべきポイントは、呼気の終わりから吸気の始まりまでに休止時間がどれくらいかということです。

例えば、仮に１分間の呼吸回数が15回程度だとすると、１呼吸サイクルは４秒ということになります。その４秒の内訳は、吸気時間が１秒、呼気に移るまでのポーズ時間が0.2秒、呼気時間が1.2秒、その後1.6秒休止して吸気となります。この1.6秒の休止時間がなくなると呼吸回数は１分間に25回となり、それ以上になると頻呼吸（１分間に26回以上の呼吸回数を頻呼吸という）の状態になります。休止時間がないということは、呼吸を休んでいるときでもガス交換をしてくれている機能的残気量（FRC：functional residual volume）が著しく少なくなっていることを示します。呼吸回数が１分間に30回を超えるようであれば、呼気や吸気も不十分なままの呼吸運動を行っていることを意味します。さらに、頻呼吸になればなるほど呼吸仕事量のためのエネルギーと酸素がより必要になり、それを補充するために呼吸運動を一所懸命するようになります。しかし、それが満足し得る呼吸とならなければ呼吸困難感を生じることになります。

2 ■ ABCDEの問診・観察・対応

呼吸困難のある人には、気道（airway)、換気（breathing)、循環（circulation)、中枢神経（disability)、外表面（体温）（exposure）というABCDEに着目して、問診・観察・対応を並行して行い、利用者の生命力の消耗を最小にすることに努めます。

airway（気道） 気道閉塞がないか声をかけ、発声があれば、意識と同時に気道の確保の確認ができます。意識障害が先行せず、急激に発症したケースで、発声がない、高度の嗄声がある、胸郭の動きはあるが呼気が感じられない場合は、異物、気管支喘息、アナフィラキシーによる喉頭浮腫などの窒息を疑います。口腔の異物・分泌物の貯留、舌浮腫、舌根沈下などの観察に加え、吸引や用手で異物の除去、食物などアレルギー源の排除に努めながら、気道をできるだけ確保します。具体的な発症時の状況を確認し、観察と対応を続けながら、すぐに医療機関へ繋ぎます。

breathing（換気） 肺血栓塞栓症では、酸素飽和度の異常はあるが呼吸音に異常がない、緊張性気胸では、呼吸音、胸郭の左右差などが特徴的です（「4　胸痛」を参照）。

酸素飽和度が90％以下の場合はもちろんのこと、急激に低下した場合には、酸素投与やバッグバルブマスクなどによる補助換気が有用ですが、在宅療養の場ではそのような医療器具がない場合がほとんどです。また、酸素投与によるCO_2ナルコーシスや、用手換気による悪化を招く気胸が疑われる場合は考慮する必要があります。まずは、本人が楽な体位をとり、酸素消費を防ぐため、活動を最小に努めましょう。

circulation（循環） ショックの徴候が見られていないか、継続的に観察を続けます。外頸静脈の怒張は、緊張性気胸、肺血栓塞栓症、うっ血性心不全に見られるため、換気との総合評価が必要です。

disability（中枢神経） 重篤な場合は、循環虚脱に伴う失神発作が起きます。急激な低酸素血症が起こっているときや、恐怖や不安に伴って交感神経が優位となると、瞳孔散大することがあります。明らかな意識障害がある場合は、脳循環を維持するため、体位は仰臥位にします。

exposure（外表面：体温） 利用者が自然に選択している体位にヒントがあります。心不全や気管支喘息の場合には、上体を挙上させ、横隔膜の動きやすさや肺容量を大きくするため、起座位を好むことが多いです。また、慢性呼吸器疾患が増悪すると、姿勢を前後に動揺させ、呼吸を補助する動作が見られます。さらに、排泄の方法、過ごす場所の違いなど生活の変化にも着目すると、生活様式を変更しなければならない身体の状況がみえてきます。

4 症状の安定化と医療機関との連携

主観的症状である呼吸困難感を評価するのは難しいため、利用者が使いやすい尺度を示したツールを選択し、可視化を試みるのも一つです。しかし、それだけに頼らず、ABCDEの観察から得られた事実と、どのプロセスのゆがみによる呼吸困難感なのかを、もう一度身体と生活の両側面で描き、先送りにできない利用者の状況かを見極めて、予期しないケースでは躊躇せず、訪問医への連絡と同時に、救急車の要請も検討していきましょう。

参考文献

○ 中島啓ほか：呼吸困難，救急医学，36(3)，p301 ～ 304，2012.
○ 山内豊明：生命・生活の両面から捉える訪問看護アセスメント・プロトコル，p76，中央法規出版，2009.

6 呼吸停止

1 呼吸停止とは

呼吸停止の原因にはいろいろありますが、気道が閉塞（異物／急性喉頭浮腫・喘息／舌根沈下）している場合と、呼吸中枢の異常や呼吸筋の機能低下（脳血管疾患／神経疾患／薬物等）で呼吸自体ができなくなる場合に大別されます。

呼吸停止とは身体の組織への酸素運搬が途絶えることを示し、時間が長引くほど細胞のダメージは大きくなっていきます。特に脳細胞はほんの数分で不可逆的変化を起こしてしまいます。

呼吸停止は、すぐに対応しなければほんの数分のうちに命を落としかねない、緊急度の高い状態です。原因はなんであれ、まずは気道を開通させること、呼吸を補助することを行いながら、同時進行でアセスメントしていきます。

2 呼吸停止時のフィジカルアセスメント

1 ■ 呼吸の確認

正常な場合、胸郭が呼吸に合わせてふくらみ、呼気を感じられ、呼吸音に雑音がなく、規則正しい間隔で呼吸がなされます。呼吸停止では、この正常な状態が完全になくなります。

注意しなければならないのは、死戦期呼吸です。これは心停止の直後、あえぐような感じの、不規則な途切れ途切れの呼吸です。この死戦期呼吸は呼吸停止とみなします。

2 ■ 呼吸停止の原因を見分ける

心肺停止　もし意識がない状態で呼吸停止をきたしているときは、心肺停止である可能性が高く、すぐに一次救命処置（basic life support：BLS）を行います（**図1－45**）。

心肺停止ではない　気道閉塞かそれ以外の原因かを見分けます。

重度の意識障害の場合、舌根沈下（**図1－46**）による気道閉塞が起きることがあります。舌根沈下による気道閉塞、もしくは気道自体に問題がなければ、気道確保（**図1－47**）をすれば自発呼吸や呼吸を補助することで、換気は可能です。正しく気道確保と呼吸補助を行っても、換気ができない、もしくは不十分なときは、気道内異物や重度の気道狭窄を考えます。

気道閉塞の原因の見極め　突然起こり、完全気道閉塞に至る可能性が高いのは、気道内異物による気道閉塞です。特に嚥下反射や咳反射が低下

図1-45　**一次救命処置**

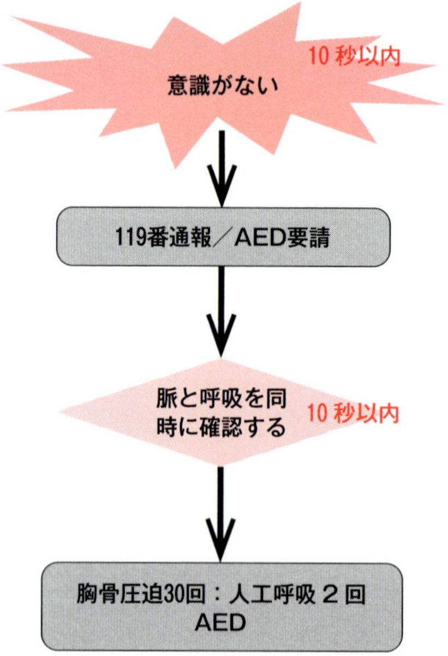

胸骨圧迫と人工呼吸

①利用者を仰臥位にする
②胸骨の下半分を垂直に押す
③胸郭が５㎝以上沈む強さで押す。
　ただし６㎝を超えない
④100～120回/分の速さで
⑤胸郭の戻りを妨げない
⑥過換気を避ける

図1-46　**舌根沈下**

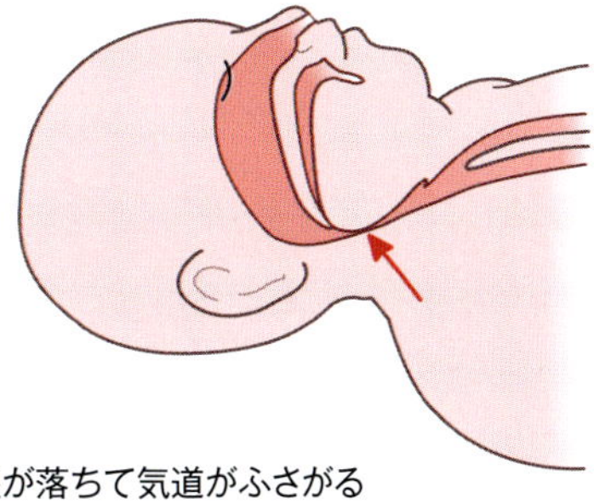

舌根が落ちて気道がふさがる

図1-47　**気道確保**

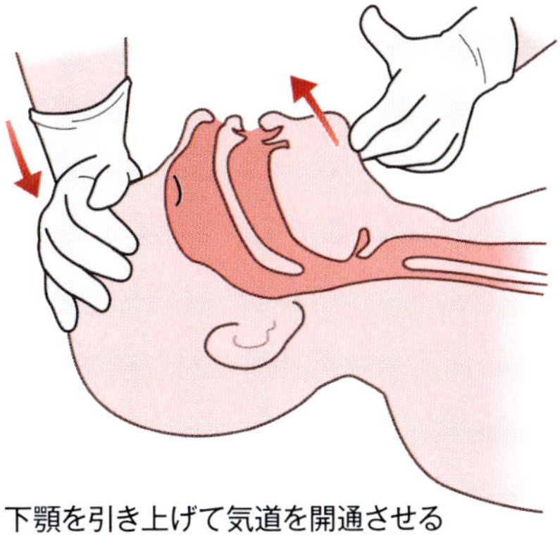

下顎を引き上げて気道を開通させる

している利用者の場合はリスクが高いです。異物による気道閉塞の程度は、軽度のものから重度のものまで幅があります。重度の気道閉塞では、①息ができない、②声が出ない、③全く咳ができないか、異物が吐き出せないほどの弱々しい咳、④呼吸困難が強まる、⑤吸気時に甲高い雑音があるか全く雑音がない、という徴候が現れ、緊急性は高いです。喉元を手で押さえ苦しがる等のサインを示す場合もあります。意思疎通の図れる利用者であれば、「何かものが詰まりましたか？」など、うなずきで「はい」「いいえ」が簡単に答えられるような質問をしてみます。

気道内異物以外の原因としては、アナフィラキシー、重度の喘息発作、急性喉頭蓋炎などによる重度の気道狭窄があります。異物による気道閉塞の場合は低酸素以外の全身症状はありませんが、アナフィラキシーでは呼吸症状と同時に皮膚の紅斑を、急性喉頭蓋炎では発熱や上気道炎症症状を伴うなど、その他の身体所見を伴います。

また、脳血管疾患など、急性で重篤な疾患に伴っての呼吸停止の可能性もあります。呼吸停止が起きたときには、①どのように発症したか（突然か徐々にか）、②きっかけは何か、何をしていたときに起きたか、③随伴症状は何か、④既往歴（アレルギーや喘息の有無、薬剤の使用など）を考え、原因をアセスメントしていきます。

3 呼吸停止時の対応

1 ■ 119番通報のタイミング

発見時に意識がない、呼吸がない場合には、心肺停止の可能性が高いです。すぐに119番で救急車を呼び、一次救命処置を行います（図1－45）。

また、心肺停止ではなくても、呼吸停止は原因を問わず緊急事態であり、何らかの医療処置を必ず必要とします。そのため、発見したらすぐに救急車を呼ぶのが基本ですが、気道内異物で窒息しまだ意識がある場合は、まず気道内異物除去を試みてから医療機関への搬送を行います。

2 ■ 気道確保と呼吸の補助

呼吸停止時には、気道を確保して呼吸の補助を行う必要があります。

気道確保の方法は、①頭部後屈顎先挙上法（写真1－6）と、②下顎挙上法（写真1－7）があり、頸椎保護が必要な患者の場合は下顎挙上法を用いたほうがより安全です。

気道確保をすることで、利用者が自発的に有効な呼吸をするのであれ

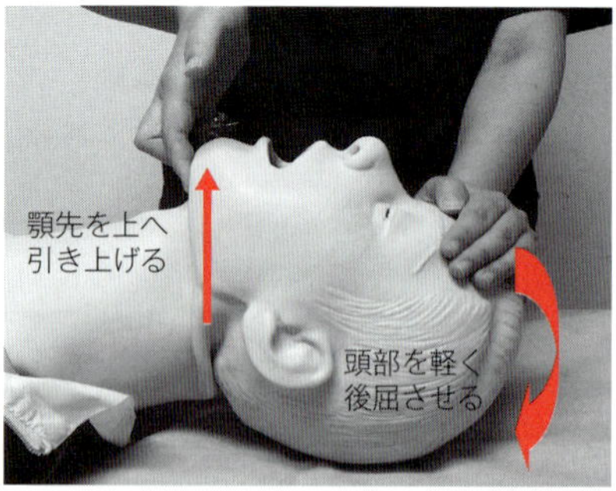

写真1－6　頭部後屈顎先挙上法

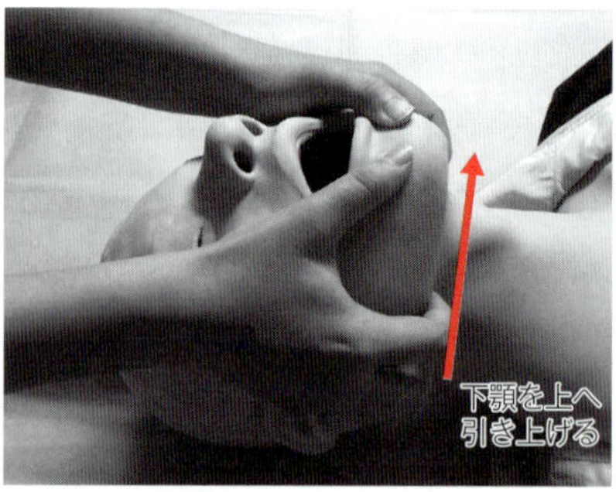

写真1－7　下顎挙上法

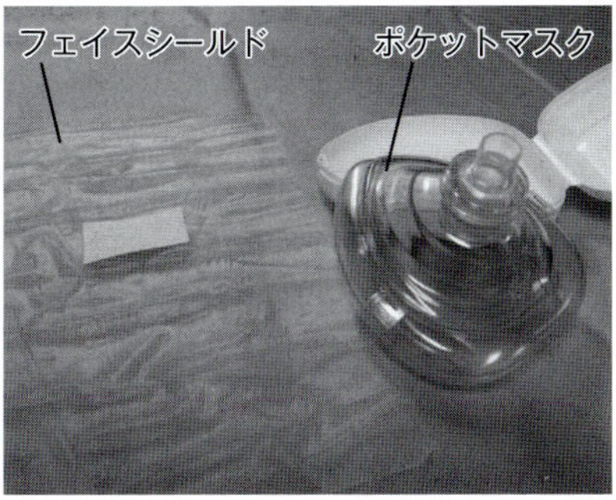

写真1−8　フェイスシールドとポケットマスク

図1–48 **ポケットマスクを使用した人工呼吸**

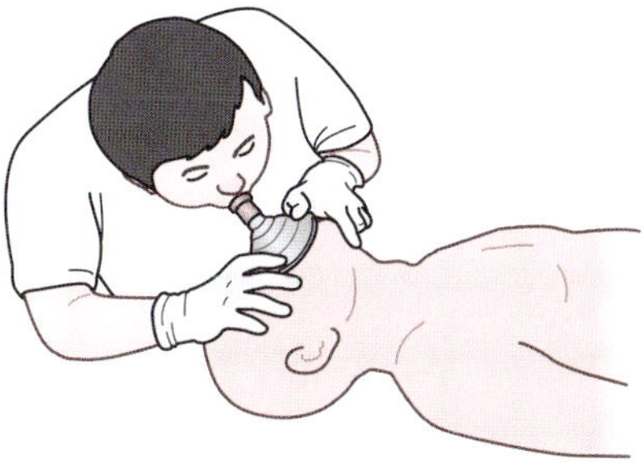

ば、気道確保を保ちます。もし有効な呼吸をしないのであれば、人工呼吸を行います。人工呼吸時にはフェイスシールドやポケットマスク（**写真1−8**）などのバリアデバイスを必ず使用します（**図1−48**）。また、バッグバルブマスクがあれば使用し、呼吸の補助を行います（**写真1−9**）。いずれの方法でも１回の呼気吹き込みは１秒で行います。胃に空気が入り膨満するのを防ぐために、過換気を避けます。換気は成人で５～６秒ごとに１回、小児で３～５秒ごとに１回のペースで行います。

もともと気管切開をしており、気道が確実に確保されている場合でバッグバルブマスクを用いるのならば、６秒ごとに１回の呼吸でよいです。酸素が投与できるのであれば、酸素投与も行います。

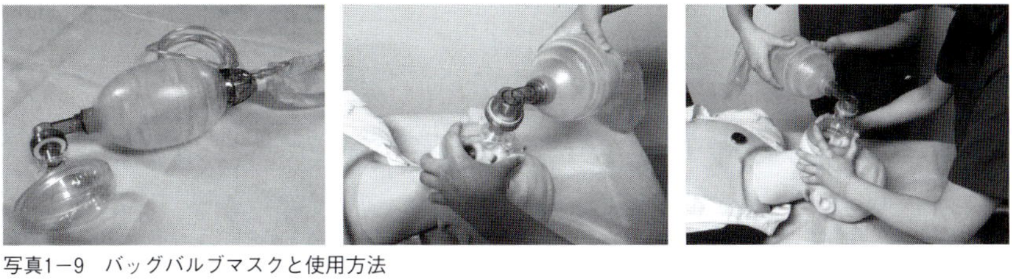

写真1−9　バッグバルブマスクと使用方法

3 ■ 気道内異物の除去

気道内異物による気道閉塞は突然起こります。異物による気道閉塞が強く疑われ、しかも重度である徴候がみられれば、気道内異物をハイムリック法（**表1－35**、**図1－49**・**図1－50**）で取り除きます。

ただし、ハイムリック法は利用者にまだ意識がある場合の対応です。ハイムリック法は異物が吐き出されるまで続けますが、すぐに異物が取り除けて息を吹き返したときでも、腹部や胸部に圧迫を加えているため、一度病院で臓器損傷の有無を診察すると安全です。

気道内異物が取り除けず有効な呼吸ができなければ、数分で意識消失から心停止に陥ります。ハイムリック法で対応している途中で利用者に

表1–35　ハイムリック法

①利用者の背後に回って立つかひざまずく
②片方の手で拳をつくり利用者の胴体に両腕を回す
③拳を臍の上、剣状突起を十分に避けた腹部に当て、もう片方の手を重ねる（妊婦等腹部を押せない場合は胸部に回し、胸骨下半分の位置に拳を当てる）
④力を込めて素早く上へ突き上げる（勢いよく腹圧をかけるイメージで）
⑤異物が吐き出されるか、意識がなくなるまで続ける

図1–49　ハイムリック法：立位

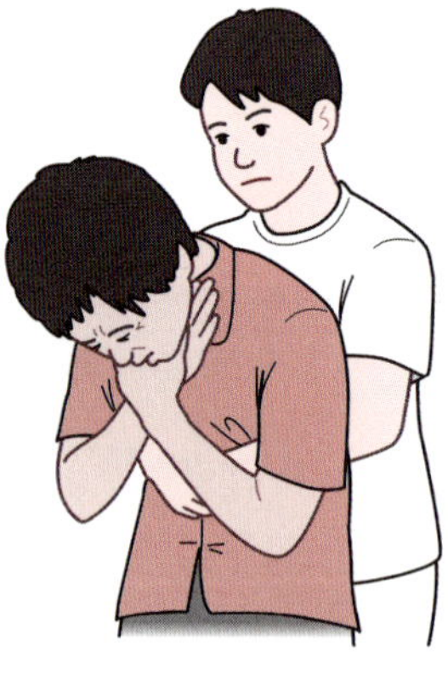

図1–50　ハイムリック法：座位

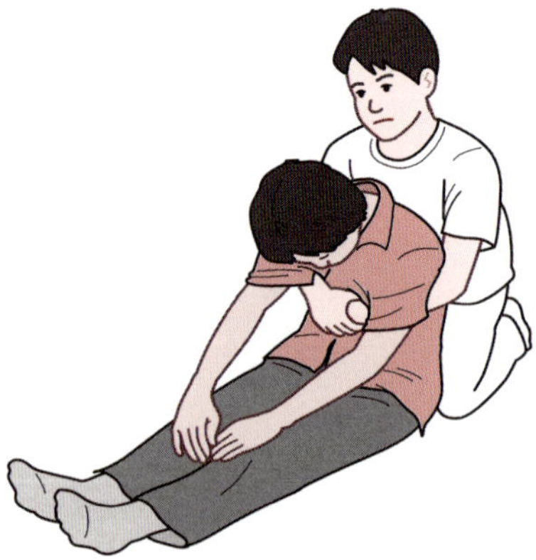

意識がなくなったら、すぐに救急車を呼び、胸骨圧迫から心肺蘇生法を開始します。そのときは、胸骨圧迫の力で異物が口腔に出てくる可能性があるので、人工呼吸時に口腔を素早く観察し、すぐ取り出せるところに異物があれば取り除きます。無理に指を入れて掻き出さないようにしましょう。

なお、何か喉に詰まったと思われるときでも、強い咳ができたり、息ができていたりするときは、利用者が自分で異物を吐き出そうとしているのを妨げないように、そばについて見守ります。

7 腹痛

1 腹痛とは

腹痛は、救急外来でよくある症状の一つです。腹痛を訴える疾患には軽症のものから、生命を脅かす状態のものまでさまざまです。腹痛は内臓痛・体性痛・関連痛の三つに分類されます。内臓痛は腹腔内臓器から生じる痛みで、体性痛は腹壁や腸間膜などから生じる痛みです。関連痛は痛みとなる原因が生じた部位から離れたところに感じる痛みで、放散痛というものがあります。急激に発症した腹痛で、手術などの緊急処置が必要なものを総称して急性腹症といいます。消化器系の疾患以外で腹痛を訴える緊急度の高いものとしては、心筋梗塞や急性大動脈解離などがあります。

2 腹痛のフィジカルアセスメント

1 ■ 問診

問診前には利用者の気道・呼吸・循環・意識の観察を迅速に行い、ショック状態の有無を観察します。腹部大動脈瘤破裂や急性大動脈解離、肝がん破裂などでは出血性ショックとなります。

問診では、利用者が訴える「腹痛」とはどのようなものなのか把握することが重要です。「お腹が痛い」という利用者に、「お腹のどのあたりが」「いつから」「どのように」「どれくらい」痛いのか、「どんなとき」に痛みが増し、「どうしたら」痛みがよくなるのか（または悪くなるのか）を聴取します（**表1―36**）。食事時間と腹痛との関係も診断の手がかりになることがあります。心筋梗塞では発症時間の確認が重要です。

また、腹痛の部位で原因疾患の予測がつくことがあります（**表**

1－37)。痛みの性質からも疾患を予測できることがあります。

表1-36 腹痛のOPQRSTアセスメント

Onset	いつ痛みが出現したか？　何をしていたのか？　など
Provocation	痛みの誘発因子は？ 何をすると（どのようなときに）痛みがよくなるか悪くなるか？
Quality	痛みの性質・特性は？ どのような痛みか？　焼けるような痛み？　絞扼感？　圧迫感？　引き裂かれる痛み？　押される痛み？　痙攣？　など
Region／Radiation	放散の有無は？　部位は？ 痛みは放散するか？　どこが最も痛いのか？　どこから痛みだしたか？
Severity	痛みの強さは？ つらさは10段階のどの程度なのか？
Time	時間は？ いつ痛みが出現したのか？　いつ治まったのか？ どのくらい持続しているか？（していたか？）

表1-37 腹痛の部位と考えられる疾患

心窩部	狭心症、心筋梗塞、食道炎、解離性大動脈瘤、胃炎、消化性潰瘍穿孔、急性胆嚢炎、胆石、膵炎、急性虫垂炎初期など
右上腹部	胆石発作、急性胆嚢炎、肝膿瘍、肝癌破裂、肝周囲炎、肺炎、胸膜炎、横隔膜下潰瘍、消化性潰瘍穿孔、右腎疾患など
左上腹部	脾梗塞、脾腫、肺炎、胸膜炎、狭心症、心筋梗塞、左腎疾患など
右下腹部	虫垂炎、大腸憩室炎、右尿管結石、ヘルニア嵌頓、潰瘍性大腸炎など
左下腹部	大腸憩室炎、左尿管結石、ヘルニア嵌頓、過敏性大腸症候群、S状結腸軸捻転など
臍部	腸閉塞、腸炎、腸重積、クローン病、腸間膜血管閉塞、大動脈瘤破裂など
下腹部	膀胱炎、骨盤腹膜炎など
腹部全体	腸閉塞、上腸間膜動脈血栓症、汎発性腹膜炎、腹部大動脈瘤破裂、急性腸炎、急性膵炎など

さらに、次のような腹痛の性質がある場合は、緊急度が高いことが予測されます。

・突然の発症で激痛である（経験したことのない腹痛）
・痛みが徐々に強くなっている
・痛みの部位が移動する

在宅療養の利用者は、慢性的に腹痛の症状を訴えている場合があります。日頃感じている腹痛と異なる性質の痛みなのか、いつもの痛みが増しているのかを見極めます。高齢者では腹膜炎を起こしていても、あまり腹痛を訴えないケースもあり、典型的な症状を示さないことを知っておく必要があります。また、認知症などにより症状をうまく表出できないこともあるため、日頃の状態と異なる状況を察知することが必要です。

既往歴　在宅療養の利用者がもつ疾患の悪化から、腹痛をきたす病態になることがあります。**表1−38**はその例です。症状や身体所見の観察とともに把握しておきます。

表1−38　疾患の悪化から腹痛をきたす病態

・胃潰瘍・十二指腸潰瘍→消化管出血・穿孔性腹膜炎
・胆石→急性胆嚢炎・急性化膿性胆管炎
・心房細動・弁膜症→腸間膜動脈塞栓症
・動脈硬化→虚血性腸炎・腸間膜動脈血栓症

急性腹症では、手術を含む緊急処置が必要になります。その際には、アレルギーの有無や既往歴、最終飲食、服用薬（抗凝固療法の有無）などの情報が必要です。利用者の病状経過とともにこれらの情報を病院看護師に伝達することで、家庭から病院へ看護の継続性が生まれ、処置を円滑に行うことができます。

2 ■ 身体所見の観察

バイタルサインの観察　ショック状態は見落とさないようにします。血圧の低下、頻脈、動脈触知微弱、末梢冷感、湿潤、皮膚の蒼白などはショックの徴候です。バイタルサインの評価をする場合には、痛みによる変化を考慮します。また、心筋梗塞の症状を胃痛や腹痛として訴える場合があります。

血圧の変化や不整脈（脈拍の不整）も観察する必要があります。急性疼痛による生理的反応の変化としては、血圧上昇、脈拍数増加、呼吸数の増加などがある一方、慢性疼痛の場合は、血圧の上昇など、痛みによるバイタルサインの異常はありません。

その他、炎症反応の状態として発熱の有無を確認します。

腹部の観察　腹部の観察では、視診・聴診・打診・触診を行います。聴診は打診や触診の前に行います。

・視診：腹部膨隆の有無、利用者の姿勢（痛みのために前かがみになる、腹部を抱えるような姿勢の有無）を観察します。

・聴診：腸蠕動音、血管雑音の有無を観察します。腸蠕動音が消失していればイレウスが、亢進していれば胃腸炎や下痢などが疑われます。金属音などの腸蠕動音の異常は、腸管の狭窄や癒着性イレウスなどが疑われます。また、拍動性に血管雑音が聴取されれば、腹部大動脈瘤破裂などが疑われます。

・打診：鼓音、濁音の有無を観察します。腹部大動脈瘤破裂の疑いがある場合には、打診は禁忌です。

・触診：圧痛の有無、筋性防御の有無、反動性圧痛の有無を観察します。汎発性腹膜炎などでは筋性防御がさらに強くなり、腹壁が常に硬くなっている筋硬直の状態になることがあります。圧痛は炎症を起こしている部位で感じることが多いです。急性虫垂炎にはマックバーニー圧痛点やランツ圧痛点があります。圧迫を解除したときに生じる痛みを反動性圧痛（ブルンベルグ徴候）といい、筋性防御とともに腹膜刺激症状の一つです。血栓や塞栓による腸管の虚血などでは、初期には腹膜刺激症状をみとめないこともあります。腹膜刺激症状がみられる頃には全身状態も悪化している可能性があります。腹部大動脈瘤では拍動する腫瘤を触知できます。

全身状態　腹痛以外に嘔吐、吐血、下血、下痢、便秘、血尿や黄疸の有無などを観察します。

3 急変対応

腹痛とともにショックの徴候がある場合には、出血性ショックの可能性があります。急性大動脈解離や腹部大動脈瘤破裂などは最も緊急性の高い疾患です。また、腸管の循環不全を呈する病態や消化管穿孔なども、できるだけ早く手術などの緊急処置が必要です。緊急度の高い疾患では、特徴的な症状や所見を見逃さないように観察します（**表1－39**）。

緊急処置が可能な医療機関へ搬送される場合には、観察で得られた症状や所見を情報として提供することが重要です。また、手術などの緊急処置が必要な状況になる可能性があることを、日頃から信頼関係のできている訪問看護師が伝えることで、家族の不安軽減につながります。

表1–39　緊急度の高い疾患とその症状

・心筋梗塞：心窩部痛、バイタルサインの変化（血圧上昇または低下、脈拍不整）、冷汗など
・急性大動脈解離・腹部大動脈瘤破裂：放散痛、ショック徴候、血管雑音聴取、血圧の左右差、末梢動脈触知異常、貧血症など
・消化管穿孔・腸管虚血：腹膜刺激症状、ショック徴候、嘔吐など

参考文献
○ 篠澤洋太郎：腹痛，救急医学，32(5)，p518 ～ 522，2008.
○ 白石振一郎・久志本成樹：右下腹部痛，救急医学，32(5)，p524 ～ 530，2008.
○ Lorene Newberry, Laura M.Criddle：SHEEHY'S MANUAL OF EMERGENCY CARE, 389–407, Elsevier Mosby, 2005.

8 嘔吐

1 嘔吐とは

嘔吐はさまざまな原因で起こり、その病態は軽症から重症までさまざまです。臭気や味覚で嘔吐が誘発されることもあれば、頭蓋内圧亢進症状の一つとして嘔吐が生じることもあり、緊急度も異なります（表1−40）。また、在宅療養の利用者は基礎疾患をもっており、嘔吐時の状態だけでなく病状の経過も含めてアセスメントする必要があります。

2 嘔吐のフィジカルアセスメント

1 ■ 問診

嘔吐のみでは原因を推測することは難しく、随伴症状や身体所見の観察が必要です。問診では、嘔吐の状況や利用者が自覚している症状をアセスメントします。高齢者では症状が乏しいことや、状況をうまく伝えられないことなども考慮して、家族からの情報収集も行います。基礎疾患や機能障害の悪化によって嘔吐が生じることもあるため、在宅療養中

表1−40 **嘔吐を症状とする病態例**

原因	病態例
末梢性刺激	便秘・宿便、胃内容物の停滞、腹水、肝臓・胆道系・膵臓の炎症、舌・咽頭への刺激
大脳皮質の刺激	頭蓋内圧亢進（脳出血・脳梗塞・髄膜炎など）、不安・恐怖などの心因反応、臭気・味覚からくる不快感
化学受容器引き金帯の刺激	電解質異常、腎不全、肝不全、糖尿病性ケトアシドーシス、細菌毒素・薬剤性のものなど
前庭神経核の刺激	メニエール病、乗り物酔いなど

の利用者では、病状の経過や療養中の状態などを注意深く聞く必要があります。

問診の内容は嘔吐に関するものだけでなく、以下にあげる症状についてもアセスメントします。この他にも、あいまいな症状も軽視せず、訴えをよく聴くことが重要です。

嘔吐について　嘔吐については、主に次の点を確認します。なお、在宅療養中の利用者のなかには、食事摂取が困難で経管栄養管理を行っている人や、嚥下機能が低下している人もいます。食事形態と嘔吐との関係や、機能障害の悪化についても聴取が必要です。

・嘔吐の回数
・性状と量（吐物の観察ができなければ本人や家族より聴取）
・悪心や吐き気
・突発的であったか
・食事摂取時間と嘔吐の関係
・食事内容や食事形態：生ものの摂取など

嘔吐以外の症状について　嘔吐以外の症状について、次の点を確認します。嘔吐との時間的経過も含めて聴取するようにします。

・腹痛
・頭痛
・胸痛
・排便状況（下痢または便秘の有無）
・めまい、耳鳴りや耳閉感

便秘や宿便も嘔吐の原因となり、浣腸や摘便などの排便処置により症状が軽減することがあります。高齢者は日常的に水分摂取不足や腸蠕動運動の低下から便秘に陥りやすいため、排便状態の確認は必要です。腹痛や頭痛、胸痛とともに嘔吐がみられた場合には、緊急度の高い状態の可能性があります。特に痛みが強い場合は要注意です（**表1－41**）。

その他の情報　感染性胃腸炎（ノロウイルスなど）の流行時期には、嘔

表1-41　嘔吐に随伴する症状と疾患例

随伴症状	考えられる疾患例
嘔吐＋腹痛	急性胃炎、慢性胃炎、胃潰瘍、十二指腸潰瘍、胆石、急性膵炎、腹膜炎、虫垂炎、尿路結石、急性肝炎など
嘔吐＋頭痛	くも膜下出血、脳腫瘍、髄膜炎など
嘔吐＋胸痛	心筋梗塞、狭心症、心不全など
嘔吐＋下痢	食中毒、感染性胃腸炎など
嘔吐＋便秘	腸閉塞など
嘔吐＋めまい、耳鳴	小脳出血、脳震盪、髄膜炎、メニエール病

吐や下痢などの症状をもつ人が家族のなかや周囲にいないかどうかも確認する必要があります。吐物を取り扱うときには手袋の着用など、標準的な感染予防対策は、急変時でも在宅でも必要です。

2 ■ 身体所見の観察

バイタルサインや全身状態の観察では、基礎疾患による慢性的な変化や影響を考慮してアセスメントする必要があります。もともと正常値から逸脱している場合は、貧血や脱水などの徴候がわかりにくい可能性があります。

バイタルサインの測定　主に次の点を観察します。

・気道の開通状態：吐物による窒息の有無
・呼吸状態
・頻脈や血圧低下
・不整脈の有無
・皮膚（末梢）の冷感や湿潤の有無
・発熱の有無

また、基礎疾患による変化を考慮して観察することが必要です。在宅療養中の利用者は予備力が低下しており、嘔吐による脱水や吐血による貧血の進行などで容易にショック状態に陥りやすいといえます。バイタルサインではショック徴候（表1－42）の有無をアセスメントします。

表1–42　ショック徴候（ショックの５Ｐ）

①蒼白（pallor）
②虚脱（prostration）
③冷汗（perspiration）
④脈拍触知不能（pulselessness）
⑤呼吸不全（pulmonary deficiency）

腹部状態　腹部状態については、次の点の確認をします。

・視診：膨隆の有無
・聴診：腸蠕動音の聴取
・打診：鼓音か濁音かによるガスの貯留や腹水の貯留など
・触診：筋性防御や反動性圧痛の有無、腹壁の硬さなど

全身状態　主に次の点を確認します。嘔吐の原因はさまざまであり、全身状態では特に緊急度が高く、見逃してはならない病態の観察をします。

・貧血症状の有無：動悸、息切れ、眼瞼結膜蒼白、疲労感など
・脱水症状の有無：尿量減少、ツルゴール減少、息切れなど
・意識障害の有無
・瞳孔所見
・構音障害や麻痺の有無

3 急変対応

1 ■ 嘔吐による窒息・誤嚥

吐物による窒息は、直ちに処置が必要な緊急事態です。また窒息に至らなくても誤嚥により肺炎などを合併すると、抵抗力が低下している在宅療養中の利用者では致命的になることもあります。意識障害がある場合には回復体位などにより吐物の誤嚥を防ぎます。

2 ■ 頭蓋内圧亢進

意識障害や瞳孔不同、痙攣や麻痺などの症状がある場合には頭蓋内病変の疑いがあります。意識障害が高度になると気道や呼吸が不安定となるため、必要時には用手的気道確保を実施します。嘔吐とともに痙攣がみられたら身体損傷を防ぐようにします。頭痛や嘔吐（嘔気）は頭蓋内圧亢進症状ですが、高齢者ではこのような典型的な症状として現れないことがあります。脳梗塞の疑いがある場合には、発症時間を確認し、早期（4.5時間以内）に専門治療ができる病院へ搬送する必要があります。

3 ■ ショック状態

もともと食事摂取量が低下している場合などは、嘔吐や下痢が続くことで脱水状態になることがあります。高齢者では日頃から水分摂取が不足しており、容易に脱水状態になりやすいといえます。老老介護の家庭では、多少の食欲低下や嘔吐があっても様子をみてしまい、看護師が発見したときには高度な脱水状態ということもあります。活動性の低下や倦怠感が慢性的にある利用者では、貧血症状なども気づきにくい状況があり、身体所見と合わせてアセスメントを行います。脱水により体温低下をきたしやすいため十分に保温し、医療機関へ搬送することが必要です。

ショック状態に陥ると通常は頻脈となりますが、嘔吐反射を繰り返す場合には迷走神経反射が優位となって交感神経を抑制し、徐脈になる場合もあることを知っておきましょう。

4 ■ 重篤な疾患の合併

在宅療養中の利用者は複合的な疾患をもっている場合があり、嘔吐に関連する急変といってもさまざまな原因で起きる可能性があります。糖尿病のある利用者が嘔吐しており、意識障害があれば糖尿病性ケトアシドーシスを疑います。利用者が血糖測定器をもっていれば高血糖の有無をチェックします。慢性心不全のある利用者の急性増悪でも嘔吐がみられることがあります。胸痛を訴えている場合には心筋梗塞なども考えられます。心不全の急性増悪では呼吸困難の症状がないか、バイタルサインの異常やショック徴候はないかを観察します。不整脈の有無も観察が必要です。利用者に呼吸が楽になる体位をとれるようにします。また、心筋梗塞の発症では、発症時間を確認しておくことが必要です。

在宅でできる急変対応には限界があります。在宅療養中の利用者にとっては、症状の早期発見と対応が急変を回避するうえで重要となります。がん化学療法中の利用者で、日常的に嘔吐がみられている人でも、他の原因により嘔吐している可能性や、嘔吐の繰り返しで起こる急変のリスクを考えて観察し判断する必要があります。在宅療養中の利用者は急変しやすく、重症化しやすいことを念頭に置きながらアセスメントすることが重要です。

参考文献

○ 高島直美：系統別アセスメント消化器系，ナース専科，33(3)，p46～55，2013.

9 倦怠感

高齢者は、予備能力や感覚機能の低下に加え、防衛反応の低下により疾病特有の症状や徴候が不明瞭で、自覚症状も乏しく発見が遅れて重症化することがあります。その重篤な状態を発見するのは家族や施設の職員のことが多く「元気がない」や「何となくいつもと違う」といったことで救急外来を受診することも少なくありません。多くの症状のなかでも高齢者の状態がわかりづらいのは倦怠感です。そして倦怠感という症状のなかには多くの重症疾患が隠れている場合があります。ここでは、倦怠感のメカニズムやフィジカルアセスメントの方法、緊急であった場合の対応についてまとめます。

1 全身倦怠感とは

全身倦怠感とは「身体的、精神的、認知的にエネルギーが減少したと感じる主観的な感覚」とされています。疲労感と表現されることもあります。症状としては「だるい」や「身体が重い」「疲れやすい」などの多様な表現で訴えられる身体的、精神的な自覚症状です。高齢者の場合、腎機能や消化機能、造血機能、免疫機能が複雑にからみ合ってホメオスターシス（恒常性）を維持することができなくなってきます。そのため、若年者に比べ疲労感や全身倦怠感を訴えることが多く、さらに高齢者の特徴としては抑うつ傾向が加わってきます。

悪性腫瘍や感染症など多くの疾患で倦怠感の症状は出現します。そのため、全身倦怠感という症状だけでは疾患をしぼることは非常に困難です。

全身倦怠感は、主に①生理的倦怠感、②器質的倦怠感、③精神的倦怠感の３種類に分けられ、鑑別が必要となります（**表1－43**）。

表1-43　全身倦怠感から予測される疾患

生理的倦怠感	過剰な運動や労働、妊娠など	
器質的倦怠感	**感染症**	ウイルス性感染症、急性上気道炎などの急性感染症、肺結核
	電解質異常	代謝産物の蓄積による疲労感
	呼吸器疾患	COPD（慢性閉塞性肺疾患）、慢性呼吸不全
	循環器疾患	発作性心房細動などの頻脈、脱水、慢性心不全
	腎疾患	急性・慢性腎不全、尿毒症
	消化器疾患	下痢、アルコール性肝炎、肝硬変、急性・慢性肝炎
	内分泌疾患	甲状腺機能低下症・亢進症、糖尿病、低血糖、副腎機能不全
	血液疾患	貧血による酸素運搬能低下に伴う倦怠感の出現
	膠原病	サルコイドーシス、リウマチ類縁疾患
	神経筋疾患	脳血管疾患、パーキンソン症候群、ALS（筋萎縮性側索硬化症）、筋ジストロフィー
	悪性疾患	固形がん
	薬剤性	抗ヒスタミン薬、降圧薬、睡眠薬、抗うつ薬、抗コリン薬
精神的倦怠感	うつ病、不安障害（パニック障害等）、適応障害、アルコール依存症	
睡眠障害	睡眠時無呼吸症候群、不眠症	
その他	更年期障害、慢性疲労症候群	

1 ■ 倦怠感のメカニズム

倦怠感が出現する疾患には、さまざまなものがあります。そのため、倦怠感の共通したメカニズムの解明は困難です。サイトカインや脳内各種の神経伝達物質とそのレセプターの異常などが関与されているともいわれています。

サイトカインとは、細胞（サイト）と作動性因子（カイン）の造語です。生体に何らかの組織損傷が加わったり、病原体や異物が侵入したりすると、視床下部―下垂体―副腎系（内分泌系）が活性化します。そして、循環・代謝機能をはじめとした生体の重要な諸機能の恒常性を維持しようとします。この変化に影響を与えているのが免疫細胞から産生分泌されるサイトカインです。

侵襲下においては、血中グルコースと肝臓の貯蔵グリコーゲンがグルコースに変換され、脳や血中にエネルギー源として供給されます。しかし、その貯蔵量は不十分であり骨格筋内の筋タンパクの崩壊によりアミノ酸を介して肝臓における糖新生によって補充されます。また、組織修復や免疫に関するタンパクを合成するためにも筋タンパクを分解させてアミノ酸を供給します。その結果、骨格筋の筋タンパクの崩壊と消耗に拍車がかかります。

以上のことから、サイトカインやアミノ酸などは疲労情報を脳へ伝達する物質として関係しており、倦怠感や疲労を引き起こすとされています。

2 ■ 高齢者に出現しやすい倦怠感

循環器・呼吸器疾患　心不全は心臓のポンプ機能の低下により、末梢組織の酸素需要に見合った供給がされないために全身倦怠感などの症状が出現します。COPD（慢性閉塞性肺疾患）では換気障害により倦怠感が出現するとされています。

脱水は、体液量、すなわち細胞外液量が減少した状態です。高齢者が脱水を起こす理由としては、①体内水分量の減少、②口渇感覚の鈍化、③腎機能の低下、④ADH（抗利尿ホルモン）への反応性の低下があります。脱水のなかでも多いとされるのが等張性脱水であり、水とナトリウム（Na）が同じ割合で失われるので血漿浸透圧は変化しません。そのため、細胞外液量の減少により循環血液量の減少をきたし、血圧低下をきたします。また、めまいや脱力とともに倦怠感も出現します。

抑うつ　うつ病は食欲不振や周囲への興味の減退、睡眠障害を伴いますが、それらは気分の障害に加え、頭痛や全身倦怠感の身体症状の原因ともなっています。

2 倦怠感のフィジカルアセスメント

倦怠感として表現される症状はさまざまであり、それだけでは鑑別診断は困難といえます。そのため、問診等による情報収集をはじめとし、倦怠感の随伴症状を見極めるアセスメント能力は重要なスキルです。

1 ■ 問診から得られる情報

全身倦怠感は疾患特異性に乏しい症状です。そのため、問診による詳細な情報収集は重要です（表1－44）。また、病歴を把握していることも重要です。

2 ■ フィジカルアセスメントのポイント

倦怠感の症状の背景には重症疾患が隠れている可能性があります。いち早く重症疾患を発見し対処するためには、「見て・聞いて・触って」見極めるフィジカルアセスメントが重要となってきます（表1－45）。問診を十分に行ったうえでフィジカルアセスメントを進めていきましょう。

表1–44 倦怠感を探る問診のポイント

問診の項目	問診のポイント
いつからの発症か	持続期間から疾患の重症度や緊急度の手がかりとする
ADL に変化はあるか	食事・トイレ・着替え・薬から連想して変化をみる 「いつから何ができなくなったか」を聞く
アルコール・常用薬	倦怠感が出現し得る頻度の高い原因
随伴症状の有無	呼吸困難・動悸・口渇などの症状から背景に器質的疾患が隠れている可能性があるため、それを探す手がかりとする
うつ病の有無	気分の落ち込みや興味、意欲の減退の有無
受診行動について	発症後に医療機関を受診したかどうか

表1-45 **倦怠感のフィジカルアセスメントのポイント**

	観察項目	状態	予測される疾患
視診	利用者の表情・話し方・態度	元気がない、表情が暗い	うつ病
	皮膚の色	顔面蒼白、口唇のチアノーゼ、手指（爪）の蒼白	末梢循環不全、貧血、呼吸不全
	眼球・眼瞼結膜の色	黄疸	肝胆道系疾患
		蒼白	貧血
触診	皮膚の状態（冷汗、熱感、四肢の冷感・浮腫の有無）	冷汗、四肢冷感・浮腫	心不全（循環不全）
		熱感	感染症
	脈拍触知（不整・速さ）	不整	期外収縮（不整脈）
		速い	感染症、心不全
		遅い	徐脈性不整脈
	上下肢の動き・力の程度	歩けなくなった、麻痺	脳卒中
	血圧測定	異常高値・低値、ショック	心不全
		左右差	大動脈解離
	腹部の状態	腹部膨満感、痛み	便秘、イレウスなどの消化器疾患
聴診	呼吸音	副雑音	肺炎
打診	胸・腹部の打診	鼓音・濁音	気胸・血胸

3 緊急時（急変時）の見極め方と対応

まずは、「元気がない」や「だるい」といった症状を不定愁訴として扱わないことが重要です。自分の症状や身体の変化をうまく伝えられない利用者であっても、顔色や表情、動作などから何らかのサインを発している可能性があります。家族からの情報や利用者と会って感じた第一印象などから「いつもと違う」と感じたなら注意が必要です。そして気道、呼吸、循環から生命に危機的状況にあるのか、緊急性があるのかどうかを見極めるために、さまざまな視点から観察しアセスメントすることが大切です。

フィジカルアセスメントの結果、急変の可能性があると判断した場合は、医療機関の早期受診・治療を勧める必要があります。また、急変対応のためにも、BLS（一次救命処置）の習得は重要です。訪問看護師にとって救急看護の原則は、BLSを確実に実施できることです。

参考文献

○ 道又元裕監：救急トリアージシナリオ集，p114 ～ 123，日総研，2012.
○ 岩田充永：高齢者救急，医学書院，2012.
○ 粕谷聡子ほか編：ナース専科　特集急変対応マニュアル，32(6)，2012.
○ 道又元裕編：重症患者の全身管理，日総研，2009.
○ 道又元裕編：救急看護＆トリアージ，1(1)，2011.

10 浮腫

高齢者は、防御力の低下により複数の疾病に罹患しやすい状態にあります。また、防御力の低下により、一つの疾病によって健康が脅かされると、他の臓器にまで影響することがあり、合併症を起こしやすいとされています。そのなかでも、むくみ（以下、浮腫）は、各臓器の機能低下や疾患、薬剤性で出現する症状の一つです。ここでは、浮腫の病態や分類をはじめとしたメカニズムとその原因、そしてアセスメントの方法、緊急度の見極め方についてまとめます。

1 浮腫とは

細胞組織の液体（細胞間質液）と血液の圧力バランスが崩れ、細胞組織に水分が溜まって腫れることを浮腫といいます。例えば足背や脛などを指で圧迫すると、圧痕がなかなか戻らないような状態のときは、身体に正常なときの体重の5～10kg以上の水分の貯留があるといわれています。浮腫が下腿に見られやすいのは、水分が重力によって身体の下のほうへ溜まりやすいからです。寝たきりの利用者であれば、浮腫は背中や顔面に現れやすくなります。

1 ■ 浮腫と浸透圧の関連

浮腫は、血管内の浸透圧が低下し水分が皮下組織に染み出すことによって起こります。浮腫を理解するには浸透圧を知る必要があります。

濃度の高い体液が低い体液の成分を引き込むことを意味しています。さらに、膠質浸透圧（おもにアルブミンの量によって決まる）という組織内の水分を血管内に引き込む力、血管内の水分を組織間に出さないように引きつける力が存在します。

血管内のタンパク質などの濃度が低下すると、細胞外液は相対的にタンパク質の濃度が高くなり、血管内の水を引きつけます。その結果、血管内から水が滲み出し、細胞外液が増加して皮下組織に溜まってしまうため、浮腫が起こります。

2 ■ 浮腫の分類

浮腫が起こっている場所によって、全身性浮腫と局所性浮腫に分けられます。

全身性浮腫　全身対側性にみられますが、重力の影響で下腿・足背に見られます（**表1－46**）。

高齢者で特に目にするのは、心不全と低栄養です。

心不全では静脈圧の上昇が主因となり、水分が間質へ移動します。特に右心不全では右心に溜まった血液が肺から左心系に送ることができなくなります。そのため、全身から戻ってきた血液は右心系に流れ込めず、血液は右心房前にてあふれてしまいます。心臓に戻れない血液は、手足などの末梢にうっ滞してしまうため、浮腫が生じます。

低栄養では血液中のタンパク質が減少することで血清アルブミン濃度

表1–46　**全身性浮腫で考えられる疾患**

浮腫の原因	各臓器障害によって引き起こされる浮腫の特徴
心疾患	心不全に伴う心臓性浮腫。初期では夕方、下腿が増強する
腎臓病	腎炎、腎不全に伴う腎性浮腫。両眼瞼の浮腫が目立つ
肝臓病	肝硬変に伴うもので（肝性浮腫）、腹水を伴うものが多い
内分泌系疾患	代表的なものに甲状腺機能低下症に伴う硬い浮腫
栄養障害性浮腫	食事摂取困難で血液中のタンパク質が低下した状態のときに起こる
薬剤性浮腫	まれに薬の副作用で起こることがある
妊娠	妊娠に伴う浮腫
特発性浮腫	上記いずれの原因でもない原因不明の浮腫

表1–47　局所性浮腫で考えられる疾患

浮腫の原因	浮腫の詳細な原因と考えられる疾患
感染症	発赤・疼痛・熱感を伴えば、感染症の可能性が高い。蜂窩織炎など
アレルギー性浮腫	蕁麻疹、食物や薬物アレルギーなどで出現する血管性浮腫（急に発症）
静脈性浮腫	深部静脈血栓症、下肢静脈瘤など下肢の静脈に血液がうっ滞することで発症する
リンパ性浮腫	がん治療でリンパ節を切除した後、股関節や膝関節の術後や損傷など
廃用性浮腫	脳卒中後遺症などで下腿の筋力が低下するために発症する

が低下し、組織の水を血管内に取り込む力（血漿膠質浸透圧）が低下し、組織間液が停滞し浮腫となります。

局所性浮腫　通常、左右差があります（**表1－47**）。

ここでよく目にするのは、感染（炎症）による腫脹です。急性炎症は感染や外傷などさまざまな刺激が生体の組織細胞に加わったときに見られる生体反応です。

炎症の初期段階では、ヒスタミン、セロトニン、プロスタグランジンE_2、ブラジキニンなどが放出されます。セロトニンは、短時間に一過性に血管を収縮させます。そして、ヒスタミンが炎症局所の毛細血管や細動脈、細静脈の血管を拡張させ血流を増加させることで発赤や熱感を発生させます。さらに、プロスタグランジンE_2やブラジキニンには血管透過性亢進作用があり、組織を腫脹させることで浮腫を生じさせます。その際、疼痛も出現します。

2 浮腫のフィジカルアセスメント

浮腫には全身性や局所性のものがあり、心臓や腎臓などさまざまな臓器障害が原因で発症することがあります（**表1－46**・**表1－47**）。なかには心不全や腎不全が隠れていることもあり、判断を誤ると生命の危機的状況に陥ることもあります。浮腫の原因を早期に把握し対処するためには問診をはじめとしたフィジカルアセスメントが重要となります。ここでは、問診とフィジカルアセスメントの方法について述べます。

1 ■ 問診

利用者の病歴を把握していることが重要ですが、その他にも問診によって詳細な情報収集を行い浮腫の原因を推測し、緊急度や重症度を見極めることが大切です（表1－48）。

2 ■ 緊急度と重症度の判断

浮腫の原因には心不全のような重症疾患が隠れている場合があります。そのような重症疾患が隠れている場合、早期に発見し、医療機関の受診・治療を勧めなければいけません。疾患を重症化させないためにも、問診をはじめとし、視診・聴診・触診等の五感を使ったフィジカルアセスメントが重要となってきます（表1－49）。

表1–48　浮腫が出現している利用者への問診のポイント

問診の項目	問診のポイント
浮腫の部位と程度	手背もしくは足背にあるか 局所的にあり熱感や疼痛が伴っているか 圧痕の有無と程度を聞く（靴下のあとが残る、指輪がとれないなど）
浮腫の発症と経過	発症が急激に出現したか、徐々に出現したか 決まった時間に浮腫が出現するか（起床時もしくは夕方に出現）
浮腫の持続時間	いつから発症したか。今も持続しているか
随伴症状	尿量と排尿回数の減少があるか 体重増加の有無（いつからどの程度増加したか） 呼吸困難や動悸など、他の症状を伴っていないか
その他	副腎皮質ステロイド薬や非ステロイド性抗炎症薬などを内服したか

表1−49　浮腫が出現している利用者のフィジカルアセスメントの方法

	観察項目	緊急度が高い可能性のある状態
視診	表情や顔色	苦悶様表情や顔面蒼白、起座呼吸の出現
	浮腫の部位	顔面や手背、足背などに見られる
	頸静脈怒張の有無	起座位において頸静脈怒張が見られる
聴診	異常呼吸音の有無	低調性・高調性副雑音が聞かれる
触診	圧痕や腫脹の程度	圧痕が強い、腫脹が強く熱感や疼痛が伴う
	四肢冷感や冷汗の有無	手足が冷たい、冷汗がある
	脈拍触知	脈拍が異常に早い

3 浮腫が原因と考えられる急変の見極め方

浮腫の症状には心不全などの循環不全が隠れていることが多く、早期に対応しないと呼吸不全が出現し、急変や死につながる可能性のあるものもあります。訪問看護の現場においては、医療機材はもちろんのこと、医師もいないことが多く、急変が起きてしまうと救急車が到着するまでできることが限られてきます。そのため、急変を起こす前に、急変に結びつく危険な徴候を見極め、早期対応を図ることが必要となります（表1－50）。

重要なのは、変化（いつもと違う）を読みとるということです。訪問

表1−50　浮腫のある利用者の急変を見極めるABC評価

ABC評価	症状	対応
A（気道）	気道の閉塞があるか	用手的気道確保
B（呼吸）	呼吸が荒い、肩で息をしている	呼吸音の聴診、SpO_2の評価
C（循環）	顔色が悪い、手足が冷たい、冷汗	血圧、脈拍等で循環動態を評価

看護では、利用者の変化を読みとれるように、常日頃から訪問する利用者のフィジカルアセスメントを行っておくことが大切です。

参考文献

○ 山内豊明：フィジカルアセスメントガイドブック，p22，医学書院，2005.
○ 小板橋喜久代・阿部俊子編著：エビデンスに基づく症状別看護ケア関連図，p90，中央法規出版，2001.
○ 道又元裕監：救急トリアージシナリオ集，日総研，2012.
○ 岩田充永：高齢者救急，医学書院，2012.
○ 道又元裕編：重症患者の全身管理，日総研，2009.

11 指先の冷感

1 指先の冷感とは

指先の冷感は主に、末梢循環不全を意味します。つまり、何らかの要因で十分な血流が四肢末梢側まで行き届いていない状態です。このような状態を引き起こす疾患は末梢動脈疾患（PAD）などが考えられます（表1－51）。その他にも、心疾患や出血などによるショック状態や冬季に遭遇する凍傷も考えられます。そのため、フィジカルアセスメントを用いて緊急度の判断と適切な対処を行うことが重要です。ここでは、指先の冷感が身体に重篤な状態を及ぼす急性発症の疾患や症状に焦点をあて、フィジカルアセスメントに基づき解説します。

表1-51　指先の冷感を生じる疾患（PAD）

閉塞性動脈疾患	機能性動脈疾患	末梢動脈瘤
末梢動脈の狭窄・閉塞を起こす。 **急性発症** 急性動脈血栓症 動脈塞栓症 急性大動脈解離 外傷（骨折・挫傷） **慢性動脈閉鎖症** 閉塞性動脈硬化症（ASO） 閉塞性血栓血管炎（TAO） 膠原病による血管炎 大動脈炎症症候群	**レイノー病** 原因不明であり発作的に何らかの要因で左右対称に四肢末梢の血流低下を起こす。予後良好で40歳以下の女性に多い。膠原病の初期症状のことがある。 **レイノー症候群** 発生機序はレイノー病と同様であるが、年齢・性差はなく、左右対称に四肢末梢の血流低下は必ずしも認めない。また、虚血が高度・長期に及ぶと皮膚潰瘍・壊疽を生じる。レイノー症候群は基礎疾患が背景にある。	**末梢動脈瘤** 多くは動脈硬化を原因とするが、ベーチェット病により引き起こされることもある。末梢動脈瘤を認めた場合は、腹部大動脈瘤などの合併率が高い。

落合慈之監：循環器疾患ビジュアルブック，p254～256，学研メディカル秀潤社，2010．を参考に作成

表1−52　**OPQRST 問診法**

O：Onset（発症様式）	発症は突然か、徐々に悪化したのか
P：Provocative（誘発因子）	どのようなときに症状が起こるのか
Q：Quality（性質／程度）	どのような痛みで強さはどうか
R：Region（部位／放散）	どの部位にあってどこに放散するのか
S：Severity（重症度）	我慢できるか
T：Timing（時間的要素）	いつ始まったか

2 問診と対処

緊急度・重症度を判断するため、情報収集を行います。OPQRST問診法（表1−52）を参考に情報収集を行うと、系統的に情報収集が可能です。

1 ■ ショック状態

まず、指先の冷感を認めたら、心不全や出血または脱水などによるショック状態を考えます。収縮期血圧90㎜Hg以下、呼吸促迫（浅くて速い25回/分以上）の場合はショック状態と考えられるので、緊急度が高いと判断します。心不全によるショックの場合は、指先の冷感が単独で出現することはまずないため、呼吸困難や酸素飽和度（SpO_2）の低下、チアノーゼ、意識障害などをきたし起座呼吸を認めます。また、出血や脱水によるショックの場合、体幹や四肢に出血斑・打撲痕がないか、腹部緊満、四肢の腫脹などがないかを観察します。出血や脱水、または心臓由来のショックのいずれにおいても、ショックの5徴候（表1−42）を認めたら、救急搬送が必要です。

2 ■ 末梢動脈疾患

次に末梢動脈疾患です。この疾患は突然に四肢や腹部の動脈が閉塞する緊急性の高い疾患で急性動脈閉塞症です。その原因として、塞栓症、血栓症、外傷などがあります。塞栓症は心房細動、僧房弁狭窄症など、血栓症は動脈硬化病変の潰瘍、外傷は血管の圧迫・切断から起こります。急性動脈閉塞症の発症部位は大腿動脈に多く、心臓弁膜症や何らかの基礎疾患が関与している場合が多いといわれています。ここで重要なのは、突然に四肢や腹部の動脈が閉塞するということは、側副血行路が発達していないため急速に症状が進行するということです。すぐに病院受診を行い、血行再建などの何らかの処置を要します。「急性動脈閉塞症のゴールデンタイムは6時間」といわれ、発症から6時間以内に医療機関で処置を行えば患肢救済の可能性が高くなります。症状としては、急性動脈閉塞症の6P[1)]（①pain（疼痛）、②pulselessness（脈拍消失）、③pallor ／ paleness（蒼白）、④paresthesia（知覚鈍麻）、⑤paralysis ／ paresis（運動麻痺）、⑥prostration（虚脱））に該当するか考え、問診、アセスメントを行っていくことが重要です。

3 ■ 凍傷

さらに冬季には、凍傷による指先の冷感があります。環境温－7℃以下に2～3時間さらされた場合に生じる皮膚の組織障害であり、四肢末端に起こりやすいです。直接的原因として、業務用冷蔵庫内での長時間作業、ドライアイスへの接触、山岳救助、冬山での遭難などがあります。また、それ以外の原因として、睡眠・鎮静薬の内服、アルコール多飲、低血糖、脳疾患などをチェックする必要もあります。医療機関受診までの間、利用者を暖かい場所（室温25～28℃）に移し、乾いた衣服に着替えさせて患肢を保温します。さらに、医療機関受診までに余裕があれば40～42℃の微温湯で温めますが、ドライヤーや直火で温めるのは禁忌です。なお、四肢の凍傷解除後は浮腫が起こりやすいので、患肢を挙上させます。

いずれの状態であっても、問診を効果的・効率的に行い、それに加えて既往歴や服薬歴、利用者が置かれていた環境や状況を把握し、医療機関に伝えることが必要です。

3 指先の冷感に関連したフィジカルアセスメント

1 ■ 視診

視診では、次のような点をアセスメントします。

① 四肢末端の蒼白やチアノーゼの有無を観察します。

② 指先の冷感に伴い、起座呼吸や胸・背部痛がないかを観察します。これらの症状が随伴した場合、急性心筋梗塞、大動脈解離、肺塞栓などを疑います。随伴症状がある場合は、非常に重篤な状態を意味します。

③ 意識レベルの低下がないかを観察します。

④ 打撲痕や出血斑がないかを観察します。下肢長差があれば骨折が考えられます。

2 ■ 触診

触診では、次のような点を確認します。

① 指先の冷感に伴い、冷汗がないかを確認します。

② 動脈の触知をします。**写真1—10**のように末梢動脈を触知します。末梢動脈触知は不整脈やショック徴候、さらには末梢動脈閉塞部位の判断に役立ちます。四肢の閉塞しやすい動脈は大腿動脈、膝窩動脈であり、その他、腸骨動脈、鎖骨下動脈、腋窩動脈、上腕動脈です。特に大腿動脈が閉塞しやすいといわれています。

③ 疼痛の有無を確認します。OPQRST 問診法で問診を行うとともに、疼痛スケールなどを用いて疼痛評価をします。触診する場合は、疼痛のない患肢から疼痛のある患肢の順番で触診します。

④ 毛細血管再充満時間（CRT：capillary refilling time）を確認します。

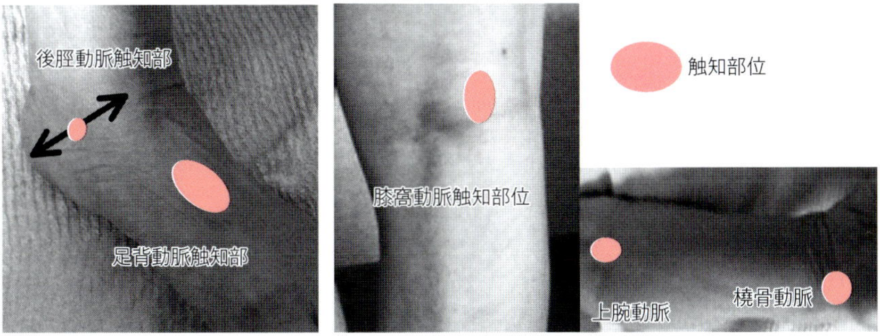

写真1−10　末梢動脈触知部位

これは、爪を白くなるまで圧迫した後に解除し、白色の爪床色がピンク色に戻る時間がどのくらいか観察する方法です。正常は２秒以内でピンク色に戻りますが、それ以上に時間がかかる場合は、末梢循環不全を疑います。つまり、ショック状態を疑うことが必要になります。

3 ■ 聴診

触知ができない場合には、可能であればドップラー聴診器で血流音を聴診し、確認します。

4 ■ 打診

胸部や腹部に打撲痕や腹部緊満があった場合、打診で濁音を認めたら出血の可能性があります。通常、肺野は清音、腹部は鼓音を認めます。ショックの５Ｐも合わせ、全身を観察する必要があります。

引用文献
1）重松宏ほか：末梢閉塞性動脈疾患の治療ガイドライン，p1510，2009.
参考文献
○ 大久保健一：手足の冷感，HEART nursing，27(3)，p40～41，2014.
○ 岡元和文編：症状・徴候を看る力！ーアセスメントから初期対応までー，p57～62，総合医学社，2013.

12 骨折

1 骨折とは

骨折の原因の多くは、外傷、例えば転倒、転落、交通事故などにより起こります。骨は元来、若干の柔軟性・弾力性・可塑性をもち、健康な骨は骨折しにくいものですが、限界を超える強い外力や反復した外力が加わったときには骨折を起こします。また、骨に病変が存在する場合は軽微な外力でも破壊されます。

訪問看護の対象は高齢者が多く、加齢に伴う骨粗鬆症や筋力の衰えから歩行が不安定であり、転倒リスクが高い状態です。骨折はすべての骨に起こる可能性がありますが、高齢者が転倒により起こしやすいのは、

図1-51 高齢者が骨折しやすい部位

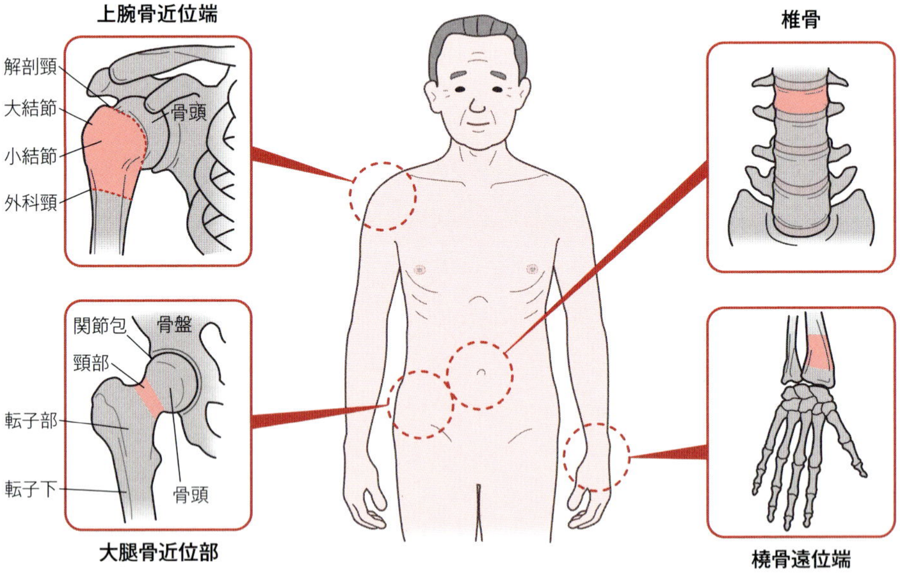

大腿骨頸部骨折、脊椎圧迫骨折、上腕骨外科頸骨折、橈骨遠位端骨折です。骨折を起こしやすい部位を**図1－51**に示します。

2 症状

骨折時にみられる症状には、骨折に固有の症状と、骨折に限らず外傷のときにみられる一般的症状があります。また、転倒により起こしやすい大腿骨頸部骨折のサインを**表1－53**に示します。

表1–53 大腿骨頸部骨折のサイン

足の付け根が強く痛む
自分で立ち上がれない
歩くことができない
圧痛がある
足が外側に不自然に向いている
痛い側の足が短くなっている

1 骨折に固有の症状

異常運動 正常な状態では動かない部分が関節のように動くことをいいます。長骨の完全骨折では顕著に確認されますが、不全骨折や圧迫骨折ではほとんど認められません。

軋轢音 異常運動が起こる場合での、骨折端同士が触れ合って出る音をいいます。ただし、耳ではなく触知で観察できます。

転位、変形 転位は、骨折した骨がずれたり曲がったりすることをいいます。その結果、骨折した部位の形が変わるのが変形です。変形がみられても無理に元の形に戻さず、そのままの状態で固定し医療機関に受診します。

2 外傷による一般的な症状

疼痛 骨自体に神経はありませんが、骨折により神経が集中している骨膜が破壊されることにより、強い自発痛や圧痛を生じます。骨折時の圧痛は骨折部に限局して強いのが特徴で、マルゲーニュ骨折痛と呼ばれます。

腫脹 骨や骨折周囲の組織の出血、また周囲組織の炎症により生じます。

3 合併症

脊椎の骨折では、骨片が脊髄を損傷することによるその支配領域の麻痺、同様に四肢の骨折でも、神経や血管を損傷することがあります。また、骨髄が存在する長管骨や骨盤などの海綿状骨が骨折した場合には、多量の出血による出血性ショックや骨髄塞栓、肺脂肪塞栓などを起こす可能性があります。

4 骨折のフィジカルアセスメントと応急処置

1 ■ 観察

受傷部位を観察します。患部では開放創の有無と出血および腫脹、末梢循環、神経障害の有無、疼痛の程度を観察します。また、部位によっては出血が多く、ショックに陥る可能性もあるため、バイタルサインも観察します。

2 ■ RICEの法則

RICE（ライス）とは応急処置の基本であり、rest（安静）、ice（冷却）、compression（圧迫）、elevation（挙上）の頭文字をとったものです。内出血や腫れ、痛みを抑えるために効果的であり、処置が早いほどその後の回復にも影響を及ぼします。

安静（rest） まず、安静を保持します。骨折により内出血が起きます。活動により血管損傷やさらなる出血、痛みの増強を起こす可能性があるので、損傷の範囲を最小限にするためにも安静は重要です。

冷却（ice） 骨折は、骨折による出血とともに周囲組織の炎症を伴います。炎症や腫脹、痛みを抑えるために患部の冷却を行います。冷却は凍傷など二次障害を起こさないよう、配慮と観察が必要です。

圧迫（compression） 開放骨折により外出血を伴う場合は止血が必要です。基本は出血部位を直接圧迫します。圧迫により出血がコントロールできたら、包帯等を用いて適度に圧迫し再出血を防止します。出血がコントロールできたら、患部の安静のために固定を行います。変形がみられる場合も、骨折・組織損傷の助長をさせないため無理に整復せずそのままの形で固定します。上肢の骨折の場合、良肢位を保持し三角巾で固定します。三角巾の使用方法を図1－52に示します。

挙上（elevation） 患部は心臓より高くなるように挙上します。挙上することで血流が減少し腫れを予防することができます。

図1–52 三角巾のつけ方

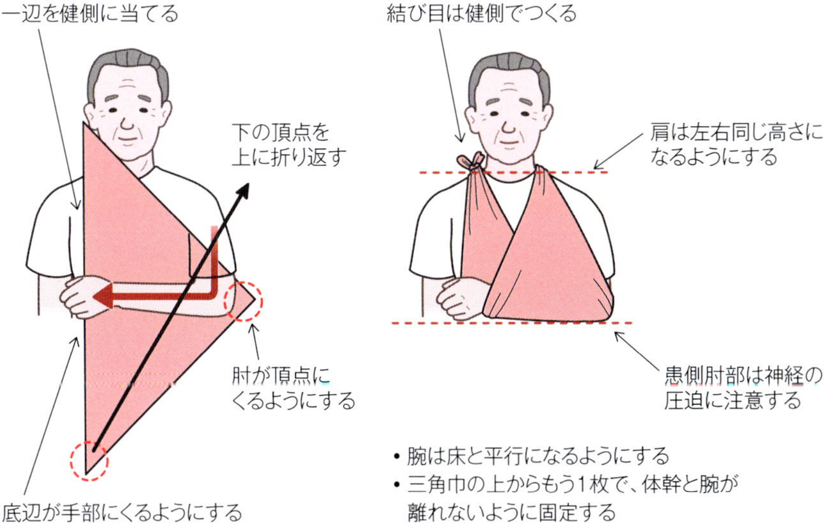

- 腕は床と平行になるようにする
- 三角巾の上からもう1枚で、体幹と腕が離れないように固定する

13 低血糖

1 低血糖とは

低血糖を起こす疾患には、下垂体機能低下症や副腎皮質機能低下症、低グルカゴン血症、ダンピング症候群、アルコール性低血糖など、さまざまあります。そのなかで一番多いのは糖尿病の薬物療法に伴うものです。インスリン治療や経口血糖降下薬の服用をしている人が、食事時間が遅れたり抜いたとき、運動量や労働量が多すぎたとき、空腹なまま運動や労働をしたとき、薬の量を間違えたとき、アルコールの量が多いときなどに低血糖となります。

糖尿病の治療薬にはさまざまな種類があり、それぞれ異なった特徴があります。使用されている薬剤により低血糖を起こしやすいものと起こしにくいものがありますので、どのタイプの治療薬を使用しているか知っておくことが必要です。経口血糖降下薬とその特徴について**表1－54**に示します。

インスリン注射による治療を行っている場合にも、経口血糖降下薬と同じようにインスリン注射の種類によって作用時間が異なるので注意が必要です。意識障害があり本人から情報を聞くことができない場合には、バイタルサインや冷汗の有無、痙攣など全身状態の観察が必要です。また、家族などがいる場合は情報を聞き、周囲に使用したインスリンや服用した薬がないかを観察します。意識障害が現れるほどの低血糖を放置すると後遺症や死に至る場合もあるので、速やかな対処が必要です。意識障害で発見された場合は、低血糖以外の原因が潜んでいることもあるので医療機関を受診する必要があります。

表1−54　**経口血糖降下薬と特徴**

薬の種類	特徴
α-グルコシダーゼ阻害薬（α-GI薬）	ブドウ糖の吸収を抑制し、食後の急激な血糖値上昇を防ぐ。 ＊この薬のみの場合、低血糖の危険は少ない。
速効型インスリン分泌促進薬	食後のインスリンの分泌を促す。作用時間は短く、比較的軽症の人に選択される。 ＊早く飲みすぎると低血糖を起こす可能性がある。
インスリン抵抗性改善薬	脂肪や筋肉などでインスリンの効きをよくし、血液中のブドウ糖の利用を高め血糖値を下げる。 ＊この薬のみの場合、低血糖の危険は少ない。
DPP-4阻害薬	血糖が高いときにインスリンの分泌を促し、グルカゴン分泌を抑える。 ＊低血糖は起こしにくい。
ビグアナイド薬（BG薬）	肝臓で糖をつくる働きを抑え、筋肉などでブドウ糖の利用を促し血糖値を下げる。 ＊この薬のみの場合、低血糖の危険は少ない。
スルフォニル尿素薬（SU薬）	長時間インスリンの分泌を促進する。 血糖値を下げる作用が強い薬で、一番よく使われている。 ＊低血糖を起こす危険がある。

2 低血糖症状

血糖値が下がったときに一番ダメージを受けるのは、エネルギーのほとんどをブドウ糖に頼っている脳です。その脳を守るため、血糖値が70 mg /dL以下になると血糖を上げるホルモン、①膵臓からグルカゴン、②副腎髄質からアドレナリン、③副腎皮質からコルチゾールが分泌されます。アドレナリンの分泌により自覚症状が現れます。１型糖尿病の利用者の場合、グルカゴンの分泌が少ないため通常の警告症状が出ず、突然意識障害を起こす危険があります。それを無自覚低血糖といいます。また、糖尿病神経障害による自律神経障害を合併している場合にも、アドレナリンが分泌しにくく警告症状が現れにくいことがあります。血糖値による症状を**表1－55**に示します。

表1–55　**血糖値による症状**

血糖値	症状
70mg /dL ⇩　**自律神経症状**	空腹感、身体のだるさ、ふらつき、頭痛、冷汗、手のふるえ、動悸、不安感
50mg /dL ⇩　**中枢神経症状**	眠気、脱力、めまい、集中力の低下、イライラ、不機嫌、異常行動、呂律が回らない、見当識の低下
30mg /dL ⇩　**大脳機能低下症状**	意識障害、痙攣、昏睡

3 応急処置

意識があり経口摂取が可能な場合には、ブドウ糖５～10ｇ、砂糖15～20ｇまたは糖分を含むジュースを飲みます。ブドウ糖は、吸収も血糖の回復も早く、グルコシダーゼ阻害薬（ベイスン、グルコバイなど）を服用している場合にも効果があります。グルコシダーゼ阻害薬は、消化管の二糖類をブドウ糖に分解する消化酵素の働きを抑えることで血糖の上昇を抑える薬です。そのため、砂糖の摂取では回復に時間がかかります。また、飴も吸収に時間がかかるため、ブドウ糖を常備しておくことが望ましいといえます。摂取後15分経過しても症状が続く場合、もう一度同じように飲みます。

4 低血糖の予防

低血糖は予防が重要です。食事を規則正しく摂る、食前空腹時の運動や労働を避ける、正しいインスリン注射の手技を身につける、などがあります。低血糖症状が起きたときに速やかに対処できる準備（ブドウ糖などの携帯）をしておきます。また特に、無自覚低血糖の可能性が高い利用者は、糖尿病手帳や糖尿病のIDカードを持ち歩くことを勧めます。

5 在宅で特徴的な利用者のアセスメント

1 経鼻経管栄養をしている利用者のアセスメント

ヒトは通常、経口から食事を摂取し、取り入れた栄養素をエネルギー源に変え、生命を維持しています。

何らかの原因で経口摂取が難しくなった場合は、別の方法を用いて栄養を取り入れる必要があります。近年、早期経腸栄養を開始することの重要性がいわれており、経腸栄養を行いながら在宅に退院する人も増えてきています。経腸栄養は管理方法が簡便であるとされていますが、誤嚥や自己抜去など重篤な状態を引き起こす可能性もあります。利用者の状態をアセスメントしながら適切に管理することが重要になります。

1 栄養とは

ヒトの三大栄養素は糖質、タンパク質、脂質です。糖質はエネルギー源として利用され、タンパク質は体タンパク合成や生理活性物質の原料として利用され、脂質はエネルギー源としてだけではなく、各種ホルモンの合成調整や細胞膜構成成分として利用されます。また、ビタミンや電解質・微量元素も身体のバランスを調節する重要な栄養素です。

消化吸収の過程においては、小腸の機能を維持していくことが重要です。しかし、病気や怪我により経口摂取が難しくなると、腸管の機能も低下していきます。腸管を長期に使用しないと腸管粘膜の萎縮が始まり、消化吸収の機能が低下するだけではなく、腸粘膜の免疫防御機能の破綻が生じ、腸内細菌の血管内侵入により、バクテリアルトランスロケーションをきたします。バクテリアルトランスロケーションをきたすと、敗血症ショックなどの重篤な状態を引き起こすため、消化機能が維持されている利用者には、早期に経腸栄養を開始することが重要だといわれています。そのため、経腸栄養を管理していくことは看護ケアの重要な位置づけになります。栄養を摂取するだけではなく、免疫能の維持においても重要になります。

2 栄養管理方法

脳血管障害や神経・筋疾患、整形外科疾患などによるADLの低下、また、腫瘍や外傷などにより摂食・嚥下機能を低下した場合には、何らかの方法で栄養を補給する必要があります。

栄養管理の方法は、大きく経腸栄養法と経静脈栄養法の二つに分けられます。経腸栄養法は経口栄養法と経管栄養法に分けられ、経管栄養法には経鼻法と経瘻孔法があります。また、経静脈栄養法には末梢静脈栄養法と中心静脈法があります。

栄養管理の方法の選択は、医師とともに利用者の状態を適切に判断し、利用者・家族の意向、または周囲のサポート体制によって選択する必要があります。

3 経鼻経管栄養とは

経鼻経管栄養法（**図1－53**）は、何らかの原因によって経口からの栄養摂取が不十分なとき、また消化管が機能していて経腸栄養を行う期間が短期間（通常４週間以内）であるときに選択されます。鼻腔から胃までカテーテルを挿入して栄養剤を投与する方法です。生理的栄養投与経路であり、消化吸収機能によって栄養素を吸収できるので、代謝に対して過剰な負担をかけにくいものです。

しかし、経鼻経管栄養法は挿入や取り扱いが簡便であるといわれていますが、鼻腔からの挿入や留置は、利用者に鼻腔・口腔の違和感や痛みを生じる可能性があります。また、外観上の変化から精神的に苦痛を感じることもあります。

長期の経鼻胃管チューブの挿入は、チューブの圧迫や挿入により食道噴門括約筋に障害が生じ、内容物が逆流し、食道炎・誤嚥性肺炎を合併してしまうこともあります。また、チューブが感染源となることも考えなくてはなりません。

図1–53　経鼻経管栄養法

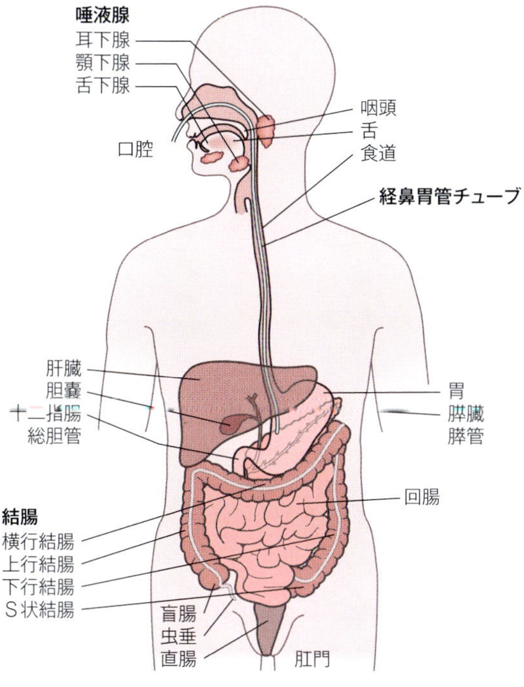

さらに、経鼻胃管チューブは挿入が簡便ではありますが、抜けやすく、抜けると誤嚥等の重篤な状態を引き起こすことがあるので、注意が必要です。

4 経鼻経管栄養の実際

1 ■ 看護ケア

実施前の観察　経管栄養の実施が可能かを判断し開始となります。主な観察項目としては、次のものがあげられます。

①利用者の状態

・嘔気・嘔吐の有無

・腹痛・腹部膨満感

・排便の状態（回数・性状）

・発熱の有無

・呼吸状態（呼吸回数・酸素飽和度・呼吸の性状）

・循環動態（脈拍・血圧・顔色）

・利用者の訴え、表情の変化

②チューブの確認

・チューブの固定位置のずれの有無

・口腔にチューブが抜けてきていないか

・挿入部位・胃内注入音の聴取

・挿入部の確認

・チューブの閉塞がないか

実施にあたっては、安楽で誤嚥の危険性の少ないポジショニング（仰臥位で上半身30度から45度挙上、安静度の高い場合は病態上許される範囲以内）に整えて注入を開始します。

実施中の観察　主な観察項目は以下になります。個々の消化機能の能力によりますが、注入直後にすぐに仰臥位フラット位にするのは避けます。

・状態の変化がないか随時観察をする

・嘔吐等の症状が出現したら中止する

実施後の観察　主な観察項目は以下になります。

・注入時間・内容・量を記録する

・腹満の程度・便の性状・回数

2 ■ 経管栄養を中止すべき症状

次のような症状がある場合は、注入を中止し、医師に報告・相談を行います。

・意識レベルの低下

・発熱の持続

・呼吸状態の悪化（頻呼吸、酸素飽和度の低下）

・血圧の低下や頻脈、不整脈の出現

・消化器症状の出現（激しい下痢、繰り返す嘔吐、腹痛、腹部違和感、腹部膨満感、黒色便、血便等）

・気管内吸引時、気管内の分泌物の性状が栄養剤と同じであるとき

・いつもと何か様子が違う

3 ■ 合併症のアセスメントと対応

閉塞　経鼻胃管チューブは内径が細いために、栄養剤や投与薬、タンパク質が細菌に汚染して変性し凝固するため、チューブ内が閉塞してしまう危険性があります。微温湯をフラッシュして再開通がなければ、チューブの入れ替えを検討しなければなりません。なお、錠剤やカプセル薬を内服させる場合は、簡易懸濁法を用いて閉塞しないように注意する必要があります。

自己抜去　チューブが鼻腔・咽頭の違和感を生じさせ、利用者が不意に自己抜去してしまう可能性があります。注入中や注入直後は、特に抜去

の刺激により嘔吐が誘発され、誤嚥してしまう危険性があるため注意が必要です。

嘔吐・誤嚥　チューブの自己抜去や体位変換などによりチューブ位置がずれると、嘔吐や食道逆流、誤嚥性肺炎を引き起こす可能性があります。誤嚥は、窒息や嚥下性肺炎（分泌物、水分・食塊、胃内容物の誤嚥による肺炎）などの重篤な合併症を引き起こす可能性があります。

図1−54　誤嚥しないポジショニング

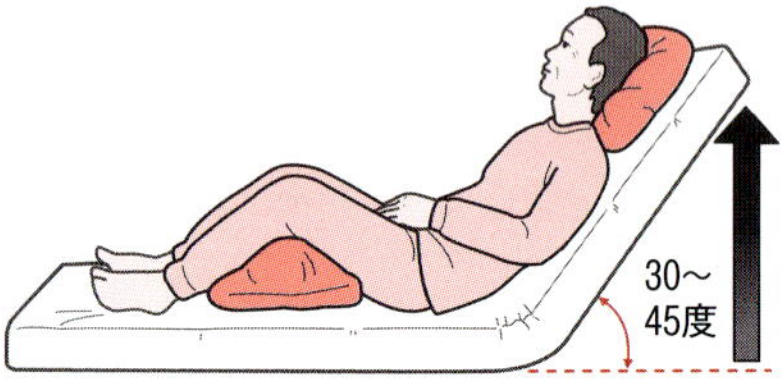

誤嚥を防ぐためには、ポジショニングが重要です（**図1−54**）。

誤嚥をきたす可能性が高い場合には、次の点を観察します。また、吸引等を行う際は、咽頭刺激にならないよう注意します。

・腹部状態の観察：腹部膨慢感の有無、排便回数や便の性状を確認。排便コントロールを行い、腹圧を低下するよう心がける。

・呼吸状態の観察：気管内分泌物の１回量や吸引回数、咳反射の増加、呼吸困難、頻呼吸を観察する。

また、誤嚥を疑う徴候としては、①感染所見：微熱が続く、肺炎を繰り返す、炎症所見の持続、②呼吸器所見：頻呼吸、酸素飽和度の低下、咳嗽の持続、③その他：食欲低下、全身倦怠感、見当識障害、活動性の低下、などがあげられます。

実際に嘔吐・誤嚥が起きたときには、次のようなアセスメント、ケアを行います。

・気道浄化、気道開通：発声の有無を観察して、吸引の物品を準備し、実施する。嘔吐、誤嚥時は速やかに吸引を実施する。吸引後は、吸引の内容物の性状を確認する。

・呼吸のアセスメント：呼吸回数、呼吸音、呼吸パターン、動脈血酸素飽和度、意識レベルを観察する。

・循環のアセスメント：皮膚の湿潤・冷感の有無、脈拍数、皮膚所見、血圧、in-out バランス、顔色・表情を観察する。

・炎症状況のアセスメント：体温、脈拍数、呼吸数を計時的評価する。必要時には医師と相談し、採血や胸部レントゲン等の検査を検討する。

皮膚の潰瘍　チューブの長時間の圧迫により、皮膚の発赤、潰瘍が生じます。このときには、次のようなケアをします。

・ケアごとに皮膚状態の観察・アセスメントをする。

・テープ固定位置をケア時に変更する。

・潰瘍形成を防ぐために、創傷被覆材を使用する。

・栄養チューブの大きさ、材質を考慮する。

・エレファント・ノース型（象の花のようにチューブを下方に向けて鼻翼が接触しないように固定する方法）に固定する。

口腔感染　誤嚥性肺炎を予防するためには、口腔のケアを行い、自浄性を高めていくことが重要です。経口から食事を摂取していなくても、口腔の観察・評価のうえ、清拭・清掃を行い、口腔の保湿に努めていくことが大切です。

感染対策の重要性　手洗いの徹底が重要です。また、投与ラインを清潔に保ち、菌の媒体にならないように管理することも必要です。持続での投与の場合は、栄養剤ボトルやバックは８時間ごとに変えます。

4 ■ 緊急時の対応

呼吸状態の悪化を認めれば、低酸素血症、換気不全に備え、直ちに医師に連絡し、指示を仰ぎます。呼吸パターンの変調やチアノーゼ等が出現した場合は、速やかに救急医療機関に連絡して受診をするようにします。

利用者の生命の維持、QOLの維持において、栄養管理は重要です。利用者の状態に見合った、適切な栄養剤の種類を選択、適切な量と適切な速度を守ることで合併症を最少に防ぐことが必要です。利用者の変化をとらえ、ケアを行っていくことを心がけましょう。

参考文献

○ 日本静脈経腸栄養学会編：日本静脈経腸栄養学会　静脈経腸栄養ハンドブック，南江堂，2011.

○ 日本静脈経腸栄養学会編：やさしく学ぶための輸液・栄養の第一歩，第２版，日本静脈経腸栄養学会，2008.

○ 井上善文：これでスッキリ！経腸栄養・静脈栄養，Expert Nurse，29（10），p27 ～ 61，2013.

○ 岸本裕充・戸原玄編：誤嚥性肺炎を防ぐ摂食ケアと口腔ケア，Expert Nurse，29（14），2013.

2 運動器に障害のある利用者のアセスメント

運動器とは、骨・関節・靱帯、脊椎・脊髄、筋肉・腱、末梢神経など、身体を支え（支持）、動かす（運動・移動）役割をする器官の総称です。超高齢社会を迎えた現在、加齢などによる運動器の障害は必然的に生じ、何らかの介護、看護を必要とする人が急増しています。また、運動器疾患は、身体活動の低下をもたらし、その結果、体重の増加や筋肉量・筋力の低下をきたす要因となります。さらには、外出頻度の低下等により閉じこもりや精神面での悪影響にもつながり、これら悪循環に陥ることが生活機能全般の低下をもたらす大きな要因となります。

平成25年度の国民生活基礎調査（厚生労働省）では、介護が必要となった主な原因を要介護度別にみると、要支援者では「関節疾患」が20.7％で最も多く、次いで「高齢による衰弱」15.4％となっています。要介護者では「脳血管疾患（脳卒中）」が21.7％、「認知症」が21.4％と多くなっています（**表1－56**）。このように、訪問看護を利用する方々

表1–56　要介護度別にみた介護が必要となった主な原因（上位3位、平成25年）

（単位：%）

要介護度	第1位		第2位		第3位	
総数	脳血管疾患（脳卒中）	18.5	認知症	15.8	高齢による衰弱	13.4
要支援者	関節疾患	20.7	高齢による衰弱	15.4	骨折・転倒	14.6
要支援1	関節疾患	23.5	高齢による衰弱	17.3	骨折・転倒	11.3
要支援2	関節疾患	18.2	骨折・転倒	17.6	脳血管疾患（脳卒中）	14.1
要介護者	脳血管疾患（脳卒中）	21.7	認知症	21.4	高齢による衰弱	12.6
要介護1	認知症	22.6	高齢による衰弱	16.1	脳血管疾患（脳卒中）	13.9
要介護2	認知症	19.2	脳血管疾患（脳卒中）	18.9	高齢による衰弱	13.8
要介護3	認知症	24.8	脳血管疾患（脳卒中）	23.5	高齢による衰弱	10.2
要介護4	脳血管疾患（脳卒中）	30.9	認知症	17.3	骨折・転倒	14.0
要介護5	脳血管疾患（脳卒中）	34.5	認知症	23.7	高齢による衰弱	8.7

厚生労働省：平成25年　国民生活基礎調査の概況（http://www.mhlw.go.jp/toukei/saikin/hw/k-tyosa/k-tyosa13/dl/05.pdf）

の多くが運動器に何らかの障害をもっていることがみてとれます。

よって、利用者の運動機能を的確にとらえ、アセスメントを行い看護ケアにつなげることは、利用者のQOL（quality of life）を高めるために非常に重要です。

1 運動器に障害のある利用者の健康問題と看護の特徴

運動器に障害のある利用者の健康問題を大きく分類すると、「症状・治療に関連した健康問題」「活動に関連した健康問題」「社会への参加に関連した健康問題」「心理的ストレスに関連した健康問題」があると考えられます（**図1―55**）。これらの問題を総合的にとらえたアセスメントを行い、看護ケアにつなげる必要があります。

図1–55　運動器に障害のある利用者における健康問題

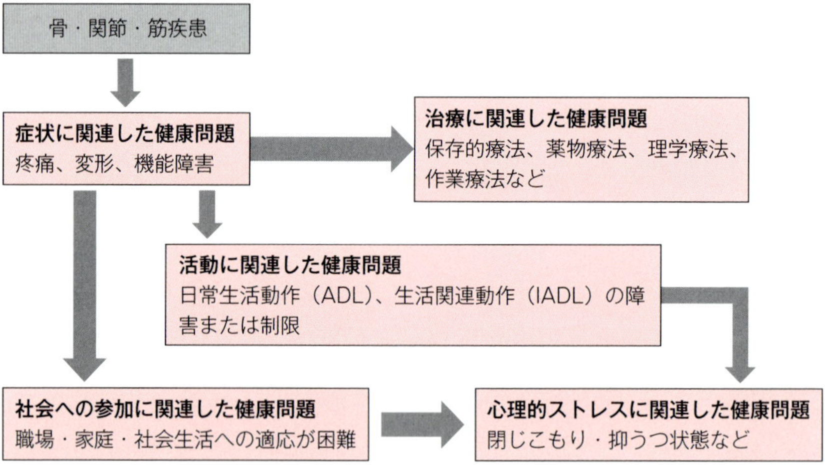

河合伸也・金山正子監：運動器疾患，p7，学研メディカル秀潤社，2003．を一部改変

1 ■ 症状･治療に関連した健康問題と看護

骨・関節・筋疾患をもつ利用者は、疾病や治療の経過から、事故や外傷などによって突然発症する場合、慢性的に経過・進行する関節リウマチなどの慢性疾患の場合、予後不良の悪性疾患の場合などがあります。また、治療には、保存的療法や装具の使用、薬物療法や理学療法、作業療法などがあげられます。

利用者には、疾病に伴って、疼痛や不快感、身体活動の制限などさまざまな健康問題が生じています。身体活動が制限される場合には、筋力低下、筋萎縮、拘縮・変形、異所性骨化、起立性低血圧、褥瘡、肺炎、排尿障害、便秘などがあげられ、精神面では抑うつ状態や認知症などがあげられます。

したがって、利用者の症状や治療に関連した健康問題に対しては、安楽への援助、合併症予防、転倒・転落事故予防などの看護ケアが必要になります。良肢位の保持や体圧分散の工夫、体位変換などとともに、精神的支援などの看護介入が必要です。

2 ■ 活動に関連した健康問題と看護

障害の部位や程度により個人差はありますが、多くの利用者の場合、機能障害や変形、疼痛等の症状から、姿勢の保持や移動動作、関節運動などに障害または制限があり、ADLに支障をきたします。骨折など治療経過によっては安静保持が必要となったり、ADLが制限されることが多くなります。よって看護師は、ADLに関連する健康問題に対して、全介助⇒一部介助→見守り→自立というように、利用者の機能をアセスメントし、段階を追って自立に向けた支援が必要となります。また、運動器に障害のある利用者では、転倒の危険性が高くなります。

利用者のリハビリテーションの内容や経過を把握し、自宅においても利用者の残存機能を引き出し、ADLを徐々に拡大できるよう援助する必要があります。

3 ■ 社会への参加に関連した健康問題と看護

運動器疾患のある利用者は、症状やADLの困難さや環境的な問題から、家庭環境や地域活動での社会生活に適応が困難な場合があり、参加に関連した問題が生じやすい状況にあります。そのため、生活環境に適応できるように、理学療法士や作業療法士と連携をとってリハビリテーションを進める必要があります。また、必要に応じて医療ソーシャルワーカーや地域支援システム、社会資源などを活用し、ケアのコーディネーターとして社会生活に適応できるよう支援する必要があります。

4 ■ 心理的ストレスに関連した健康問題と看護

運動器に障害のある利用者は、機能障害などのボディイメージの変化から、喪失体験をしています。喪失に対する脅威や困難さ、自己の障害を受け入れられないなど、危機状態を経験した、もしくは経験している可能性があります。看護師は、利用者の危機状態をアセスメントし、利用者が精神的に安定して適応できるように支援する必要があります。

運動器疾患へ応用できると思われる代表的な危機モデルとして、フィンク（Fink）の危機モデルやションツ（Shontz）の危機モデル、コーン（Cohn）の危機モデル、岩坪の危機モデル等があります（**表1－57**）。

以上のように、看護師は、運動器に障害のある利用者のアセスメントをするにあたって、身体的、精神的、社会的側面から利用者の全体像を統合的に理解し、運動器疾患看護に必要な専門的知識・技術を活用して、利用者および介護者が日常生活に適応できるよう援助することが大切です。

2 運動器の障害と転倒

運動器に障害のある利用者で特に気をつけなければならないのは、

表1–57　危機モデルとその特徴

危機モデル	危機プロセス	特徴
フィンク（Fink）	衝撃⇒防衛的退行⇒承認⇒適応	マズローの動機づけ理論に基づく危機から適応へ焦点をあてる脊髄損傷患者を対象とした研究
ションツ（Shontz）	最初の衝撃⇒現実認知⇒防衛的退行⇒承認⇒適応	フィンクのモデルに類似、乗り越えがたい障害との直面
コーン（Cohn）	ショック⇒回復への期待⇒悲嘆⇒防衛⇒適応	突然の身体障害を受けた利用者、障害受容に至るプロセス
岩坪	ショック⇒混乱⇒義肢への期待⇒苦悩⇒再適応への努力⇒適応	障害受容に至るプロセス

山勢博彰：危機理論と危機モデル，HEART nursing，14(10)，p49，2001．を一部改変

「転倒」です。高齢者の転倒は、骨折や寝たきりにつながる大きな要因です。転倒によって骨折などを起こすと、寝たきりの状態となったり、廃用症候群を促進させるなど、著しくADLを低下させます。また、介護者の労力も増大してしまいます。

1 ■ 転倒の原因

転倒する原因としては、住宅の構造などの外的な要因と、本人の年齢や運動機能、疾病、内服薬、転倒した経験などの内的な要因があります（表1－58）。

表1–58　転倒のリスク要因

内的因子	外的因子
・加齢 ・移動能力とバランス能力の低下 ・特定の病気（脳卒中後遺症、パーキンソン病、認知症、視力障害など） ・薬剤による薬理作用（睡眠薬、抗不安薬、多剤の服用など）	・住宅の構造 段差、滑りやすい床 履物、つまずきやすい敷物 電気器具のコード類、照明（の不良）など

図1–56　転倒リスクと危険度の大きさ

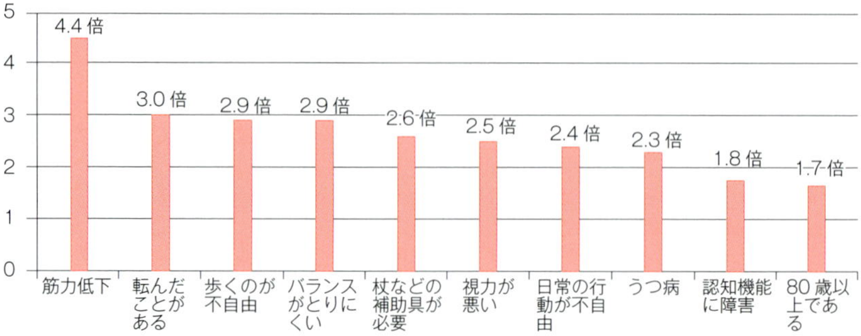

※危険度は、その原因をもたない人と比べて何倍危険かを表す。

原田敦監：PDF版　転倒予防教室．p2，テルモ，2012．（http://tentou.terumo.co.jp/pdf/tentou.pdf）

内的な要因としては筋力の低下を中心とした運動器の疾患などの身体的な要因があげられています。それ以外にも、認知障害などの精神的機能も関連しています。

外的な要因としては、滑りやすい床、暗い廊下、手すりの不備などがあげられます。それに加え、踏み台の使用、階段、ベッドの使用など、個人の運動能力に適した生活様式であるかどうかも考える必要があります。

これらの内的・外的転倒リスクが重なると、さらに転倒の危険性は増加します。海外では、転倒リスクの要因が四つ以上重なると、一つの場合の3倍から7倍にリスクが増えるという報告もあります。

図1－56は、特定の転倒の原因をもっている人が、もっていない人に比べて何倍転倒する危険性があるかを示したものです。筋力低下やバランスがとりにくいなど、運動器に障害のある利用者が抱えるであろう問題が、転倒リスクに直結することがわかります。

2 ■ 転倒リスクの評価

転倒予防のアセスメントでは、疾患の理解はもちろんのこと、その利用者の生活背景、習慣、性格など、利用者を総合的にみていかなければなりません。

利用者がどの程度動けるのか、どのように動きたいのかなど、生活の全体像を把握する必要があります。運動器に障害のある利用者では、転倒のリスクが高いことは前述のとおりですが、現在、転倒を予測するための転倒リスクアセスメントツールの有用性が示されています。転倒の危険性を客観的に測定するため、病院や介護の現場では転倒リスク評価表が使われています。これは転倒の内的・外的要因を総合的に評価するものです。ここでは、その一つを紹介します（**表1―59**）。これらを上手に活用し、転倒予防ケアにつなげていきましょう。

3 ■ 転倒予防ケア

ここまで、なぜ転倒が起こるのか、また転倒の観察・アセスメントのポイントについて解説しました。それらを踏まえたうえで、ケアや予防にどう活かしていけばよいのかを解説します。

転倒リスクをアセスメントしたら、その利用者にとってリスクとなる症状や行動、物的環境を調整していくことが大切になります。転倒予防の基本として大切なことは、環境調整です。廊下や床には歩行の妨げとなるようなものは置かない、水漏れ等はすぐに拭き取るなど、常に環境整備を心がけます。

次に、家族へ、どのような場面で転倒を起こしやすいのかを説明し、転倒のリスクが高い場合は、たとえ室内であってもトイレには誰かが必ず付き添うこと、外出に際しても何か起こった場合に対応できるよう複数で出かけること、といった具体的な注意点について説明をします。特に、利用者のベッド周囲の床には私物を置かないで、床頭台や棚の中に収納してもらうよう、利用者だけでなく家族へも指導を行います。

表1-59　転倒スコア

項　目		配　点 1	配　点 0
1　過去1年に転んだことがありますか（転倒回数　　回）		はい	いいえ
2　つまずくことがありますか		はい	いいえ
3　手すりにつかまらず、階段の上り下りができますか		はい	いいえ
4　歩く速度が遅くなってきましたか		はい	いいえ
5　横断歩道を青のうちに渡り切れますか		はい	いいえ
6　1kmぐらい続けて歩けますか		はい	いいえ
7　片足で5秒くらい立っていられますか		はい	いいえ
8　杖を使っていますか		はい	いいえ
9　タオルを固く絞れますか		はい	いいえ
10　めまい、ふらつきがありますか		はい	いいえ
11　背中が丸くなってきましたか		はい	いいえ
12　膝が痛みますか		はい	いいえ
13　目が見えにくいですか		はい	いいえ
14　耳が聞こえにくいですか		はい	いいえ
15　もの忘れが気になりますか		はい	いいえ
16　転ばないかと不安になりますか		はい	いいえ
17　毎日お薬を5種類以上飲んでいますか		はい	いいえ
18　家の中で歩くとき暗く感じますか		はい	いいえ
19　廊下、居間、玄関によけて通るものが置いてありますか		はい	いいえ
20　家の中に段差がありますか		はい	いいえ
21　階段を使わなくてはなりませんか		はい	いいえ
22　生活上、家の近くの急な坂道を歩きますか		はい	いいえ
	合計		
5，6，7，9は「いいえ」を、それ以外は「はい」を1点とし、10点以上が転倒のハイリスク。			

鳥羽研二ほか：転倒リスク予測のための「転倒スコア」の開発と妥当性の検証，日老医誌，42（3），p346～352，2005．を一部改変

3 褥瘡のある利用者のアセスメント

1 在宅での褥瘡管理のポイント

在宅では利用者の「生活」をベースにケアを行う必要があり、利用者・家族の意向に沿った個別対応が基本となります。褥瘡ケアを進めるにあたっての到達目標を、創傷治癒とするか、現状維持とするか。目標を設定する場合は、局所・全身状態だけではなく、利用者本人の思い、家族の希望や協力、利用可能な社会資源なども考慮する必要があります。

1 ■ 治癒を目標とする場合

利用者や家族が治癒に積極的な場合や、全身状態が良く褥瘡の治癒が可能と考えられる場合が適応となりますが、利用者が高齢の場合も多く、治療期間が長期に及ぶことも考慮する必要があります。褥瘡が治癒することで、QOLの向上も期待できます。

ポイント　壊死組織は死滅した細胞や細胞の残渣であり、フィブリンや膿を含有しています。そのため細菌が繁殖する場となり、感染を起こし炎症を遷延化させます。また、創収縮や再上皮化を物理的に阻害し、創傷の修復を遅延させます。そのため、壊死組織の除去は治療の第一歩となります。また、毎日の洗浄によってもその効果が得られるため、洗浄の必要性を利用者・家族にも十分に説明することが重要です。褥瘡のポケットは内部に壊死組織があると感染の危険性も高くなるので、ポケット切開を早めに行うことも考慮する必要があります。

2 ■ 悪化予防（現状維持）を目標とする場合

現在の状態を悪化させない、感染を起こさないことを目標とします。悪性腫瘍などの基礎疾患をもち、それによる生命予後が創傷治癒に要する期間を上回ると予想される場合や、褥瘡について十分な説明を行っても利用者や家族が積極的な治療を希望しない場合に適応となります。また、治癒を目標とした場合でも、糖尿病や慢性腎不全などの基礎疾患のコントロールが不良または悪化したときは、その治療が優先され、褥瘡は現状維持を目標とします（**表1―60**）。

ポイント　創傷治癒を希望している場合でも、利用者の生活背景・家族の状況も考慮し、褥瘡の治療・ケアにあたってマンパワー不足の場合などは、無理せず現状維持を目標にすることもあります。「現状維持」という目標は、消極的な治療ということではなく、利用者・家族のQOL向上を目指したケアであることを十分に説明し、思いに寄り添えるよう努める必要があります。

3 ■ 緩和対策

がん終末期などでADLが低下し、褥瘡ケアによってかえって全身苦痛を与えてしまう場合も考えられます。「利用者にとっての苦痛緩和」

表1–60　現状維持をめざした局所治療

消毒・洗浄	創治癒をめざす治療と同じ
外用剤・ドレッシング材	感染抑制作用を有する外用剤を用います なお、創治癒も同時に期待するときはスルファジアジン銀を用いて創を乾燥方向にもっていき、細菌の増殖を防ぎます
外科的治療	デブリードマン：下床に膿瘍形成がなければ、黒色壊死の辺縁が浮き上がってくるまでは行いません。黄色壊死は細菌の温床にならない程度に除去しますが、積極的には取り除きません ポケット切開：基本的には行いません
物理療法	通常行いません

日本褥瘡学会編：在宅褥瘡予防・治療ガイドブック，第３版，p98，照林社，2015.

を優先し、ケア計画を立案する必要があります。

4 ■ 入院治療が必要な場合

次のような場合には、入院による治療も検討する必要があります。

①局所に感染徴候を認め、入院治療が必要と判断した場合

②外科的治療の適応があると判断したとき、または利用者と家族が外科的創閉鎖を希望した場合

③基礎疾患のコントロールが不良で、利用者の全身状態が低下している場合（治療方針・目標を、利用者、家族を含めたケアチーム全体で共有する必要がある）

④褥瘡の治療・ケアに家族が疲労蓄積した場合や、利用者の栄養状態改善のためなどに入院を検討する場合

2 在宅での褥瘡アセスメントの実際

褥瘡は予防を第一に考え、発生要因を理解し、褥瘡発生の危険性を予測し（リスクアセスメント）、褥瘡発生要因を排除する必要があります。

1 ■ 褥瘡発生要因

褥瘡の発生要因を表1－61にまとめます。

表1-61 褥瘡の発生要因

局所的な要因	同一部位の持続的圧迫（骨突出）・摩擦とずれ 皮膚の状態（浮腫・浸軟・乾燥）
全身的な要因	栄養状態 疾患（糖尿病・心不全・腎不全等） 薬剤（抗がん剤・副腎皮質ステロイド等）
社会的な要因	介護力の不足 サービスや制度等の情報不足

2 ■ リスクアセスメントスケール

個々の褥瘡発生の危険性予測のためには、リスクアセスメントスケールを使用して定期的に評価することが必要です。リスクアセスメントスケールを活用することで、観察視点を統一して、経時的に観察・評価できます。

スケールの選択にあたっては、各スケールの特徴を理解して利用しやすいものを選びます（**表1—62**）。なお、スケールを使用する場合には、同一のスケールをチーム間で共有するようにします。

OH スケール　ここでは、OH スケールを紹介します。

OHスケール（**表1—63**）は、1998（平成10）年から3年間の厚生省長寿科学総合研究事業による調査をもとに作成したスケールです。つまりは、日本人のデータに基づいていることになります。OHスケールは、危険要因4項目と警戒要因2項目（栄養、皮膚湿潤）で評価します。危険因子評価では総合得点によるレベル判定から褥瘡発生確率や治癒期間を検出します。評価時期は床上生活を余儀なくされた時期からとなりま

表1-62　リスクアセスメントスケールの特徴

リスクアセスメントスケール	特徴
褥瘡危険因子評価表	日本人高齢者の褥瘡発生リスクの特性である「病的骨突出」を項目に組み入れている
ブレーデンスケール	・褥瘡発生要因の概念図より構成 ・予防対策としての看護支援が行いやすい
ブレーデンQスケール	小児用
OHスケール	・日本人高齢者用 ・他のスケールと比べて項目が少なく、評価のばらつきが少ない
K式スケール（金沢大学式褥瘡発生予測尺度）	・前段階要因と引き金要因に分かれる ・Yes、Noの二択式
在宅版褥瘡発生リスクアセスメントスケール	「介護知識がない」など、在宅に特化した要因も検討

南由紀子：リスクアセスメント・スケールの概要，宮地良樹・溝上祐子編，褥瘡治療・ケアトータルガイド，照林社，p52，2009.

表1–63　OHスケール

危険要因		点数
自力体位変換	できる どちらでもない できない	0点 1.5点 3点
病的骨突出（仙骨部）	なし 軽度・中等度 高度	0点 1.5点 3点
浮腫	なし あり	0点 3点
関節拘縮	なし あり	0点 1点

日本在宅褥瘡創傷ケア推進協会編：新床ずれケアナビ，中央法規出版，p94，2011.

表1–64　OHスコア（危険因子保有）——レベル別褥瘡発生確率と治癒期間

分類	危険因子	点数	褥瘡発生確率	平均治癒期間
偶発性褥瘡	危険要因なし	0点	－	－
起因性褥瘡	軽度レベル	1～3点	約25%以下	40日
	中等度レベル	4～6点	約26～65%	57日
	高度レベル	7～10点	約66%以上	173日

大浦武彦・堀田由浩ほか：全患者版褥瘡危険要因スケール（大浦・堀田スケール）のエビデンスとその臨床応用，日本褥瘡学会誌，7(4)，p766，2005.

す。（**表1－64**）。

OHスケール使用時の留意点としては、警戒要因として栄養、皮膚湿潤があり、栄養に関する血液データが得られない場合には、体重の増減、喫食率の変化が重要となります。また、関節拘縮の変化が徐々に起こる場合、見落とすことがあるので注意が必要です。なお、OHスケールは、体圧分散寝具の選択にも活用できます。

病的骨突出　OHスケールでは、病的骨突出の程度を判定し、リスクの評価を行います。骨突出は仙骨部の場合、両殿部の高さと同じか、または突出している状態を指します。仙骨部は褥瘡となる頻度も高く、病的

図1–57　**骨突出判定器**

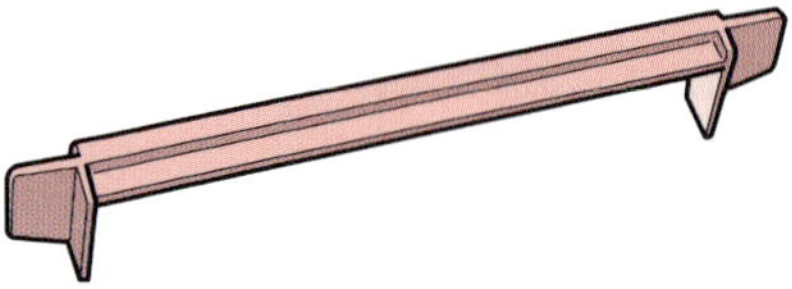

図1–58　**判定器を用いた判定基準**

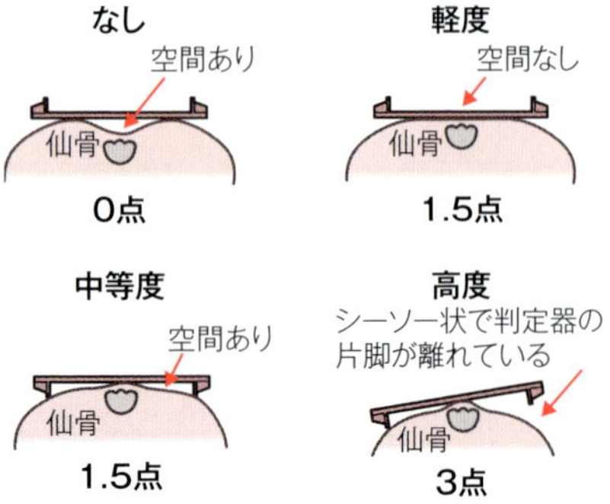

大浦武彦・田中マキ子編：TIMEの視点による褥瘡ケア―創床環境調整理論に基づくアプローチ―, 学研, p138, 2004.

骨突出を評価することは大切です。

病的骨突出の判定は、病的骨突出判定器（**図1－57**）で行うことも可能です。方法としては、最も骨突出しているところに判定器の中央を合わせ、**図1－58**の基準を参考に判定します。

3 ■ 発生と難治化の原因のアセスメント

アセスメントの視点　褥瘡発生の具体例としては、「寝たきりの状態での骨突出部圧迫によるもの」が考えられますが、寝衣や寝具などの重なりや、体動時に皮膚が重なり合っての摩擦やずれ、手指や足趾の重なりでの発症もみられます。頭側挙上時のずれも原因の一つとしてあげられます。背抜き・足抜き・膝上げを行わないことも原因となります。食欲低下による栄養障害、特にタンパク質摂取量低下も要因となります。同時に、脱水症状がみられることも多くあります。エアマットレスを使用している場合でも、故障や電源が入っていないことにより発生してしまうこともあります。

症例　**写真1－11**は、2011（平成23）年、東日本大震災のときに褥瘡発

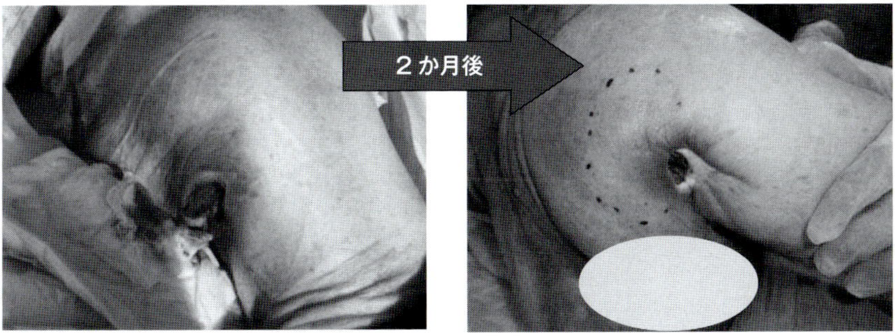

写真1－11　褥瘡発生症例

生した症例です。80代の女性で、震災前は歩行できており、定期的に機能訓練を受けていました。しかし、震災により機能訓練を受けられず、入所していた施設も定員オーバーとなり、身動きがとれず、１日中車いすに座ったまま過ごして座骨に褥瘡が発生しました。壊死組織を伴い、感染徴候もみられました。切開・排膿が必要な状態でしたが、医師不在のため、すぐにデブリードマンを実施できませんでした。デブリードマン施行後（発生して２か月後）には、創の洗浄、リハビリテーションスタッフの介入で座位時の除圧も工夫され、栄養状態も徐々に改善され、創は清浄化していきました。

褥瘡の経過評価については、日本褥瘡学会が作成したDESIGN－R®（**表1－65**）を使用します。

在宅で難治性になりやすい要因　在宅において褥瘡が難治性になりやすい原因としては、寝たきりの高齢者が多いことがあげられます。圧迫回避の困難さ、ずれの発生、失禁による褥瘡部位の汚染も要因となります。麻痺がある場合には、圧迫による痛み刺激がないことも発見を遅らせます。食事などの際の頭側挙上や体位を戻すとき、体位変換時の皮膚のずれがポケット形成の要因であり、このような場合には背抜きが非常に重要です。

血流障害がある場合も治癒遅延が起こってきます。特に下腿部・踵骨

第1章　基礎知識

表1-65　DESIGN-R®　褥瘡経過評価用

カルテ番号（　　　　）
患者氏名（　　　　　　　）

					月日	/	/	/	/	/	/
Depth　深さ　創内の一番深い部分で評価し、改善に伴い創底が浅くなった場合、これと相応の深さとして評価する											
d	0	皮膚損傷・発赤なし	D	3	皮下組織までの損傷						
	1	持続する発赤		4	皮下組織を越える損傷						
	2	真皮までの損傷		5	関節腔、体腔に至る損傷						
				U	深さ判定が不能の場合						
Exudate　滲出液											
e	0	なし	E	6	多量：1日2回以上のドレッシング交換を要する						
	1	少量：毎日のドレッシング交換を要しない									
	3	中等量：1日1回のドレッシング交換を要する									
Size　大きさ　皮膚損傷範囲を測定：[長径（cm）×長径と直交する最大径（cm）]　*3											
s	0	皮膚損傷なし	S	15	100以上						
	3	4未満									
	6	4以上　16未満									
	8	16以上　36未満									
	9	36以上　64未満									
	12	64以上　100未満									
Inflammation/Infection　炎症/感染											
i	0	局所の炎症徴候なし	I	3	局所の明らかな感染徴候あり（炎症徴候、膿、悪臭など）						
	1	局所の炎症徴候あり（創周囲の発赤、腫脹、熱感、疼痛）		9	全身的影響あり（発熱など）						
Granulation　肉芽組織											
g	0	治癒あるいは創が浅いため肉芽形成の評価ができない	G	4	良性肉芽が、創面の10%以上50%未満を占める						
	1	良性肉芽が創面の90%以上を占める		5	良性肉芽が、創面の10%未満を占める						
	3	良性肉芽が創面の50%以上90%未満を占める		6	良性肉芽が全く形成されていない						
Necrotic tissue　壊死組織　混在している場合は全体的に多い病態をもって評価する											
n	0	壊死組織なし	N	3	柔らかい壊死組織あり						
				6	硬く厚い密着した壊死組織あり						
Pocket　ポケット　毎回同じ体位で、ポケット全周（潰瘍面も含め）[長径（cm）×短径*1（cm）]から潰瘍の大きさを差し引いたもの											
p	0	ポケットなし	P	6	4未満						
				9	4以上16未満						
				12	16以上36未満						
				24	36以上						
		部位[仙骨部、坐骨部、大転子部、踵骨部、その他（　　　　　）]			合計*2						

*1：“短径”とは“長径と直交する最大径”である
*2：深さ（Depth：d.D）の得点は合計には加えない
*3：持続する発赤の場合も皮膚損傷に準じて評価する

日本褥瘡学会（http://www.jspu.org/jpn/info/pdf/design-r.pdf）

部の褥瘡については、末梢の血流障害をもつ人も多く、基礎疾患の確認・下肢の血流評価が重要となります。糖尿病や末梢動脈閉塞性疾患、閉塞性動脈硬化症などを合併していると、下肢の動脈性の血行障害のため、創は難治性となります。

糖尿病では血行障害以外に神経障害も合併しやすく、足に靴ずれや熱傷を起こすことがあり、そのことに気づかない場合も多いので注意が必要です。

また、自律神経障害のため、乾燥し亀裂を起こしやすくなります。血行障害を合併していると壊死組織を除去しても良性肉芽の増殖がみられず、壊死が進行してしまう場合もあります。腱や骨が露出している場合には、感染が広がりやすい状態にあります。通常の褥瘡治療で治癒に向かわない場合には、早めに医師に相談する必要があります。

4 ■ 褥瘡危険度のアセスメント

褥瘡の局所アセスメントでは、「感染の有無」「壊死組織の有無」「壊死組織の性状の判断」を確認することが重要です。

褥瘡の感染　創面から膿が出て悪臭がしていれば、容易に創感染と判断できます。感染が起こると、細菌の増殖に対しての生体反応として炎症反応によって抵抗します。壊死組織が創周囲に炎症反応がみられた場合には感染徴候として判断します。

感染の４徴候　皮膚が赤くなって腫れてくる状態を「発赤」「腫脹」と呼びます。炎症が強くなると、熱くなり痛みを伴います。この状態が「熱感」「疼痛」です。「発赤」「腫脹」「熱感」「疼痛」は感染の４徴候といいます。感染の４徴候がみられる場合には、創感染と判断します。

壊死組織の有無　「発赤」だけがみられた場合には創感染を疑いますが、確定診断はできません。「発赤」に加えて「腫脹」など、もう一つ徴候がみられれば感染と判断し、感染創に対する局所療法が勧められます。

壊死組織の診断　壊死組織の色は黒か白か、また創面に占める割合をみます。黒色壊死組織は、表皮や真皮層が死んで乾燥したものです。黒色壊死組織の周囲に感染の４徴候がみられる場合には、至急医師の診察を受ける必要があります。滲出液の多い創面を覆う白色～黄色の壊死組織は、皮下組織（皮下脂肪、筋肉、筋膜、腱など）が死んだものが主体となります。痛みがほとんどなく、滲出液が褐色ではなく、かつ全身状態が安定していれば、感染の可能性は低いと考えます。

参考文献

○ 日本褥瘡学会編：在宅褥瘡予防・治療ガイドブック，第３版，照林社，2015.
○ 宮地良樹・溝上祐子編：褥瘡治療・ケアトータルガイド，照林社，2009.
○ 日本褥瘡学会編：褥瘡ガイドブック　褥瘡予防・管理ガイドライン第３版準拠，照林社，2012.
○ 真田弘美・宮地良樹編著：NEW 褥瘡のすべてがわかる，永井書店，2012.

4 認知症のある利用者のアセスメント

1 認知症とは

認知症とは、「一度発達した知的機能が、脳の器質的障害によって広汎に継続的に低下した状態のことで、“知的機能”という用語は、環境に適応し新しい問題に対処していくなど日常生活を送っていくために必要な記憶、見当識、注意と集中、計算、言語、思考、判断などの認知機能をいう」[1)]と定義づけられています。

在宅で特徴的な認知症のアセスメント項目は、①認知症の医学的診断、②認知症の重症度、③認知症に起因する行動、④日常生活動作（ADL）、⑤手段的日常生活動作能力（IADL）、⑥その人の生活習慣や生活歴、生活環境、家族、社会的背景、価値観など、です。

ここでは、急性期病院に救急搬送されたケースから医学的診断が確定しているアルツハイマー型認知症、前頭側頭型認知症に焦点をあて、在宅で特徴的な認知症のある利用者のアセスメントについてまとめます。

2 認知症の病型別の特徴とアセスメント

認知症の病型と特徴的なサインに、アルツハイマー型認知症では振り向き現象、前頭側頭型認知症では立ち去り、我が道を行く行動、レビー小体型認知症では症状の変動やパーキンソン症状、転倒があります（表1―66）。

この基礎知識をもとに、以下では、急性期病院に救急搬送された在宅に暮らす認知症高齢者が急変した2ケースを振り返り、その特徴的な①認知症のタイプと重症度、②認知症に起因する行動、③加齢変化の個体

表1-66　認知症の病型と特徴的なサイン

疾患	サイン	主な病変部位
アルツハイマー病	振り向き現象（初期）、再生不能な記憶障害、とりつくろいや病識欠如、鏡現象（中期）	海馬、頭頂葉、側頭葉、前頭前野
レビー小体型認知症	幻視、症状変動、パーキンソン症状、転倒、便秘（早期から）	後頭葉、皮質下諸核
前頭側頭型認知症（ピック病など）	立ち去り、我が道を行く行動、周回、強制把握（初期から）	前頭前野、側頭葉
脳血管性認知症	自発性低下、思考鈍麻、強制泣き笑い、仮性球麻痺（他の認知症では終末期に）	両側大脳白質、大脳基底核

山口晴保編著：認知症の正しい理解と包括的医療・ケアのポイント，第２版，p233，協同医書出版社，2010.

差と生活歴、④周囲の物理的・社会的・ケア環境に着目し、アセスメントします（**表1―67**）。

1 ■ ケース1：前頭側頭型認知症の人のアセスメント

ケース

Ａさんは61歳で、自宅で普通の生活を営んでいた女性です。ある夏の日、同居の妹に付き添われ、発熱を主訴に搬送されてきました。熱中症の診断で治療が開始されましたが、その過程でＡさんの言動や行動の異常が見られ、認知機能の低下と脳の画像所見から前頭側頭型認知症と診断されました。

アセスメント視点　Ａさんは妹と２人暮らしで半年前に定年退職していました。妹がＡさんの異変に気づいたのは定年後間もなくのことです。食事のときに同じメニューばかり食べる常同行動、急に怒りっぽくなり以前の姉ではないように感じられる性格変化、また、夕方に眠り、深夜に起き出し洗濯をするのが日課になった時刻表的行動がありました。

今回、Ａさんが急変をきたしたのは夏の日のことで、妹が仕事から帰宅するとＡさんは暑い部屋に朝と同じ格好でソファーに座っていまし

表1-67　急変をきたした認知症高齢者のフィジカルアセスメント

<table>
<tr><th>事例</th><th>1）認知症の病型と重症度</th><th colspan="2">2）認知症に起因する行動</th><th>3）加齢変化の個体差と生活歴</th><th colspan="2">4）周囲の物理的・社会的・ケア環境の視点</th></tr>
<tr><td>Aさん
61歳女性</td><td>前頭側頭型認知症
＊熱中症を発症し救急搬送された</td><td colspan="2">言語的コミュニケーションが困難で同じ言葉を繰り返す。他者の介入を拒み暴言を吐く。夕方眠り、深夜に覚醒し洗濯をする生活がパターン化していた。【常同行動】【脱抑制】【滞続言語】【性格変化】</td><td>身体機能の低下はなく基礎疾患もない。県外で結婚し女児を出産後に離婚。娘と帰郷したが娘に背かれ独居となる。結婚した娘が戻り金銭トラブルから関係性が崩れた。</td><td colspan="2">①物理的環境：外気温の上昇があるが、温度設定の判断や手続きに介助を要する状況。
②社会的環境：娘との不和による不安、孤独、恐れ、抑圧、過度のストレス，無為感
③ケア環境：水分・電解質管理、身体症状への対応の遅れ</td></tr>
<tr><td rowspan="4">Bさん
83歳男性</td><td>高度アルツハイマー型認知症
＊排尿後、意識消失発作をきたし救急搬送された</td><td colspan="2">言語的コミュニケーションは可能。普段から身体の不調を訴えることが多いが異常を認めない。「ジュースを買いに行く」など意思の伝達は可能だが他者との会話は成立し難い。【記憶障害】【見当識障害】【集中力低下】</td><td>室内では物につかまり歩行可能。軽度難聴あり。失禁なし。55歳まで鉄道会社に勤務した後、定年まで関連会社に勤めた。車好きで70歳まで外出を楽しみ、77歳で免許証を返納した。</td><td colspan="2">①社会的環境：急な入院と初めてのショートステイの環境変化によるストレス。入院中のおむつ使用がプライドの喪失につながった可能性。
②ケア環境：水分・電解質管理、薬物の副作用の可能性。身体症状への対応の遅れと妻の介護力不足。</td></tr>
<tr><td rowspan="3">①既往歴：前立腺がん、めまい（治療中）、不整脈（治療なし）</td><td rowspan="3">②服用中の薬剤と注意すべき副作用</td><td>ビカルタミド（カソデックス）</td><td>前立腺がん治療薬（肝機能障害など）</td><td>タムスロシン塩酸塩（ハルナール）</td><td>排尿障害治療薬（失神など）</td></tr>
<tr><td>イブジラスト（ケタスカプセル）</td><td>抗アレルギー薬（食欲不振など）</td><td>メマンチン塩酸塩（メマリー）</td><td>認知症治療薬（消化器症状など）</td></tr>
<tr><td>レバミピド（ムコスタ）</td><td>潰瘍治療薬（肝機能障害など）</td><td>ガランタミン臭化水素酸塩（レミニール）</td><td>認知症治療薬（失神・除脈など）</td></tr>
</table>

た。搬送時のBTは40.1℃に上昇し、BUN41mg/dL（基準値８～20mg/dL）、Cl 123mEq/L（基準値98～110mEq/L）、Na154mEq/L（基準値135～145mEq/L）で、強い脱水症状を認めました。

Aさんは周囲が気づかないうちに認知症を発症していました。この認知機能の低下から、外気温の上昇があっても室内の温度調節ができない、また水分を摂るという判断能力が低下したことが急変の直接原因となり、多量の発汗に伴う水分・電解質異常と身体症状への対応の遅れから脱水症状を招いたと考えられます。

このケースでは、認知機能の低下が急変を招いた大きな要因と考えられますが、社会的環境に着目すると、Ａさんには離婚歴があり、娘はいますが金銭トラブルから生活の支援は得られないことが、Ａさんにとっての心労としてありました。不安・孤独・恐れや抑圧・無為感などの心理的潜在的な要因は、生活歴のアセスメントの一つと考えられます。またケア環境では、同居の妹が多忙で十分な見守りができないことと、認知症に関する知識不足から病院受診を強く拒否する姉の対応に苦慮していたことも急変を招いた一因になっていました。

2 ■ ケース2：アルツハイマー型認知症の人のアセスメント

ケース

Ｂさんは85歳の男性で、５年前にアルツハイマー型認知症と診断されていました。現在は介護サービスを受けながら妻と２人で暮らしています。Ｂさんは１か月前に左膝偽痛風でかかりつけ医に２週間入院し、その後ショートステイを１週間利用しました。そして在宅復帰後10日目の朝、ポータブルトイレで排尿直後に全身脱力と眼球上転、２～３分の意識消失があり、救急搬送されました。

アセスメント視点　Ｂさんのフィジカルアセスメントでは、搬送時のＢＴ35.5℃、Ｐ81回/分、BP129/64mmHg、$SpO_2$96％でバイタルサインは安定していました。妻からは、数日前から黒い便が出ていたとの情報があり、そこから意識消失発作の原因を探りました。意識消失発作（失神）の原因には、①神経調節性失神、②起立性低血圧による失神、③不整脈による失神、④器質的疾患による失神、⑤血管異常による失神などがあります。Ｂさんの血液検査の結果では、Hb7.5ｇ/dL（基準値14～18mg/dL)、CRP4.39mg（基準値0.6mg)、BUN23mg/dL（基準値８～20mg/dL)、TP5.6ｇ/dL（基準値6.5～8.0ｇ/dL)、ALb2.5ｇ/dL（基準値4.0～5.0ｇ/dL）でした。この結果から、意識消失発作の原因として、起立性低血圧（消化管出血に伴う容量減少性（volume depletion)、脱水（分布変化による血管内容量減少))、また、認知症治療薬であるガランタミン臭化水素酸塩（レミニール）の副作用の可能性が考えられました。

一方で、認知症に起因する生活行動から急変をアセスメントします。Ｂさんの認知機能はFAST６で、高度の認知機能低下があります。食行動では、食物を咀嚼しても嚥下せず皿へ吐き出す行動があるため、栄養状態を注意深く整える必要がありました。また、水分・電解質管理も他者に委ねられています。さらに、記憶障害が進行することで、食物と認識することや口腔に取り込む、咀嚼、嚥下動作の一連の流れを忘れてしまうようになると、自ら摂食行動を起こさなくなることがあります。このような認知症者は、脱水・低栄養に起因した急変を引き起こすリスクが高くなります。Ｂさんは、時間・場所の見当識障害をきたしており、朝食・昼食・夕食の認識が困難なことと、言語的コミュニケーションでは流暢性の喪失や集中力低下があり、適切に口渇を訴える能力にも低下があると考えられます。

次に、Ｂさんを取り巻く社会的環境をアセスメントします。偽痛風の治療で入院したときに常時紙おむつを使用されたことによるプライドの喪失と、退院後に自宅に戻らず初めてのショートステイに至った環境変化がストレスの一因になったと考えられます。また、ケア環境では、介護者である妻は心疾患があり急に入院するなど、介護負担と介護力不足が長期化していました。半年前に長男と医師、看護師、ケアマネジャー、デイサービス担当者が連携し、妻のサポート体制を計画しましたが、妻の「夫のことは私が一番わかっている」との心情は容易に切り替えられるものではなく、ショートステイの様子をみて、妻は早めの在宅復帰を望みました。

3 ■ 家族のアセスメント

在宅で暮らす認知症高齢者の全身管理は、その大部分が家族に委ねられています。Ａさんのケースでは、同居する妹の多忙さと性格が変化していく姉に戸惑いながらも受診を拒否するため、相談する機会を逃していました。Ｂさんのケースでは、妻は夫の黒い便の排泄を異常と感じても医療機関につなげる行為に至りませんでした。家族にどれほど深い愛情があっても専門的な判断には至らず、急変の事態を招くことがあることがわかります。看護師は、周囲の社会的・ケア環境にも目を向け、主介護者の思いと介護力、家族の関係性を細やかにアセスメントしなければなりません。

3 訪問時のポイント

急性期病院に救急搬送されたケースから二つの認知症の病型を提示し、その特徴と急変に至る要因を、認知症のある人が暮らす環境に視点を置いてアセスメントしました。在宅における認知症のある利用者のフィジカルアセスメントでは、身体症状はもちろんですが、神経学的な診断や病態、薬の使い方が及ぼす身体徴候への異常サインを見極めることが重要です。そのため、医師との連携は欠かせません。訪問看護師は医師との連携を意識的に図り、利用者に起きている認知症の特徴を踏まえた生活環境づくりについて、介護職者やホームヘルパーに知識を提供していくことも大切です。

角田は、フィジカルアセスメントは「患者が訴える症状や徴候をきっかけとして、それに看護師の五感から得た情報を加えて、患者の身体にどのようなことが起きているのかを判断していく過程全体である」と述べています[2)]。認知症のある利用者は、言葉で的確に訴える能力の低下があります。訪問時にはまず看護師の五感で、①態度や表情、身振り（肯定的・否定的）、②服装や行動、③感覚機能（視覚・聴覚・嗅覚・味覚・皮膚感覚）、④コミュニケーション能力（言語理解力・構音障害など）と周囲の環境を細やかに観察します。認知症のある人を訪問したとき、五感を働かせ“何となくおかしい”と感じたら、すぐにバイタルサイン（体温、脈拍、血圧、呼吸）を測定する手間を惜しまないことが、身体徴候の異常サインを見逃さないための第一歩です。

引用文献
1） 中島紀恵子責任編集：認知症高齢者の看護，p7，医歯薬出版，2007.
2） 角田直江編：よくわかる在宅看護，p28，学研メディカル秀潤社，2012.
参考文献
○ 平原佐斗司編著：医療と看護の質を向上させる認知症ステージアプローチ入門，p14．中央法規出版，2013.
○ 井上博ほか：失神の診断・治療ガイドライン（2012年改訂版）.

5 ターミナル期にある利用者のアセスメント

1 ターミナル期とは

ターミナルの語源は、終点、端末を意味する英語terminalに由来します。ここでは、エンド・オブ・ライフケアの定義を参考にし、「病や老いにより、人が人生を終え、その人らしさを守るケアを必要とする時期」をターミナル期として定義します。

2 ケアチーム内の目標共有

1 ■ 目標設定と訪問看護師の役割

在宅ターミナルケアの目標とは何でしょうか。あらゆる病気の経過において、病院での治療が終われば住み慣れた家に帰るのが本人にとっては自然な行動であり、家族も利用者と今までどおりの生活を再開します。利用者本人にとっては、ターミナル期であってもその人らしく生き抜くことが目標です。訪問看護師は、そのような利用者を在宅という生活の場で支援するのが重要な役割の一つです。若いがん患者の場合などは、ケアチームが利用者に起こり得る症状を日単位でコントロールし、有限の時間を短期集中型で取り組みます。一方、利用者本人が非がん患者や長期にわたる慢性疾患の場合は、主治医であっても死期を判断するのは難しいことがあります。

すべての人は、いつかは亡くなります。しかし、介護期間が10年以上にわたる超高齢者の場合は、生と死の境を何度も乗り越えて回復してきた実績があります。だからこそ、当初の目的が「在宅看取り」「今回が最後の帰宅」等で在宅療養を再開した場合は、有限となった時間のなかで何をしたいのか、家族が本人とどのような時間を過ごしたいのか、目標達成に必要な人的手段や物理的手段等調整にかかわる人全員が共通認識することが必要となります。

現在、介護保険の対象者の場合は、ケアマネジャーがそのサービス調整役を担うことが多いですが、病状の進行が急速な場合は、訪問看護師が各関係者から得られる情報と自分で観察した利用者の現象を日々アセスメントし、主治医や病院関係者にその場、または当日中に連絡調整や対応することで、結果として利用者と家族の安寧な時間を一日でも長く提供できることにつながります。ターミナル期における訪問看護師の役割について、**表1－68**にまとめます。

表1-68　ターミナル期における訪問看護師の役割

- ・ターミナルケアのコーディネーター
- ・日常生活支援の援助
- ・症状のコントロール
- ・本人と家族に対する全人的ケア
- ・グリーフケア

宮田乃有：がんの在宅ターミナルケアのプロセス，全国訪問看護事業協会編，訪問看護が支えるがんの在宅ターミナルケア，p101～103，日本看護協会出版会，2015．を参考に作成

2 疾患や年齢による「ターミナル」の考え方

一言でターミナル期といっても、利用者の疾患や年齢により、病の転帰は異なります。さらに、「予後1か月で看取り目的で退院」した利用者が、在宅ケアチームの介入により、予後が延長することはよくある事象です。目安となる病気の種類や時期により、病状の転帰が体系化されています（**図1－59**）。

また、体系化はされていても、訪問看護師が対象に直接介入できる期間はケースにより異なります。特にがん患者の場合は、訪問看護師がかかわるのはADLの低下後の短期間であることが主となります。早期からの訪問看護の介入の効果は、我が国においてまだケースごとの評価の段階です。今後は各地域での取り組み結果等を明らかにし、それを市民に伝えていくことも、療養の場の選択肢を広げるための試みの一つとい

図1-59　**疾病と死への軌跡**

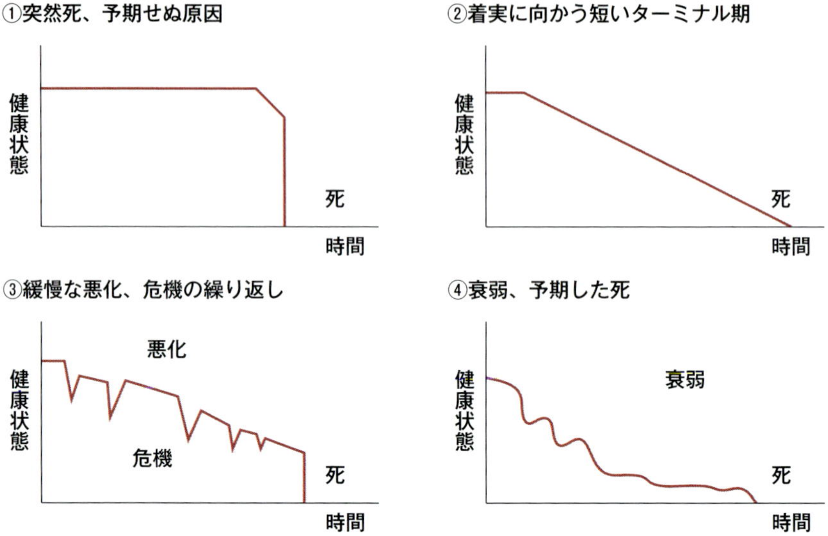

Field, M. J.：Approaching death：Improving care at the end of life（Report of the Institute of Medicine Task Force）, National Academy Press, 1997., Lunney, J. R. et al.：Patterns of functional decline at the end of life, Journal of the American Medical Association, 289(18), 2387-2392, 2003. より作成

えます。

3 ■ チームメンバーのターミナル期に関する考え方

ターミナル期の利用者を在宅においてチームで支援する場合、かかわるスタッフの価値観が影響を及ぼすことがあります。特に、看取りに近い場面になると、時に自分の個人的な経験が思わぬ場面で想起されたり、PTSDとしてフィードバックすることもあり、かかわるスタッフの支援体制にも配慮が必要となります。大切な人との喪失体験のプロセス等について、管理職やチームリーダーは、対利用者と家族だけでなく、スタッフに対する精神的ケアも必要です（図1－60、表1－69）。

また、ターミナル期の迅速なカンファレンスやデスカンファレンスの開催の重要性は明らかですが、地域においては、関係者が一度に集まるための調整等が困難であるのが現実です。しかし、カンファレンスの開

図1-60　**悲嘆のプロセス**

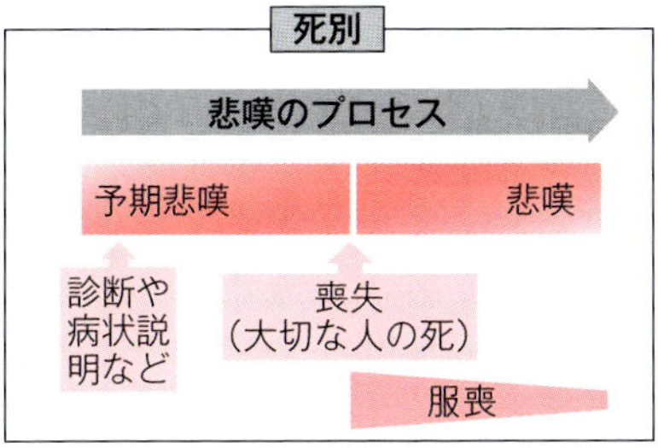

表1-69　**複雑性悲嘆**

○死別後、重い精神症状や社会的機能の低下を引き起こし、専門的治療が必要な悲嘆 **○特徴** ・6か月以上経ても症状が強度に継続していること ・複雑性悲嘆特有の症状が非常に苦痛で、圧倒されるほど極度に激しいこと ・それらにより日常生活に支障をきたしている **○引き起こす危険性** ・死の状況：突然死、事故死、自殺、殺人、AIDSによる死等 ・故人との「関係性」：故人との深い愛着関係、公認されない関係など ・悲嘆当事者の「特性」：過去の未解決な悲嘆、精神疾患など ・社会的要因：経済的困窮、孤立化など

瀬藤乃理子・丸山総一郎：複雑性悲嘆の理解と早期援助，緩和ケア，20(4)，p338～342，2010.

催は、利用者の最期をより充実したものにするために意義があるものです。少ない職種間であっても情報交換した内容をチームで共有し可視化することは、看取り経験の少ないスタッフや家族の安心感、チームの成長につながるので、意識的に取り組むことが望まれます。

2 ターミナル期のプロセス

1 ■ 予後予測

ターミナル期のプロセスは利用者の原疾患や予備力によりさまざまですが、予測してかかわることが重要です（**表1－70**）。これらを参考に、さらに直接利用者にかかわる関係者の経験値や「何かが違う」という、数値で明らかにはならない臨床知や、家族やホームヘルパーが感じる「ちょっと機嫌が悪い」「急にいい人になった」という言動を看護師としての臨床判断につなげ、主治医に報告できるようにすることも、看護師としての能力やセンスを問われる部分といえます。

2 ■ 在宅ターミナル期のプロセス

六つの時期に分けて考えられることが多くあります（表1－71）。実際には、このとおりに経過をたどらないこともありますし、また高齢者の場合は在宅療養期間が長い場合も多いので、臨死期・死別期以外、細分化することは難しいかもしれませんが、表1－71には各プロセスにおけるケア目標とポイントをまとめます。

表1–70　**主な予後予測の指標**

- **・Palliative Prognostic Score (PaP)**
臨床的な予後の予測、Karnofsky Performance Scale、食欲不振、呼吸困難、白血球数（/mm^3）、リンパ球（%）の該当得点を合計する。客観性は小さいが、予測精度が高い。
- **・Palliative Prognostic Index (PPI)**
Palliative Performance Scale、経口摂取量、浮腫、安静時呼吸困難、せん妄の該当得点を合計する。客観性は高いが、長期予後の予測精度は低い。
- **・終末期せん妄・死前喘鳴の出現**

表1–71　**在宅ターミナル期のプロセス**

	ケアの目標	ケアのポイント
①準備期	在宅療養を始めるための体制の準備	情報収集とアセスメント、課題分析、本人と家族の希望の把握
②開始期	在宅療養の体制の確立	症状コントロール、看護・介護体制の構築、本人と家族の不安や困りごとへの対応
③維持期	その人らしい生活の実現	本人の希望の実現、介護者の疲労対策、出現する症状の予測と対応策の準備
④悪化期	看取りの方針の再確認	症状緩和、選択肢の説明と意思決定支援、亡くなる徴候、死の準備教育
⑤臨死期	家族が安心できる看取り	亡くなるサインと対応の確認、家族ケア、他職種への伝達と調整
⑥死別期	よい看取りの保障	家族との別れの時間の確保、ねぎらい、悲嘆の共有、複雑性悲嘆への注意

3 ターミナル期によくみられる症状のマネジメント

ターミナル期にさまざまな症状（**表1－72**）がみられるのは療養の場がどこであろうと同じですが、利用者の生命の質を最大限に尊重できるような、身体面、精神面、社会面、スピリチュアルな面への全人的なアプローチが、アセスメントの大前提となります。在宅の場合では、訪問看護師が利用者にかかわれる時間は非常に限られています。そこで、既存の資料等も活用して、チームメンバーや家族にこれから起こり得ること、利用者の苦痛を最小限にするために提供できるケアの工夫を伝えていきます。また、独居の利用者の場合には、本人にもこれから起こり得る症状を理解度や精神状況に合わせて伝えることにより、どこまで家にいたいか（意識がなくなったら病院に運んでもいい、最期はこの人には連絡してほしい等）を元気なうちに話し合うことで、孤独死を事前に防いだり、ホームヘルパーの精神的負担を軽減することも可能になります。

4 家族ケア

在宅におけるターミナルケアにおいて、家族はケアの担い手であると同時に、ケアを必要とする人でもあります。介護に熱心な家族ほど、ケ

表1–72 ターミナル期によくみられる症状

身体面：	①食欲不振、②嘔気・嘔吐、③便秘、④全身倦怠感、⑤呼吸困難、⑥浮腫
精神面：	⑦不安・抑うつ、⑧せん妄

第1章 基礎知識

アの直接介入者となり、日々のケアの担い手として役割を発揮することが多くあります。訪問看護師は、家族が悔いのない時間を過ごせるよう家族を支援するとともに、利用者への別れの準備を本人が存命のうちから配慮することが必要です。介護に熱心な家族ほど、本人を失う悲しみは大きく、利用者の死後に、病的悲嘆に陥る危険が高くなります。亡くなるまでの療養期間が穏やかであっても、亡くなる瞬間が家族にとって予想外だったり、家族が寝ている間に亡くなると「最期まで看取れなかった」と後悔が残ることがあるので、十分な配慮が必要です。そこで、訪問時に訪問看護師は、利用者と家族の状況をその都度、丁寧にアセスメントし、訪問時にできること、次回訪問予定日までに起こり得ることを家族に伝えます。必要時には臨時で看護師が訪問できること、また、いつでも相談相手になれることを、家族の力量や経済的側面も考慮しながら伝えることで、家族の安心感につながります。

利用者が自宅でターミナル期を過ごした後も、家族は本人とその家とその町に住み続けます。利用者が亡くなった後も家族がよき思い出とともに住み慣れた家で生活できるかは、ターミナルケアの質によるところが大きいと考えられます。また最近は、戸籍上家族関係にないパートナーが療養の世話をすることも少なくありません。そのような場合にも、利用者の死がパートナーにとっての病的悲嘆にならないよう、訪問中からチームで綿密な支援方法を検討しておくことも求められます。

5 ターミナル期における急変

がん末期の利用者の場合は、症状コントロールを可能な限り在宅で行うため、「自宅で亡くなること」を目的の一つとして退院することもあります。一方で、医療者が、家族の前で「急変」「急死」という言葉を不用意に使用したことをきっかけに、家族が「なぜ未然に急変を防げなかったのか」という不信感を抱くこともあります。予測困難な急変もゼロではありませんが（**表1－73**）、ターミナル期における急変を最小限にできるよう、チームで共通認識していくことが必要となります。

表1–73 ターミナル期における急変

・末期がん患者の急変の原因
出血（31%）、呼吸不全（29%）、消化管穿孔（８%）、心不全（８%）、脳血管障害（５%）、肝不全（５%）、敗血症（５%）、脳浮腫（４%）など

・救急搬送された場合や主治医以外の医師が対応した場合、患者が意図しない救命処置が行われる場合がある

恒藤暁：がんの緩和ケア，綜合臨牀，52(12)，p3258～3264，2003.，井手麻利子：在宅緩和ケアを受けている患者の急変とその対処，Emergency Care，19(12)，p1131～1136，2006. より作成

参考文献
- 訪問看護業務の手引，平成24年4月版，社会保険研究所，2012.
- 日本訪問看護財団編：訪問看護お悩み相談室，平成24年改定対応版，中央法規出版，2012.
- 全国訪問看護事業協会編：訪問看護実務相談Q&A，平成24年度改定版，中央法規出版，2012.
- 長江弘子監：特集　実践！エンド・オブ・ライフケア，ナーシング・トゥデイ，28(3)，2013.
- 特集　ELNEC-J研修を振り返る，看護管理，23(4)，2013.
- 全国訪問看護事業協会編：訪問看護が支えるがんの在宅ターミナルケア，コミュニティケア，15(13)，2013.
- 道又元裕監：特集　急変の“予測と対応”9つのポイント，ナーシング・トゥデイ，28(2)，2013.
- 長江弘子編：看護実践にいかすエンド・オブ・ライフケア，日本看護協会出版会，2014.
- 特集　患者・家族を尊重するエンド・オブ・ライフケア，家族看護，12(1)，2014.
- 平原佐斗司・茅根良和編著：チャレンジ！在宅がん緩和ケア，改訂2版，南山堂，2013.
- 平原佐斗司編著：チャレンジ！非がん疾患の緩和ケア，南山堂，2011.
- 川越厚：がん患者の在宅ホスピスケア，医学書院，2013.
- 日本ホスピス緩和ケア協会：緩和ケア病棟運営の手引き2014年版，日本ホスピス緩和ケア協会，2014.
- OPTIMプロジェクトホームページ（http://gankanwa.umin.jp/）
- 世界保健機関編，武田文和訳：がんの痛みからの解放とパリアティブ・ケア，p10～11，金原出版，1993.

第2章

Q&A

1. 呼吸器系
2. 循環器系
3. 消化器系
4. 運動系
5. 感覚系
6. 神経系
7. アセスメント時に必要な知識・技術

1 呼吸器系

1 呼吸音

Q 呼吸音はどのように表現したらよいの？

A 正常呼吸音は「呼吸音清明」「副雑音なし」などと表現します。また、異常呼吸音は「副雑音」と表現し、次の４種類に分けられます。

①高調性連続性副雑音：口笛のような高い音。気管支の内腔が狭窄したために起こる→気管支喘息、肺気腫などが考えられる

②低調性連続性副雑音：いびきのような音。気道狭窄により起こる→慢性気管支炎などが考えられる

③細かい断続性副雑音：線維化した肺胞がふくらむときに起こる→肺線維症などが考えられる

④粗い断続性副雑音：気道内の分泌物の中で気泡が破裂することで起こる→肺炎、慢性気管支炎などが考えられる

上記の４種類は国際的に標準化された名称ですが、「肺雑音なし」など、４種類の区別なく記録されてしまうことも多く、なかなか定着していないのが現状です。訪問看護においては、複数の看護師が訪問しても、利用者の状態を共有しておき、変化に応じたケアが適切に施行でき

るような記録をする必要があります。

■ 解説
呼吸音のアセスメントと対応

高調性連続性副雑音は、気管支の内腔が分泌物等で狭窄し、かなり狭くなったところを空気が通るために起こります。「ヒューヒュー」というような高い音が特徴的です。

低調性連続性副雑音は、比較的太い気道が分泌物等で狭窄し、そこを空気が通るときに起こります。「グーグー」というような低い音が特徴的です。分泌物の貯留でさらに気道が狭くなると、上記の高調性連続性副雑音が生じるようになります。低い音から高い音に変化したときは、肺の状態が悪化したことを表します。ドレナージ、呼吸補助、吸入、吸引等で排痰を促し、気管狭窄を進行させないケアが必要です。

細かい断続性副雑音は、弾力が低下し、硬くなった肺胞がふくらむときに生じる「パチパチ」というような音が特徴的です。肺胞がしぼむときは音がしないので、この音は吸気時にのみ聞こえます。

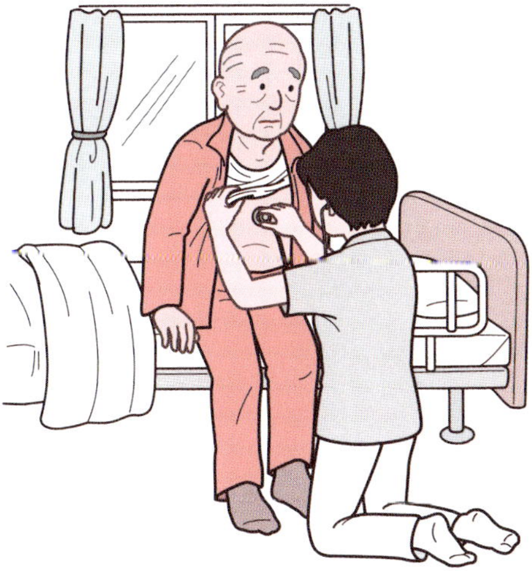

肺胞の弾力性は改善しないので、この音が聞こえるようになったら、その後もずっと聞こえます。口すぼめ呼吸をすると気道内圧が上昇し、気道の拡張効果と虚脱の防止効果があり、呼吸困難が軽減します。

粗い断続性副雑音は、気道に水分が貯留していて、そこを空気が通るときに生じる「ブクブク」というような音が特徴的です。体内では炎症が起こったところに水分が溜まるので、この音が聞こえたときは肺炎の可能性を考え、抗生物質の投与等が速やかにできるよう、医師に報告しましょう。

聴診時に「ハーハー」「フーフー」など発声しながら呼吸する人がいるので、口を開けて呼吸してもらうと声が出ずに聴取できます。

2 肺気腫と胸郭拡大

Q **肺気腫ではなぜ胸郭が広がるの？**

A 肺気腫とは、肺胞が拡大して壁が破壊し内腔が異常にふくれた状態をいいます。胸郭は胸骨と12対の肋骨、12個の胸椎で囲まれた腔で、前後径と横径の比率は通常１：1.5～２です。肺気腫では換気が低下するため、胸腔内容積を増やして呼吸面積を広げようとします。そのため胸郭が広がり、前後径：横径は同比率になります。この状態の胸郭を「樽状胸郭」「ビア樽状胸郭」といいます。

■ 解説
ビア樽状胸郭のアセスメントと対応

気管から始まった気道は、気管支、細気管支、終末細気管支と続き、ガス交換部分である呼吸細気管支、肺胞洞につながり、肺胞嚢で終わります。この肺胞嚢には３億～４億個の肺胞があり、通常肺胞の表面積は100m^2以上といわれています。健常な人でも肺胞の２％程度はつぶれており、20％が機能しなくなると呼吸不全となります。

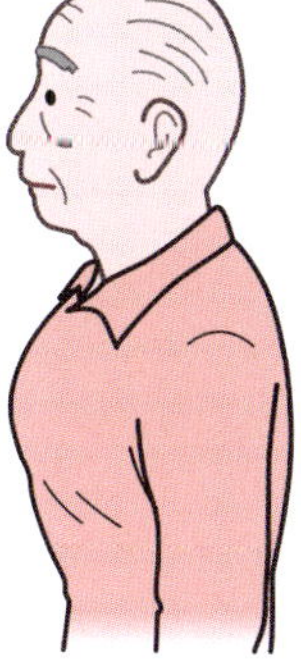

ビア樽状胸郭の人は肺気腫であることが予測されます。高度になると、慢性呼吸不全で高二酸化炭素血症の状態です。通常は、呼吸中枢である延髄で二酸化炭素を感知して呼吸の調整が行われます

が、高二酸化炭素血症では常に二酸化炭素が高いので、酸素を感知して呼吸調整がされます。ここに高濃度の酸素が投与されると、延髄は換気が十分であると錯覚し、呼吸数が低下してさらに二酸化炭素が上昇し、昏睡等の意識障害に陥ってしまいます。これがCO_2ナルコーシスです。

胸郭がふくらんでいる（胸板が厚い）人は肺気腫の可能性を考え、CO_2ナルコーシスにならないよう酸素の投与量に注意しましょう。

また、胸郭がすでに広がっているため呼吸時の拡張が少なく呼吸が浅いこと、胸部の打診では空気の含有が多いため鼓音が著明であることも特徴です。

3 呼吸困難のアセスメント

Q **呼吸困難の増悪がある人への初回訪問時は、何をみればいいの？**

A 呼吸困難のある人への初回訪問時には、次のような点をアセスメントします。

問診

いつ息苦しくなったのかを確認します。急に息苦しくなったのか、徐々に息苦しくなったのか、胸の痛み・咳・痰・発熱・浮腫などの随伴症状があるか、食事の内容、現在服薬している薬は何か、薬や食物のアレルギーがあるか。また、既往歴や現病歴を聞きながら、喘息、肺気腫、心臓病、糖尿病、腎不全などがあったかを聞き、得た情報から原因を考えます。

会話もできないほどの呼吸困難や、会話によって呼吸困難が増悪する場合は、本人からでなく、家族やホームヘルパーから情報を得ます。呼

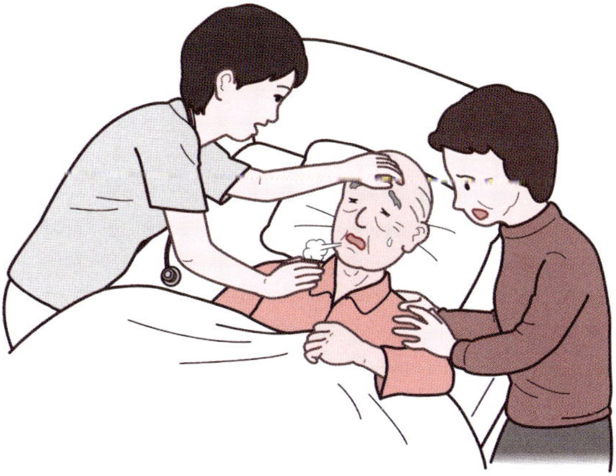

吸困難の状態をみて、家族やホームヘルパーも不安やパニックになっている場合は、落ち着いた態度でゆっくり話し、肩に手を置くなどのスキンシップをとりながら、聞くようにします。

視診

意識レベルはどうか、顔や口唇や爪の色は蒼白になっていないか、チアノーゼはないか、体位は臥床可能なのか起座呼吸なのか、表情は苦しそうか、発汗があるか、会話はできるか、動けるかなど全体像をみます。また、呼吸の回数・リズム・深さ・パターン、口すぼめ呼吸や肩呼吸の有無、胸郭の形・大きさ・陥没・拡張や縮小の動き、気管牽引やシーソー呼吸の有無などをみます。

触診

胸郭の動きの左右差、音声振盪、熱感や手足の冷感、浮腫の有無などをみます。

聴診

呼吸音、心音をみます。

■ 解説
アセスメントのポイント

呼吸困難は死に直結する不安を伴う、息苦しいという自覚症状をもちます。利用者に呼吸困難増悪の情報があるときには、初回訪問におけるアセスメントは、呼吸困難を最優先して行います。

呼吸困難の原因は、呼吸の障害だけでなく、循環器や脳の障害、感染、ホルモンの異常、薬物、食物、心因性などがあります。また、呼吸困難は自覚症状です。呼吸困難の訴えが強いから病状が重い、呼吸困難を訴えないから呼吸状態に問題がないとはいいきれないものです。ですから、他覚症状（客観的情報）と併せてアセスメントすることが大切です。

まず利用者の全体像をみて、緊急度を判断します。次に詳しく呼吸状態をみます。そして呼吸困難の原因を仮定して、それを裏づける身体各部のアセスメントをします。バイタルサインの測定は、緊急度の判断や原因を探る重要な情報となります。

緊急性の判断

呼吸困難に伴い、意識レベルが低下し昏睡状態となっている、息が切れて会話ができない（単語や一文の途中で息継ぎをする場合を含む）、チアノーゼがある、頻呼吸（24回/分以上）、通常時はなかった高調性連続性副雑音が聴取される、徐呼吸（10回/以下）、酸素飽和度（SpO_2）90％未満である場合は、緊急性が高いと判断します。

呼吸困難はあるが歩行や会話ができる、SpO_2が90％台前半の場合は、１～２日のうちに医師の診察を受ける必要があると判断します。

呼吸困難が平常からあり、日常生活は通常にできていて、一般状態に変化がない場合は、経過観察と判断します。

呼吸困難の原因

呼吸回数が20回/分以上であって、体温38℃以上または36℃以下、または脈拍90回/分であれば、SIRS（systemic inflammatory syndrome：全身性炎症反応症候群）と判断できます。炎症がどこで起きているのか、随伴症状から判断します。体温が38℃以上で呼吸回数が20回/分以上で、またSpO_2が低下していれば、肺炎や気管支炎が考えられます。

急に呼吸困難となり胸痛を伴う場合の原因としては、狭心症や心筋梗塞が考えられます。

仰臥位になると呼吸困難が増悪するため起座呼吸で、粗い断続性副雑音を聴取する場合は、胸水や肺うっ血が考えられます。

寝たきりである、平常の血圧が低い、心不全や静脈瘤がある利用者が急に呼吸困難となった場合で呼吸音が正常なときは、肺梗塞が考えられます。

食事中や嘔吐後に急に呼吸困難となり、呼吸音の減弱または低調性連続性副雑音を聴取する場合は、誤嚥や窒息が考えられます。

労作時に呼吸困難があって、顔色・眼瞼結膜色・爪色が白い、脈が速い、動悸、めまいを伴い、呼吸音は正常である場合は、貧血が考えられます。

樽状胸郭、バチ状指、呼吸補助筋の隆起を伴い、両肺に細かい断続性副雑音や高調性連続性副雑音を聴取する呼吸困難の場合は、慢性閉塞性肺疾患が考えられます。

Column

赤血球は血液の血球成分の99%を占める、直径8 μm、厚さ2 μm、中央のくぼみの厚さ1 μmの円盤状をした細胞です。女性は約450万/mm^3、男性は約500万/mm^3と性差があります。核をもたないので細胞分裂はせず、約120日の寿命がくると脾臓や肝臓で壊されます。赤血球は細胞内にその重量の3分の1のヘモグロビンをもちます。ヘモグロビンは赤血球の中にあるタンパク質で鉄を含んでいます。

酸素と結びついているヘモグロビンをオキシヘモグロビン（酸化ヘモグロビン）といい、鮮紅色をしています。反対に酸素を放出したヘモグロビンをデオキシヘモグロビンといい、くすんだ紅色になります。この色の違いが動脈血と静脈血の色の違いです。

酸素飽和度はこのオキシヘモグロビンの割合を示しています。動脈血から直接採取して測定したものはSaO_2、パルスオキシメータで測定したものはSpO_2と表します。酸素化の指標ではありますが、酸素の絶対値を表すものではありません。

貧血でヘモグロビンが低値の場合、酸素飽和度の数値は良好ですが実際の酸素化は不良のため、呼吸困難を生じます。数値のみで判断せず、呼吸数や顔色等、他の情報から総合的に呼吸状態をアセスメントしましょう。

2 循環器系

4 バチ状指

Q 長期間酸素不足になると、なぜバチ状指になるの？

A 酸素不足になった細胞に酸素を送るため、血管が拡張して血流量が増えます。その結果、軟部組織が肥厚して指先に浮腫が生じ、太鼓のバチのような形になります。これをバチ状指と呼びます。

■ 解説

アセスメントのポイントと対応

左右の手指の爪同士を合わせると、通常は菱形ができます。しかし、浮腫で爪の付け根がむくんでいると、爪同士がくっつかず、菱形ができません。指だけを単独でみていると浮腫に気づきにくいですが、この方法で浮腫の有無を確認することができます。

バチ状指の人は、数か月にわたって酸素不足状態にあったことになります。心不全や呼吸器疾患、貧血が隠れている場合があります。

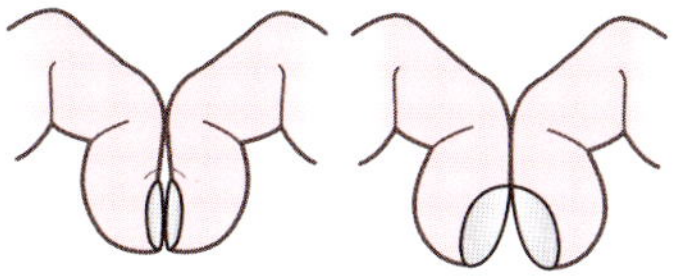

日常生活での活動状況をみて、心不全や貧血の利用者には二重負荷（食事と入浴を近い時間で行う、運動後に入浴するなど）を避けるような生活の注意や、酸素消費量を抑える動作の工夫（洗髪は下を向かずシャンプーハットを使う、肘かけのあるいすを使うなど）を伝えましょう。

5 心音

Q 心音はどのように表現したらよいの？

A 心音は「ドッタ、ドッタ」というように聞こえます。このときの「ドッ」がⅠ音、「ッタ」がⅡ音です。Ⅰ音は僧帽弁と三尖弁が閉じるときの音で、Ⅱ音は大動脈弁と肺動脈弁が閉じるときの音になります。正常では、Ⅰ音とⅡ音以外の音は聞こえません。心臓の弁がきちんと閉じないときや狭くなっているときに、血液が狭いところを通ったり、逆流したりして、Ⅰ音、Ⅱ音以外の雑音が生じます。音が聞こえる場合には、「心雑音あり」と表現します。

■ 解説

収縮期雑音と拡張期雑音

Ⅰ音とⅡ音の間に生じるのが「収縮期雑音」です。また、Ⅱ音とⅠ音

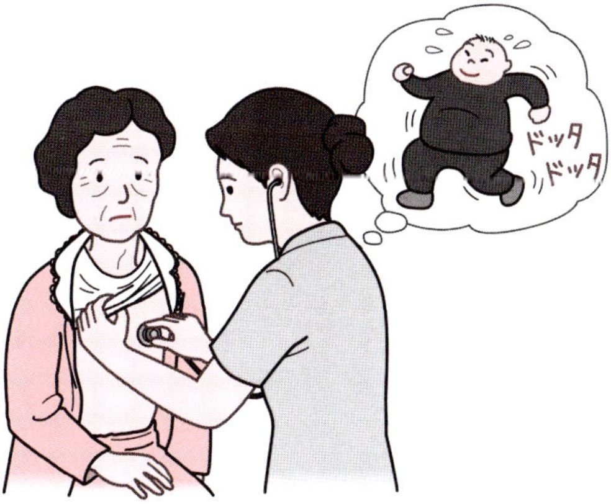

の間に生じるのを「拡張期雑音」といいます。心音は肺音に比べて聞き慣れず、難しい印象があります。呼吸音が大きく心音が聞きづらいときは、一時的に吸気後に息を止めてもらって（呼気後に止めると苦しいので)、聴取すると聞きやすくなります。また、音が大きい心尖部から聴取して耳を慣らしておくと、他の部位が聴取しやすくなるでしょう。

収縮期雑音か拡張期雑音かの区別ができると、どの弁が狭くなっているのか、閉まりが悪くて逆流しているのか等を推測することができます。収縮期雑音がする場合は、三尖弁・僧帽弁の閉鎖不全、大動脈弁・肺動脈弁の狭窄が考えられます。また、拡張期雑音がする場合は、三尖弁・僧帽弁の狭窄、大動脈弁・肺動脈弁の閉鎖不全が考えられます。

雑音の大きさは、レバインの６段階分類で表現できます（**表1－13**参照)。

過剰心音

ほかには、過剰心音といわれるⅡ音のあとのⅢ音、Ⅰ音の前のⅣ音があります。Ⅲ音は血液が心房から心室に一気に流入したとき、心室壁にぶつかって生じる音です。心室中隔欠損、僧帽弁閉鎖不全、うっ血性心不全等で聴取されます。正常でも、妊娠、甲状腺機能亢進症などで血流が増加することで生じる生理的なⅢ音があります。また、Ⅳ音が聞こえるときは何らかの異常があります。心不全、左室肥大、心筋梗塞等が考えられます。

6 拡張期血圧

Q **拡張期血圧が高いのは、どういう状態のとき？**

A 拡張期の血圧が高いのは、動脈硬化で血管の抵抗が強い状態を示しており、若年者に多くみられます。逆に、拡張期の血圧が低いのは、血管の弾性が低下した状態で、高齢者に多くみられます。

■ 解説

アセスメントのポイント

拡張期血圧とは、心臓の収縮で血管に圧力がかかったあと、収縮から拡張に心臓の動きが変化して、次の収縮前に血管にかかっている圧力のことをいいます。拡張期では心拍出はありませんが、血管の抵抗があり、収縮期より弱い圧力がかかった状態になっています。

動脈硬化では、拡張期血圧が高値になります。動脈硬化の危険因子は、①高脂血症、②高血糖、③高血圧、④肥満です。予防や治療には生活習慣の改善が必要で、食事療法と運動療法が必須です。

食事療法はカロリー、脂質、塩分の摂取を控え、野菜や魚を十分にと

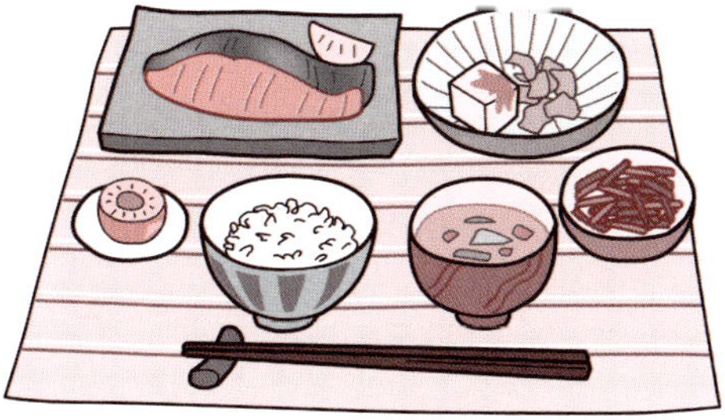

ることが勧められています。また、運動療法では、ウォーキングや水泳等の有酸素運動が勧められています。

一方、拡張期血圧が低値のときは血管の弾性が低下しているので、心血管事故（心臓死・非致死性心筋梗塞）に注意する必要があります。

Column

収縮期血圧は橈骨動脈が触知できれば80mmHg 以上、大腿動脈が触知できれば70mmHg 以上、総頸動脈が触知できれば60mmHg 以上といわれています。

血圧は、心拍出量と末梢血管抵抗の掛け合わせです。心拍出量は１回拍出量×脈拍で、心臓が１分間に拍出する血液量です。成人の１回拍出量は70〜80mL なので、心拍出量は約５L になります。

心臓から拍出された血液は、身体の各臓器が必要とする量に応じて配分されます。安静時には腎臓・肝臓にそれぞれ25%、骨格筋に17%、脳には15〜20%の血液が送られます。これが食後は消化管への配分が増し、運動後は骨格筋への配分が増すというように、血液が必要とする臓器に送られるよう調整されています。

脳の神経細胞のエネルギー源はグルコースですが、脳にはグルコースの貯蔵がないので、常時血液から補給されなければいけません。各臓器は、血圧が低下すると収縮し、上昇すると拡張して、血圧が一定に保たれるように働きます。しかし脳には、脳を守るために、血圧の変動があっても一定の血流が維持できるような調節機構があります。血圧が低下すると脳の血管は拡張し、上昇すると収縮して脳の血流を維持します。

意識レベルが低下している利用者や無呼吸の利用者の状態を早く知りたいときには、脈を触知するだけで、瞬時に「生きている」「生命を維持できる」状態であるかどうかが確認できます。

7 心不全で下腿浮腫があるとき

Q 心不全で下腿浮腫があるとき、なぜ下肢を上げてはいけないの？

A 右心不全で大静脈系にうっ血が起こると、肝肥大や下肢の浮腫が生じます。このときに下肢を高くすると、心臓に戻る血液量が増加し、心臓への負担が大きくなってしまいます。

解説

心不全とは心臓のポンプ機能が低下することで、日常生活に支障をきたした状態をいいます。心不全は、①身体の各臓器が必要とする血液を拍出できない収縮不全、②拡張期に左心室に血液を受け入れる力が低下する拡張不全、③収縮不全と拡張不全の混合型に分けられ、それぞれ3分の1を占めます。

左心不全では肺循環系に浮腫が起こり、右心不全では体循環系に浮腫が起こるので、大静脈系にうっ血が起こり、肝肥大や下肢の浮腫が生じます。

通常、日中は起座位の姿勢が多いので、静脈還流量はさほど増えません。しかし、夜間睡眠時に臥位になり数時間たつと、心臓に戻る血液が

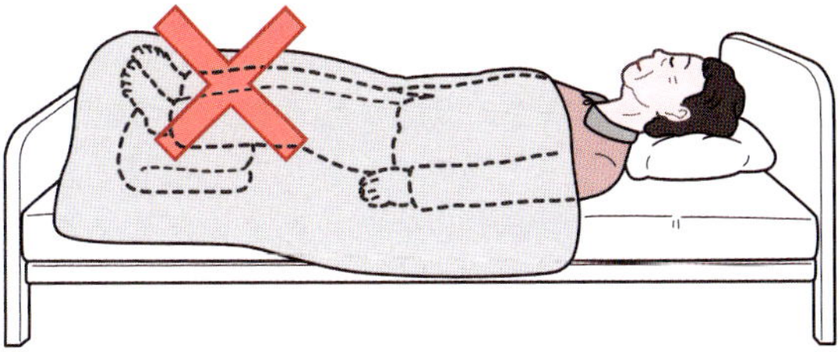

増加し、静脈還流量が増えて心臓に負担がかかり、呼吸困難になります。臥位で下肢を高くすると、さらに心臓に負担をかけることになります。

リンパ浮腫では下肢の挙上が浮腫の軽減につながりますが、心不全が原因の浮腫の場合、かえって負担をかけることになるので、注意が必要です。

Column

左右ほぼ対象である人の身体も厳密に測定すると、四肢の長さ、太さ、骨の位置など、全く同じものはほとんどありません。血圧も同様で、正常な状態でも上肢で５mmHg程度の左右差があります。動脈に狭窄があると、そこから末梢への血流が少なくなり、狭窄があるほうの血圧が低下します。

鎖骨下動脈は狭窄することが多く、上肢では動脈の狭窄は左上肢に生じることが多くあります。これは、左鎖骨下動脈が右と異なり直接大動脈弓から分枝しているためです。

血圧の左右差が20mmHg以上のときは、左右で血行の差があることが明らかで、大血管系に何らかの問題が起きている可能性があります。

血圧の左右差をみることで上肢の循環状態や心血管の異常が発見できることがあるので、初回訪問時は左右の上肢で血圧測定をするとよいでしょう。

8 高齢利用者の血圧が低下してきた

Q **長年訪問している高齢の利用者の血圧が、降圧剤を内服しなくても低下してきましたが、なぜ？**

A 　老化に伴い、心臓のポンプ機能が低下してくると、収縮期血圧、拡張期血圧ともに、低下を示すことがあります。例えば、うっ血性心不全の場合などです。

　降圧剤を使用しないのに血圧が自然に降下してくることは、心機能の低下による場合があり、必ずしも好ましいだけではありません。

■ 解説

加齢の循環器系への影響

　加齢とともに末梢血管抵抗が増大するため、高齢者は収縮期血圧が上昇する傾向があります。

　「血圧を測ったら高かった」という理由で受診する高齢者は多くいま

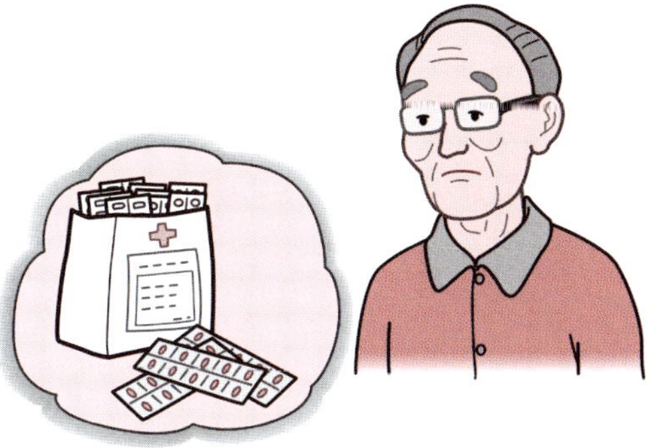

すが、普段、高血圧であった高齢者に急激な降圧を図ると、臓器血流不全をきたす危険があります。

降圧剤が新たに処方されたり、追加で処方された場合は、血圧値の推移だけでなく、尿量も確認し、降圧により腎障害が起きていないかもチェックすることが大切です。

加齢に伴い、心臓の筋肉のしなやかさが低下するために、高齢者では拡張障害型心不全の割合が増加します。

9 ニトロペンで改善しない胸痛

Q **狭心症の発作がほぼ毎日ある利用者で、ニトロペンを使用して胸痛が改善していましたが、ニトロペンを3回使用しても、胸痛が改善しないことがありました。緊急搬送しましたが、何が原因で胸痛が起きていた可能性があるの？**

A ニトロペン（ニトログリセリン）を３回使用しても胸痛が持続する場合は、心筋梗塞を起こしていることが疑われます。しかし、ニトロペンの効果がないというだけで、胸痛の原因が心筋梗塞であるとは断定できません。

■ 解説

胸痛時の緊急対応

胸痛が起こる主な病態は、心筋梗塞以外に大動脈解離、心タンポナーデ、肺梗塞などがあります。いずれの場合も緊急の対応が必要となるので、胸痛の原因をアセスメントしつつ、緊急性を速やかに判断し受診につなげることが大切です。

ニトロペン舌下錠内服時の注意点

① 血圧が下がり、めまい、立ちくらみを起こすことがあるため、座った状態で使用します。

② １錠を舌の下に入れ、そのまま溶けるのを待ちます。舌下錠を飲んでしまうと効果がありません。口腔が乾いているときは、水を少し含

ませ舌を湿らせてから舌下すると吸収が速いです。

③　１～５分で効果が現れますが、症状が続くようなら、もう１錠追加します。１回の発作で３錠までとし、それでも胸痛が治まらない場合は、直ちに担当医に連絡します。必要であれば救急車を呼びます。効果の持続時間は30分くらいです。

④　発作が起きずに経過した場合、ニトロペンの使用期限が切れる可能性があるので、使用期限を確認し、常に携帯するようにします。

⑤　アルミ包装が破れたり、しわになった場合には、新しいものを使用します。

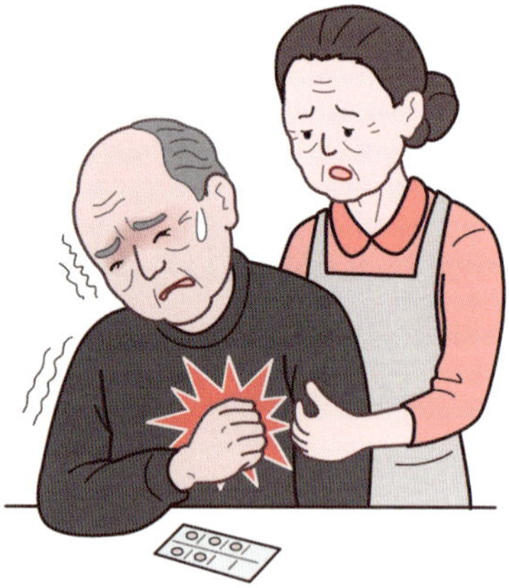

3 消化器系

10 イレウス

Q イレウスのとき、なぜ金属音がするの？

A 腸に消化液やガスが充満し、腸管が拡張することで「ピチンピチン」「キンキン」「カンカン」などと表現される高い音が聞こえることがあります。この音を金属音といいます。太鼓等の膜鳴楽器の膜が強く張っているときに高い音が出るのと同様です。

■ 解説

機械的イレウスと機能的イレウス

イレウスには「機械的イレウス」と「機能的イレウス」があります。機械的イレウスは腫瘍や異物で腸管内が閉塞したり、癒着したりすることで起こります。機能的イレウスは腸の動きに関連した神経の麻痺や痙攣、炎症によって起こります。

機械的イレウスでは腸蠕動は亢進し、金属音が聞こえることがあります。機能的イレウスでは腸蠕動は止まってしまいます。イレウスと一言でいっても、その種類によって所見が対照的です。

消化器系の手術の既往がある、しばらく排便がない、腹痛、嘔気があるなどの条件のときに金属音が聞かれると、イレウスの可能性が高いです。イレウスによって腸管の血流が途絶えると、腸管壊死、腸管破裂、腹膜炎等を起こし、命にかかわることもあります。医師と連絡をとり、対処が必要です。

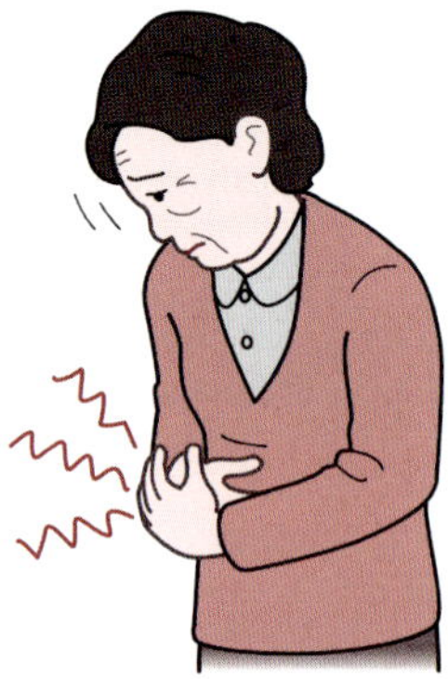

11 腸蠕動音

Q **腸蠕動音を聞く腹部の聴診は、なぜ１か所でいいの？**

A 腸管は腹腔内で重なり合っているため部位は特定できず、１か所の聴診で全体を聞くことができます。

蠕動音は聴診器の膜型で、血管音はベル型で聴取します。通常は聴診器を当ててから10〜20秒もすると腸蠕動音が聞こえます。１分間聞いて聞こえなければ「減少」、５分間聞いて１度も聞こえなければ「消失」とします。

■ 解説

減少と消失

腸蠕動音は腸管内を消化液やガスが通過するときに出る音で、小腸・大腸の両方で聞かれます。

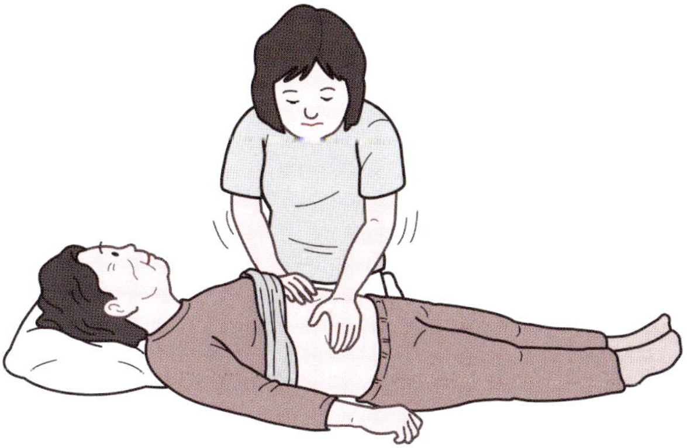

第2章　Q&A

小腸は、長さ約25cmの十二指腸とそれに続く空腸、回腸からなる長さ６～７ｍの管状の臓器です。食物の消化と吸収にかかわります。小腸の蠕動運動は胃から十二指腸に内容物が送り込まれたときに生じ、小腸の肛門側に伝わっていき、内容物を運びます。

小腸に続く大腸は、直径５～８cm、長さ150～170cmの管状の臓器です。大腸の大蠕動は食事後数分以内に起こることが多く、内容物を一気に直腸に運びます。

腸蠕動が「減少」しているときは、腹部のマッサージや温罨法、腸蠕動を促進する下剤を使用するなどで対処します。「消失」しているときは、さらに聴診時間を追加して本当に消失しているかを確かめます。「減少」しているときと同様のケアをしても「消失」しているときは、麻痺性イレウスや腹膜炎が考えられます。医師に連絡し、指示を確認しましょう。

12 腹部のアセスメント

Q **腹部のアセスメントは、なぜ視診、聴診、打診、触診の順で行うの？**

A 打診や触診によって腸蠕動が変化するので、腹部のアセスメントは視診・聴診から行います。

■ 解説

アセスメントのポイント

腹部のアセスメントでは、以下を行います。

視診

腹部の傷やふくらみ具合を見ます（手術の既往、腫瘍・腹水・便などの存在の可能性）。

聴診

聴診器の膜型で聴取します。1分間の聴取で腸蠕動の「減少」の有無

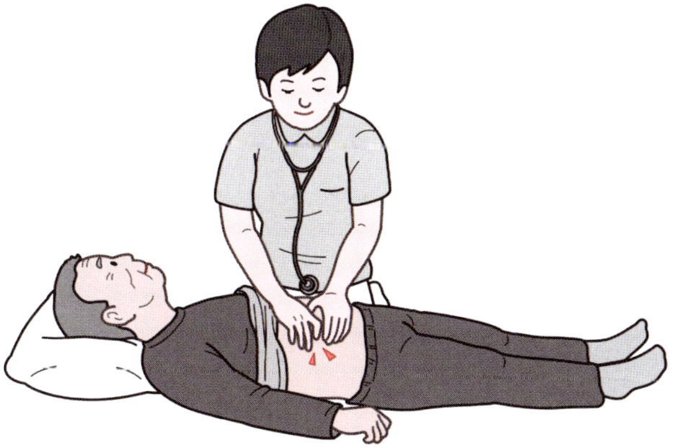

を確認し、5分間の聴取で「消失」の有無を確認します。

打診

「鼓音」と「濁音」を区別し、ガスの貯留か、腫瘍・腹水・便などの存在があるかを判別します。

触診

腹部の硬さをみて、異常な筋肉の緊張や痛みがないか確認します。血管音が聴取されたときは、血管狭窄や動脈瘤が疑われるので触診は行いません。

13 腹水

Q **腹水はなぜ溜まるの？　どのようにみるの？**

A 正常でも腹腔内には20～50mLの腹水があります。腹水の産生と吸収のバランスがとれて、一定量が保たれています。しかし、何らかの原因で、①産生が多い、②吸収が少ない、③流れが妨げられると腹水が増加します。

腹水は体位による腹部打診音の変化でみることができます。

・仰臥位では背側に腹水が貯留するので、腹部中央は鼓音、側腹部では濁音が聞こえます。

・側臥位では下側に腹水が貯留するので、下側腹部で濁音、上側腹部で鼓音が聞こえます。

・２Ｌ以上の腹水が溜まると腹部が盛り上がり、腹部のどこからでも濁音が聞こえます。

解説

腹水の原因

腹水の原因は大きく３つに分けて考えられます。

・産生が多い原因：細菌やがんの浸潤等で腹膜に炎症が起きている。

・吸収が少ない原因：低アルブミン血症により浸透圧が低下して血管内に引き込まれない。アルブミンを産生する肝臓の機能異常がある。

・流れが妨げられる原因：血管、リンパ管、心臓等、体液の循環にかかわる部分のどこかに問題がある（門脈圧亢進では血管の圧力が高く、腹水が血管に引き込まれない）。

腹水があるときのケア

・腹部の皮膚が引っ張られ脆弱になっているので、保湿をして皮膚を保護します。

・下着のゴムなどで皮膚を傷つけないよう、大きめの下着や、女性には腹部にレースを使用しているもの、妊婦用下着などを勧めます。

・座位時の前傾姿勢は腹部が圧迫されるので、背もたれが倒せるようないすやベッドのギャッチアップ機能を使い、楽な姿勢をとります。

・腹部の重さで腰痛が出ることがあります。クッションの使用や妊婦用腹帯の使用で軽減することがあります。

・腹部の圧迫により一度に食べられる量が減るので、食事は少量ずつ、食べられるときに食べられる物を摂るよう伝えます。

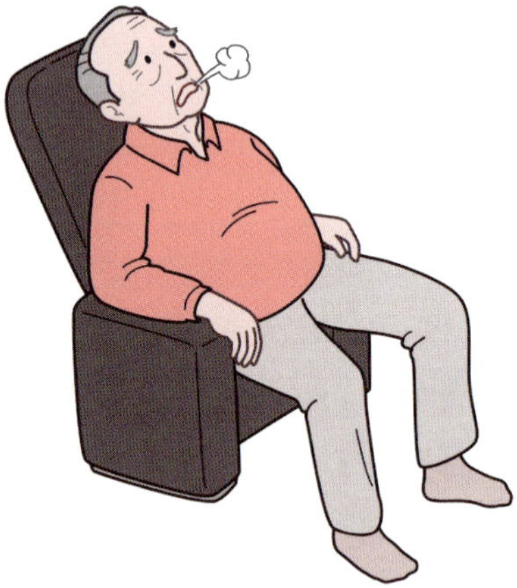

14 突然の嘔吐があったとき

Q **突然、嘔吐があったときは、まず、どんな疾患を考えるべき？**

A 消化管通過障害と頭蓋内圧亢進症を考えましょう。

■ 解説

消化管通過障害

消化管通過障害では、何らかの原因で通過障害が起こり、腸内に糞便、ガス、腸液が溜まるとともに、排便や排ガスが出なくなり、腹痛、腹部膨満などの症状とともに、嘔吐がみられます。

頭蓋内圧亢進症

頭蓋内圧亢進症は、脳実質の浮腫や出血、髄液の増加により頭蓋内の圧力が高まることで発症し、急激な脳圧の上昇により嘔吐を引き起こします。

頭蓋内圧亢進症の原因疾患は、脳腫瘍、くも膜下出血、髄膜炎などがあり、在宅で重症化する前に、危険を察知する必要があります。突然嘔吐があった場合は、消化管通過障害以外に、頭蓋内圧亢進症も念頭に入れてアセスメントする必要があります。

在宅でできる頭蓋内圧亢進のチェック方法

在宅でできる頭蓋内圧亢進のチェック方法は、頸部の硬さの確認です。

頭蓋内圧亢進症では、頸部の腱が硬直してくる可能性が高いために、頸部の状態を観察することで、頭蓋内圧亢進の有無を知る手がかりを得ることができます。

顎を胸につけてみるよう促し、頸部が硬くて顎が胸につかない場合には、頭蓋内圧亢進の可能性が示唆されます。

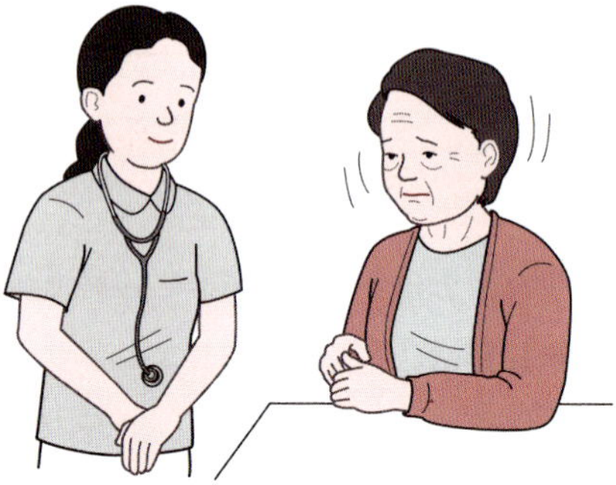

4 運動系

15 筋力のアセスメント

Q 筋力はどのようにアセスメントするの？

A 次のような検査、測定を行い、評価します。

① バレー徴候

・上肢：手の平を上に向け、上肢を水平に挙上した状態を保てるかどうかをみます。筋力の低下や麻痺があると、上肢が下がったり手のひらが内側を向いたりしてしまいます（上肢のバレー徴候陽性）。

・下肢：腹臥位で下腿を45度挙上した状態を保てるかどうかをみます。筋力の低下や麻痺があると下腿が下がってしまいます（下肢のバレー徴候陽性）。

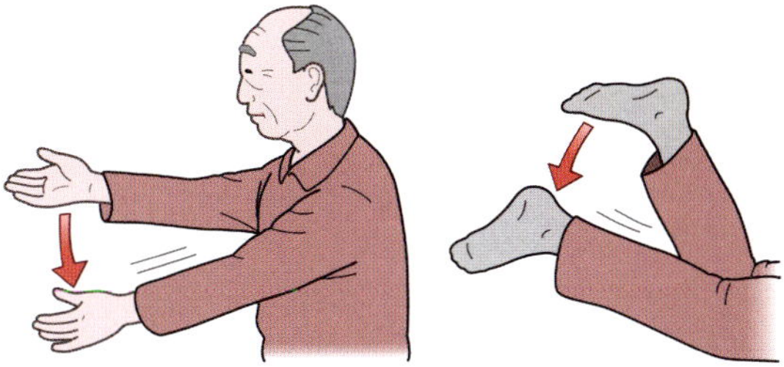

② MMT（徒手筋力テスト：Manual Mascle Test）

筋力を６段階で評価します（表1―19参照）。

③ 四肢の周囲径の計測

筋肉が衰えると周囲径が減少します。

④ 握力計測

・握力計で測定します。

・測定者の指や紙等を利用者の指ではさみ、引っ張る力が加わっても抵抗してはさみ続けられるかをみます。

■ 解説

さまざまな評価法を使用する

バレー徴候陽性で、脳梗塞発症の可能性を考慮できます。MMTの変化や四肢の周囲径では、リハビリテーションの効果や廃用状態を評価できます。さまざまな評価法を使用することで、身体能力を客観的指標で共有することができます。

16「動けない」と言う利用者

Q 訪問すると「動けない」と言う利用者ですが、何が考えられる？

A 動けない原因としては、脳梗塞や脳出血など脳血管の障害、パーキンソン病や脊髄損傷など神経の障害、骨折や打撲など運動機能の障害、うつなどの心因性、心筋梗塞や狭心症など心臓の障害、重症肺炎など呼吸器の障害、腹痛など消化器の問題などが考えられます。

そこで、ずっと動けないのか、一時的に動けないのか、全身状態やバイタルサインはどうかをみて、動けなくなっている原因を探っていきます。次のようなアセスメントをします。

問診

・いつから動けないのか、ずっと動けないのか、全く動けないのか、身体の一部が動かないのか
・頭痛、嘔気・嘔吐、めまい、しびれはあるか
・よくなることはあるのか、どうするとよくなるのか
・会話はできるか、呂律、気分はどうか、倦怠感はどうか、嘔気や腹痛はあるか

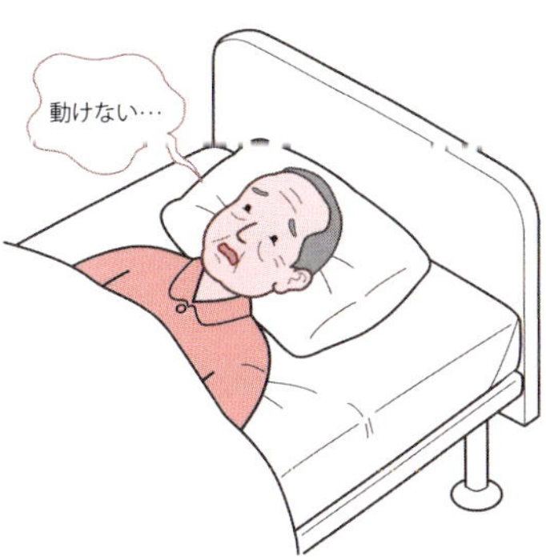

視診

・意識レベルをみる（会話は可能か、指示動作ができるか）、体位や姿勢はどうか、運動障害・言語障害・感覚障害はあるか、半身が動かないの

か、麻痺はあるか、顔面の左右の対象性はどうか

・すくみ足や企図振戦はあるか

・顔色、口唇色、爪色はどうか、チアノーゼはないか

・体温、脈拍（回数、リズム）、血圧、呼吸（回数、リズム、パターン）、SpO_2

触診

・手を握ってもらう力に左右差はないか

聴診

・心音、呼吸音、腸蠕動はどうか

解説

アセスメントのポイント

身体を動かすには、脳、神経、骨・関節、筋肉が連動しています。脳が指令を出し、神経がその指令を伝達し、骨や関節、筋肉を動かしているのです。これらのいずれかに問題が生じると、動けなくなります。また先に述べたように、酸素の供給が不足している状態、苦痛症状、精神状態によっても動けなくなります。

階段から転落して頸部や背部を打って急に動けなくなった場合には、頸髄損傷や脊髄損傷が考えられます。損傷を受けた部位によって、呼吸困難、手指の麻痺、知覚異常などがみられます。

骨折や打撲では、痛みのため動けなくなる場合があります。いずれも受傷部の腫れがみられます。骨折では、出血、骨の転移や変形などがみられます。

脳梗塞や脳出血では、血圧の上昇、麻痺、呂律不全、意識障害などがみられます。

心筋梗塞や狭心症では、胸痛、呼吸困難、冷汗、不整脈などがみられます。

パーキンソン病では、すくみ足、小刻み歩行などがみられます。最初

の一歩が出ないということがあります。症状の進行は緩やかです。

ケース紹介

80歳代、女性。慢性肝炎で服薬治療中です。浮腫が増強したため、利尿薬の服薬が開始されました。その後は強い倦怠感があり、食欲低下し水分摂取量も減少していました。

訪問すると、家族は「いつもと違って元気がない」と言っています。利用者は倦怠感が強いとのことですが、黄疸はありません。家族が元気がないというように、表情はさえません。

訪問看護師がいつものように話しかけてみると、なかなか返事をしません。やっと「動けない」と言いました。呂律不全はありませんが、話し方が緩慢です。よくみると、右口角が左よりもわずかに下がっています。手を握るよう促すと、手を差し出す動作も緩慢で、左右で力の差があり、右のほうが少し弱いようです。麻痺はありません。知覚異常もありません。足・膝・股関節もゆっくり動かせますが、右側の動きが左よりも緩慢です。血圧は180/100mmHg。頭痛、嘔気・嘔吐はありません。瞳孔左右差はありません。１日飲水量は不明確ですが、少ないと家族は言います。排尿は２～３回/日に減っています。

血圧が高く、右の口角の下垂、右の握力低下、利尿薬を服しているが水分摂取量が少なく、尿量が減少していることから、訪問看護師は、脱水によって血栓が生じ、左脳梗塞を起こしていると判断しました。

そこですぐに医師に報告し、救急車を要請しました。検査の結果、脳梗塞と診断されました。

5 感覚系

17 めまい

Q めまいの症状がひどくなければ、重篤な疾患の可能性は低いの？

A めまいの症状が軽くても、重篤な疾患である可能性はあります。

■ 解説

めまいの症状と重症度

メニエール病などの末梢性めまいでは、激しい嘔吐や歩けなくなることがありますが、危険な中枢性めまいほど、嘔吐症状は軽度で、歩くこともできる場合があります。めまいの症状と重症度は反比例することもあるということを念頭に入れてアセスメントをすることが大切です。

めまいの症状と主な疾患

めまいの症状からわかる主な疾患を**表2－1**にまとめます。

めまいの性質を聞くときのポイント

めまいをアセスメントする際には正確な問診が必要ですが、めまいを

表2-1 **めまいの症状と主な疾患**

	末梢性めまい	中枢性めまい	その他のめまい
主な原因	内耳の前庭器官の異常	脳幹、小脳の循環不全、脳腫瘍	高血圧、心疾患、貧血、脱水、自律神経機能異常
症状	回転性めまい、一時的で強いめまい、自律神経症状を伴う（嘔気・嘔吐、冷汗）、蝸牛症状を伴う（難聴、耳鳴り）	浮遊性めまい、持続する比較的弱いめまい、神経症状を伴う（頭痛、複視、しびれ感、手足の運動障害）	起立時にくらっとする、目の前が真っ暗になる、気が遠くなる
疾患	メニエール病、前庭神経炎、突発性難聴、良性発作性頭位めまい、外リンパ瘻	脳血管障害、脳腫瘍、変性疾患、椎骨脳底動脈循環不全	むち打ち症、起立性調節障害

言葉で表現するのは難しい場合があるため、ぐるぐる回る感じなのか、ふわふわする感じなのか、目の前が真っ暗になる感じなのか等、利用者に具体的に質問したほうが答えやすいことが多いです。

しかし、「利用者の訴えるめまいの性質＝原因疾患」というわけではないので、利用者のめまいの表現はおおまかな目安と考えたほうがよいでしょう。

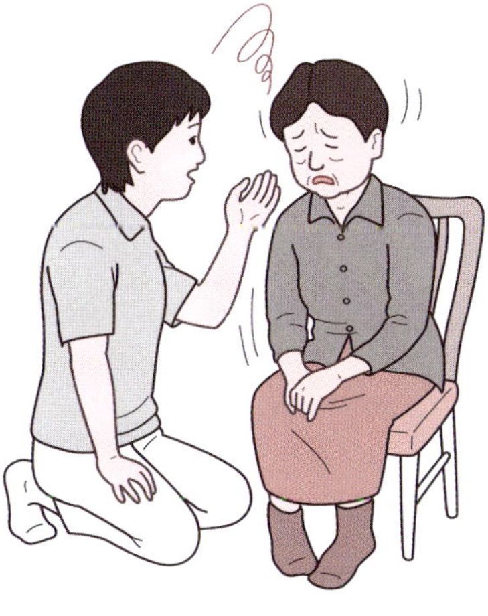

6 神経系

18 意識を確認する方法

Q **利用者の家族から「意識がない」と緊急連絡が入ったとき、どのように指示して意識を確認してもらえばよい？**

A ■ 解説

ジャパン・コーマ・スケール（JCS）の利用

意識がない場合は、緊急性が高いので効率よく意識レベルの確認をする必要があります。ジャパン・コーマ・スケール（JCS）（**表1－23**参照）の意識レベルの3段階を踏まえた、具体的な指示を利用者の家族に伝

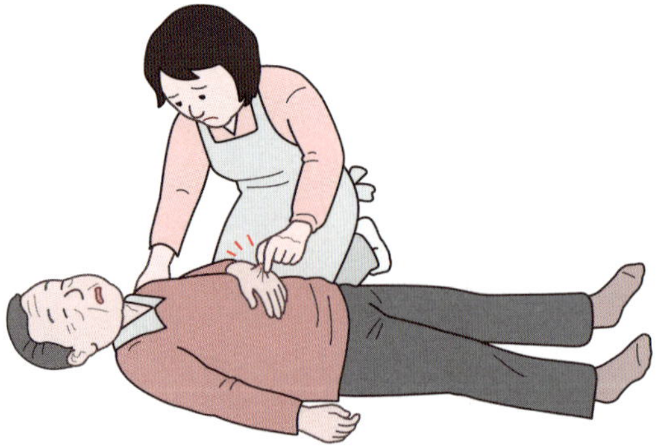

え、その反応を聞き取ることで意識レベルをアセスメントします。

① 名前を呼んで、その反応をみることで、JCSのⅠ桁「刺激しないでも覚醒している状態」であるか確認する。

② 大きく身体を揺さぶることで、JCSのⅡ桁「刺激すると覚醒する状態」であるか確認する。

③ つねるという痛み刺激の反応をみることで、JCSのⅢ桁「刺激しても覚醒しない状態」であるか確認する。

意識レベルの確かめ方

また、一般的な意識レベルの確認方法（図2―1）を伝えておくことも有効です。

図2-1 意識レベルの確認方法

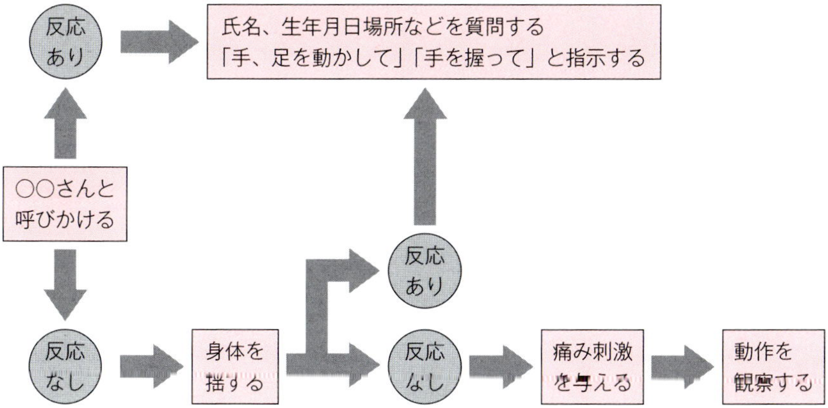

7 アセスメント時に必要な知識・技術

19 視診時の注意点

Q 視診をするときの注意点は？

A 視診では、意識状態、体位や姿勢、体格・発育、精神状態、活動性、大きさ、形、色、動き、可動性、分泌液などを見ることができます。

しかし、見えているものすべてを正確にとらえているわけではありません。人は、見たいと思うものを見るという特性をもっています。ですから、視診をするときには、何を情報としてとらえようとしているのかを意識して見ることが重要です。

■ 解説

どこから視診するか

まず全身像を見てみましょう。体格、姿勢、体位、顔貌、皮膚の色・つや、歩行、動きです。これにより、緊急性や異常の部位を判断する情報を得ることができます。

次に、身体の部分を見ましょう。異常があると考えた部位を詳細に見ていきます。頭部、顔の各部位、口腔や鼻腔の粘膜、頸部、肩、上腕、

肘、前腕、手関節、手、指、胸部、腹部、背部、脊柱、陰部、臀部、股関節、膝、下腿、足関節、足、足趾です。

左右差を見る

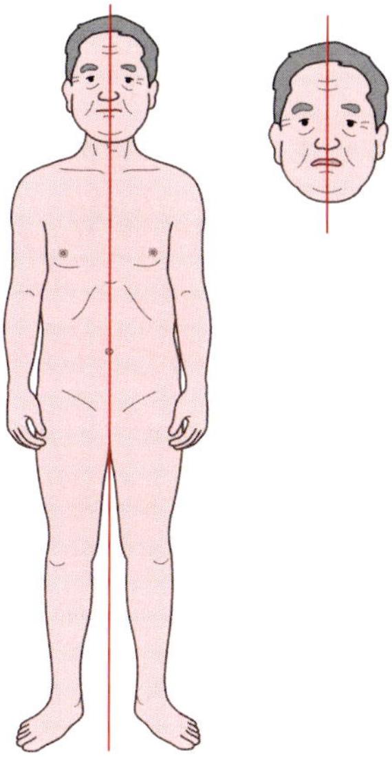

フィジカルアセスメントでは、左右差に注意して視診することが大切です。そこで視診をするときに、観察者は頭のなかで利用者に正中線を引いて観察します。すると、左右差がわかりやすくなります。

いつ視診するか

訪問看護師は利用者に会った瞬間から、視診を始める必要があります。また、ケア中は常に視診の機会に恵まれています。視診をしながら、問診をしたり、触診をしたり、聴診や打診を行うことが大切です。ケアのあとの反応も、視診する必要があります。

視診の環境と工夫

居宅の療養環境はさまざまです。広々としている居室もあれば、たくさんの荷物に埋もれるようにして生活している利用者もいます。そこで、視野をさえぎるものは、利用者の了解を得て、位置をずらす、片づけるなどして、視野を確保します。

それから、視診に必要な照度であるかを確認します。視診に必要な照度は、最低100〜200ルクス、理想的には日中300〜750ルクス、医療処置をするには1000ルクスといわれています。しかし在宅では、理想的な照度を必ずしも得られるとは限りません。日中であれば、雨戸やカーテンを開ける、日光の当たる窓際で視診するなどして、視診に必要な照度を確保します。事前に利用者に何をするのか、なぜするのかを説明し、了解を得てから行うことが大切です。白内障の人は明るい光をまぶしがるので、利用者自身に手で光をさえぎってもらうか、目を閉じてもらうなどの促しをするとよいでしょう。

また色を見るときには、照明器具や寝具、衣服の色の影響を受けていることも考慮する必要があります。観察部位の周囲を白いタオルで覆うと寝具や衣服の影響を受けにくくなります。

視診をするときの注意点

呼吸回数を視診する場合は「脈をみます」と説明し、橈骨動脈を触知しながら胸郭の動きを視診すると、正確な呼吸回数を測定できます。仮に「呼吸をみます」と言って視診をすると、利用者は観察者の呼吸に合わせて呼吸をして正確な呼吸数を測定しづらくなります。なぜなら、人は協調性のある生き物で、無意識のうちに相手に合わせようとする特性があるからです。

Column

一般的な病院の照度は、以下のとおりです（参考）。

・麻酔室・回復室　75～100ルクス
・病室　100～200ルクス
・診察室・処置室　300～750ルクス
・手術室　750～1500ルクス

20 血圧測定時の注意点

Q 血圧測定で気をつけることは？

A 血圧は、サーカディアンリズム（体内時計）の影響によって、夜から覚醒前の朝にかけては低く、覚醒直後から日中は高くなり、午後の早い時間には少し下がるものの、夕方からまた高くなります。また、食事、運動、緊張などの精神状態、気温、体位、時間帯などの影響を受けて変動します。

そこで、血圧測定するときには、訪問看護師は穏やかに利用者に接して、緊張をほぐす必要があります。特に初回訪問時、利用者は緊張しがちです。緊張すると血圧は高くなります。看護師はリラックスできるように、対応します。

室温が低ければ血管が収縮して血圧が高くなりますから、部屋を暖めます。逆に暑ければ血管は拡張して血圧は下がりますから、部屋を涼し

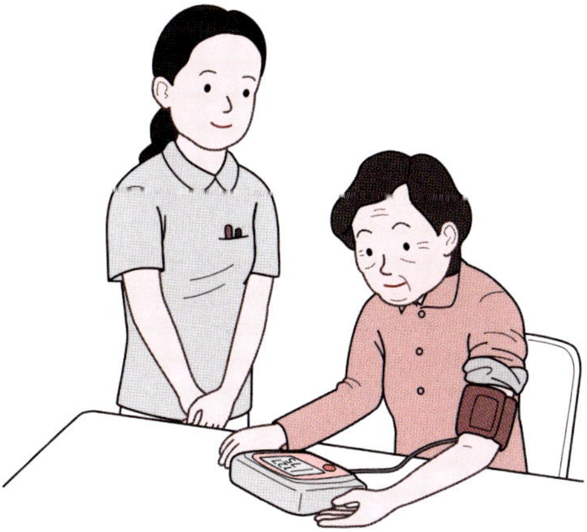

くして環境を整えます。
　居宅では、利用者自身が訪問看護師を迎えるために玄関まで移動することもありますから、座位または臥位で5分以上、安静にしてから血圧測定をします。訪問看護では、いつも同じ体位、同じ時間に測定すると、前回訪問時との比較がしやすくなります。訪問時間は、ケアの内容にもよりますが、食後の時間帯を避けて予定を組むと、より正確な血圧を測定することができます。

■ 解説
血圧を正しく測定する方法

　血圧は、一般には右上腕で測定します。ただし、乳がん術後、麻痺、拘縮がある場合は、患側とは反対側で測定しましょう。
　まず、腕を心臓と同じ高さにします。腕を心臓より上げると、血流に重力の抵抗が加わるため血圧は低くなります。逆に、腕を心臓より下げると、血流に重力が加わるため血圧が高くなります。血圧計と心臓の高さは、同じにしなくても計測値に影響はしません。
　次に、衣服の調整です。半袖であればそのままでよいのですが、長袖であれば測定する側だけ脱いでもらいます。きつい袖口を上腕までまくると、袖口で上腕をしめつけて血流を妨げてしまい、血圧が低くなるからです。薄手の寝間着や肌着の場合は、袖をまくらず、衣服の上から測定しても測定値に影響はありません。
　マンシェットの巻き方ですが、マンシェットの幅は上腕の3分の2（上腕周囲の40％幅）とされています。幅が広すぎると血圧は低く、狭すぎると高く測定されます。マンシェットは上腕との間に指が2本入る程度に巻きます。きつすぎると低く、ゆるすぎると高く測定されます。マンシェットのゴム袋の中央は正中に、マンシェットの下端は肘より2～3cm上にくるようにします。

血圧測定時の注意事項

初回訪問では、両側の血圧を測定し左右差がないか確認します。左右の血圧の差が20mmHg以上ある場合は、異常と判断します。閉塞性動脈硬化症、動脈塞栓症、解離性動脈瘤、鎖骨下動脈閉塞などで血流の障害が生じている場合にみられます。

血圧値をどう判断するか

成人の正常の収縮期血圧は130mmHg未満かつ拡張期血圧は85mmHg未満とされています。高齢者になると血管壁が硬くなるなどによって、血圧が高くなる傾向にあります。しかし、個人差が大きいのも特徴です。単に血圧の値だけで判断せず、平常と比べてどうかをみることが大切です。

血圧が示唆する危険な状態

収縮期血圧180mmHg以上、拡張期血圧110mmHg以上の場合は、脳・心血管リスクや死亡率が高いといわれ、危険です。

起床後の血圧が高い場合は、心筋梗塞のリスクが高く危険です。

脈圧（収縮期血圧と拡張期血圧の差）は60mmHg未満が正常です。脈圧が大きいと心筋梗塞のリスクが高いといわれていて危険です。

血圧が80mmHg以下であって、脈拍が微弱、呼吸も浅く速迫している場合や収縮期血圧が90mmHgでも、脈拍が120回/分以上で、尿量が減少していればショック症状ですから、注意を要します。

21 バイタルの逆転

Q **バイタルサインを測定する際、急変を察知するために大切なポイントは？**

A 呼吸数の増加と、バイタルの逆転に注意しましょう。

脈拍数が収縮期血圧を越えることを「バイタルの逆転」と呼びます。これは、ショックを起こす前の段階でみられる特徴的なバイタルサインの変調です。

■ 解説

バイタルの逆転

「バイタルの逆転」と呼ばれる脈拍数が収縮期血圧を越える（例：脈拍数120回/分、収縮期血圧100mmHg）ときは、ショックの徴候があるといえます。血圧が異常に低くない場合でも、収縮期血圧が普段より30mmHg以上の血圧低下に、主要臓器の循環障害があればショックで

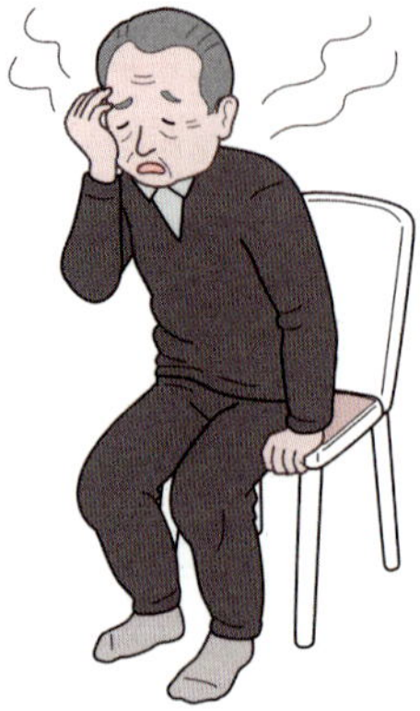

ある可能性が高く、主要臓器の循環障害の徴候（脳血流量の低下：痙攣、意識障害、腎血流量低下：乏尿、冠血流低下：心筋虚血、不整脈）にも注意が必要です。

ショックの分類

なお、ショックは表2－2のような４つに分類することができます。

表2-2　ショックの分類

循環血液量減少性ショック	重症脱水、大量出血、熱傷、腹膜炎
血液分布不均衡性ショック	敗血症、アナフィラキシー、神経調節性失神、脊髄損傷
心原性ショック	重症心不全、急性心筋梗塞、重症不整脈、心筋症、心筋炎
心外閉塞性ショック	重症肺塞栓、緊張性気胸、心タンポナーデ

22 酸素飽和度

Q　指先が真っ白になっているような、レイノー現象がみられる利用者の指でSpO_2が測れるのはなぜ？

A　SpO_2測定時、測定した指に流れていた赤血球に、たまたま酸素が多くついていたためでしょう。SpO_2の値は、全身の血液中の酸素の量を反映しているわけではなく、あくまでも、測定している部位での酸素の飽和度を示す値であるということです。

■ 解説

酸素飽和度の低下

酸素飽和度とは、動脈血中の酸素と結合したヘモグロビンの割合を示しています。

酸素解離曲線（図2―2）では、SpO_2が90％のときにPaO_2は60mmHgです。PaO_2が60mmHg以下では、身体に悪影響が出ることから、SpO_2が90％以下の場合は注意が必要です。

また、呼吸状態の評価をするときは、末梢組織への酸素の供給状態は呼吸回数に反映されるため、SpO_2のみならず、呼吸回数も同時に観察します。そして、SpO_2について記載または報告する場合は、呼吸回数についても、記載、報告する必要があります。

図2-2　**酸素解離曲線**

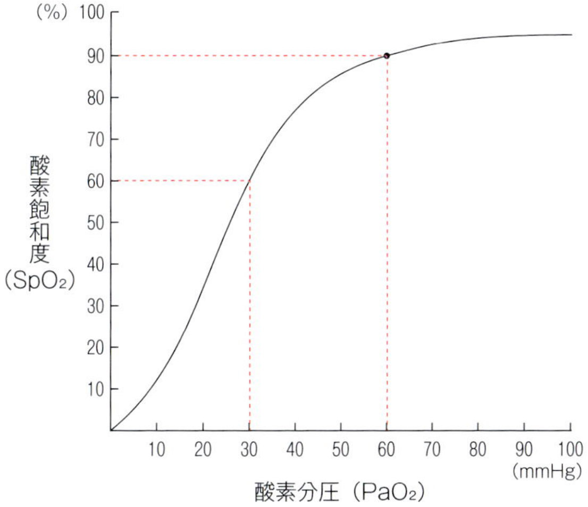
(%)
100
90
80
70
60
50
40
30
20
10
酸素飽和度（SpO2）
10
20
30
40
50
60
70
80
90
100
(mmHg)
酸素分圧（PaO2）

23 発熱

Q 前夜から38℃台の熱が続いている利用者。家族から、自宅で点滴をしてもらえないかと連絡がありましたが、どうすべき？

A 発熱の主な原因は、感染、悪性腫瘍、膠原病、薬剤です。感染では扁桃炎、気管支炎、肺炎、インフルエンザ、食中毒、腎盂腎炎、急性肝炎、膀胱炎、脳炎、髄膜炎などが考えられます。その他の原因としては、脳の障害、ホルモン異常、不明熱も考えられます。高齢者では脱水、熱中症、うつ熱などでも容易に発熱します。

発熱時対応としては、悪寒戦慄がなければ、衣服、寝具、室温を調整して、クーリングをして熱を下げます。

なお、点滴をするかどうかは、医師の指示に従います。

軽度～中等度の脱水、熱中症であれば点滴で改善すると考えられます。軽度の肺炎では、抗生物質を点滴して自宅で治療することもありま

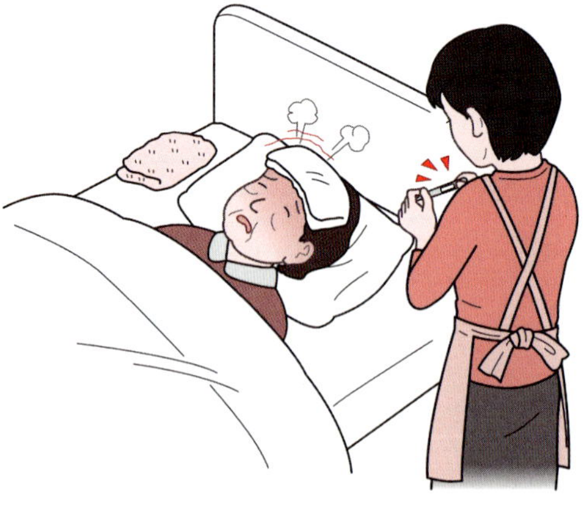

す。しかし、熱が出たから必ず点滴をするというのは適切ではありません。

38℃台の発熱という情報からは、高熱であると判断できます。発熱の原因を探り、アセスメントした内容を医師に報告し、診察を依頼することが重要です。

解説
アセスメントのポイント

まず、発熱の重症度をみる必要があります。意識レベルの低下、チアノーゼ、呼吸困難、痙攣、ひきつけ、嘔吐、腹痛、血便、尿量減少を伴っていれば緊急の対応を要します。例えば、頭痛、意識障害を伴っている場合、細菌性髄膜炎が考えられます。呼吸数が30回/分以上であれば、敗血症が考えられます。高熱で呼吸数が増加しているのに、血圧が低下している場合は、ショック症状と判断します。

また、通常の状態から原因を探ります。利用者の通常の体温はどのくらいでしょうか。小児の場合は37℃±0.5℃、成人の場合は36.5℃±0.5℃、高齢者の場合は個人差が大きく、35℃台の人も珍しくはありません。利用者が小児か成人かでも対応は変わってきます。

発熱の原因となるような状況があるか、確認する必要もあります。例えば、悪性腫瘍、膠原病では、38℃以上の発熱が続くことがあります。咽頭痛や鼻汁などの感冒症状があって悪化していた場合であれば、気管支炎や肺炎が考えられます。冬場であれば、インフルエンザも考えられます。また、嚥下困難があれば、誤嚥性の肺炎も考えられます。夏場に冷房を使用しない人の場合は、脱水や熱中症が考えられます。

随伴症状から原因を探ることも必要です。嘔吐や下痢を伴えば、食中毒や感染性胃腸炎が考えられます。腹痛や背部痛を伴えば、胆石症や胆のう炎が考えられます。尿の混濁、排尿時痛からは膀胱炎が考えられます。

発熱とバイタルサイン

発熱とバイタルサインの関係をみてみましょう。体温が１℃上昇すると、脈拍数は10回/分増加するといわれています。そして、発熱に伴い呼吸数も増加します。逆にSpO_2は低下します。高熱の場合は、意識がもうろうとしたり、痙攣を伴う場合もあります。38℃台の熱があるのに脈拍が増加しない場合には、髄膜炎やレジオネラ、サルモネラが考えられます。

発熱と点滴

発熱したら点滴をするかについて考えてみます。点滴をするかどうかは、医師の指示に従います。医師から速やかに指示を受けるためには、訪問看護師は、通常の体温、身体状況、既往歴や現病歴、療養環境や生活状況、現在服用している薬などから総合的に発熱の原因を判断し、医師に報告する必要があります。

脱水や熱中症、下痢や嘔吐などを伴い経口摂取できない場合や、感染症であって抗生物質の投与が必要な場合には、点滴は有効です。心不全がある場合は、点滴の量や滴下速度は厳密に医師の指示を確認して実施することが重要です。また、医師に報告した結果、精査や入院が必要となる場合もあります。

24 なぜ発熱しているかわからない

Q **39℃を超える高熱の割に脈拍の上昇もなく、CRP も軽い炎症が検討される範囲の0.4〜0.9mg/dL 程度で、さほど高くない状態でした。なぜ39℃も発熱しているのかわかりませんでした。発熱の判断のポイントは？**

A さまざまな原因で発熱は起こります（Q23参照）が、体温と脈拍の関係をよくアセスメントすることで、ヒントが得られることがあります。

■ 解説

比較的徐脈

体温が39℃以上であるが脈拍が100回/分程度、体温が40℃以上であるが脈拍が120回/分未満の場合のように、体温が高いにもかかわらず、脈拍の上昇がさほどみられない場合を「比較的徐脈」といいます。「比較的徐脈」がみられるときは、薬剤熱や腫瘍熱などの可能性が考えられます（表2－3）。

表2-3　**比較的徐脈がみられる病態**

細胞内寄生病原体による感染症（腸チフス、パラチフス、クラミジア肺炎、サルモネラ、レジオネラ、オウム病、デング熱、マラリア）
薬剤熱
腫瘍熱（悪性熱）
亜急性壊死性リンパ節炎（菊池病）
詐熱（故意に熱を上げる）

薬剤熱

ここでは、薬剤熱について解説します。

抗生物質による薬剤熱は比較的多くみられ、抗生物質治療を開始して一度解熱しても、再度熱発するような場合で、熱発の原因を精査しても原因が不明な場合は、薬剤熱の可能性が考えられます。

薬剤熱は、薬の半減期にもよりますが、薬剤中止後72時間以内で解熱することが多く、２か月から数年内服している薬剤でも、過敏反応が起きれば、薬剤熱を引き起こすことがあるので、判別が難しい不明熱といえます。

25敗血症のリスク判断

Q **感染症の利用者のアセスメントをするときに、緊急に受診する必要のある敗血症のリスクがあるかどうか、どのように判断したらよい?**

A 在宅では採血のデータなどがその場で得られにくいため、悪寒の程度と頻脈に注目してアセスメントしてみてください。

解説

悪寒のアセスメント

悪寒の程度には、悪寒戦慄、中等度悪寒、軽度悪寒がありますが、その程度の違いは、表2―4を参考にしてください。

軽度悪寒の場合に、頻脈(100回/分以上)でなければ、敗血症のリスクは低いと考えられます。また、65歳以下の成人で脈拍が100回/分未満、高齢者では90回/分未満で悪寒が軽度であれば、敗血症のリスクは低いといえるでしょう。しかし、腹部の膨満を認める場合には敗血症のリスクは高く、早急な対応が必要になります。

表2-4 **悪寒**

悪寒戦慄	敗血症を示唆。布団をかぶってもブルブル震えあり。
中等度悪寒	重ね着してもブルブル震えあり。
軽度悪寒	重ね着をすればブルブル震えなし。

表2-5　全身性炎症反応症候群（SIRS）の診断基準

体温＞38℃または＜36℃
呼吸数＞20回／分または、$PaCO_2$＜32mmHg
心拍数＞90回／分
白血球数12000/μL または4000/μL、幼弱好中球＞10%

高齢者の発熱の特徴と注意点

高齢者は、加齢により基礎体温が低下し、また外因性、内因性の発熱物質に対しての視床下部中枢の反応も低下しているため、感染症に罹患しても発熱しないことがあります。発熱だけを感染症の手がかりにしていると、適切にアセスメントができない可能性があります。また、感染症の徴候がみられたときは、全身性炎症反応症候群（SIRS）の項目（**表2—5**）を確認しましょう。**表2—5**の４項目のうち、２項目にあてはまる場合は全身性炎症反応症候群と定義します。その場合、敗血症を疑って血液培養等を実施する必要があります。

なお、全身性炎症性反応症候群では、低体温を示す場合があります。高齢者のように副腎機能が低下している状態では、交感神経緊張が起こりにくく、熱が末梢から奪われるため、むしろ低体温となるので注意が必要です。

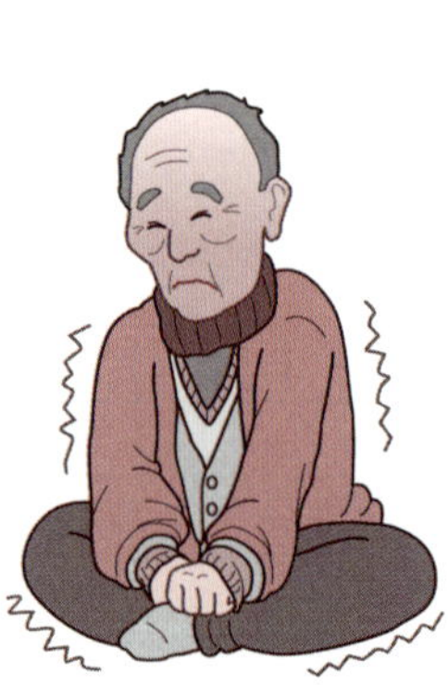

26 風邪症状のある利用者への対応

Q **風邪症状のある利用者への対応で、自宅でクーリング等の対症療法をして経過観察とするのか、抗生物質の投与など治療が必要な状況なのか判断に迷うことがあります。アセスメントのコツは？**

A 細菌感染症なのか、ウイルス感染症（風邪症候群）なのか、おおよその予測を立てたいときに、役立つルールがあります。

■ 解説

デルタ脈拍数20ルール

「急性感染症の患者の場合、体温が1℃上昇するごとに脈拍数が20回/分以上増加する場合は、細菌感染症の可能性が高い」という「デルタ脈拍数20ルール」があります。

このルールにあてはまる場合は、細菌感染症の可能性が高くなるとい

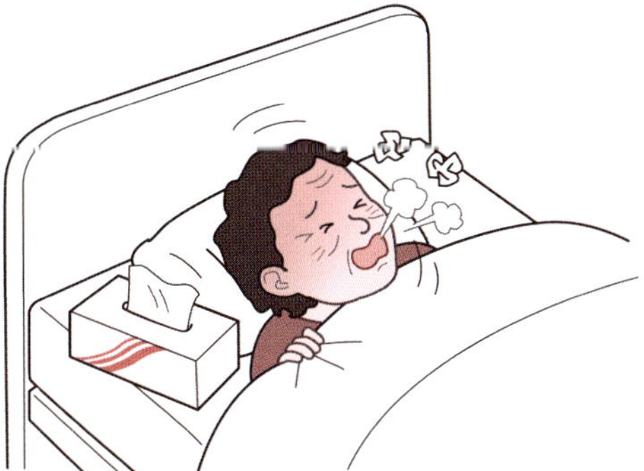

われています。

ただし、例外があり、インフルエンザウイルス感染症、ウイルス性心筋炎はウイルス感染症でも脈拍が20回/分上昇します。

ケース紹介

普段の脈拍数60回/分で平熱36.5℃の利用者が、脈拍数120回/分、38.5℃まで上昇しており、普段と比べて、脈拍が60回/分上昇、体温が2℃上昇しています。

「体温が1℃上昇するごとに脈拍数が20回/分以上増加する」という、デルタ脈拍数20ルールにあてはめると、体温が1℃上昇したのに対して脈拍は30回/分上昇していることから、ウイルス性感冒よりも細菌感染症の可能性が高いと考えられます。

抗生物質の投与にて症状が軽快したことからも、細菌感染症であったことがわかりました。

27 糖尿病の利用者が気分不快を訴える

Q　内服およびインスリン治療している糖尿病の利用者が、気分不快を訴えています。どうすればよい？

A　まず低血糖を疑ってみます。気分不快のほかに、低血糖症状はないかみてみましょう。あくび、ふらつき、イライラした様子はないか、無気力、倦怠感、思考能力の低下はないか、手の震え、冷汗はないか、動悸はするか、顔面は蒼白あるいは紅潮していないか、立っていられないか、意識がもうろうとしているかなどをみていきます。

低血糖の疑いが強くなったら、血糖値を測定します。その結果、低血糖（血糖値80mg/dL未満）であればブドウ糖を摂取してもらいましょう。

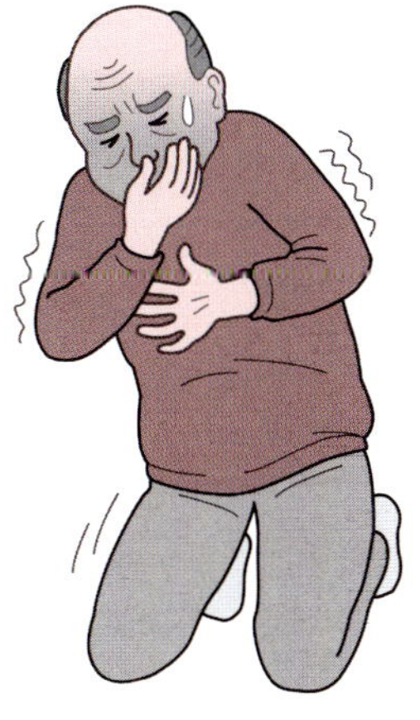

また、低血糖症状が改善したら、なぜ低血糖になったのか、原因を探ります。食事はいつ、何を、どのくらい食べたのか、血糖降下剤は、何を、どのくらい、いつ飲んだか、インスリンは何を、何単位、いつ使用したか、何をして過ごしていたか（いつもより活動量が多くなっていないか）などを確認します。

低血糖でなく気分不快であったのであれば、その他の原因を考えていきます。

■ 解説
アセスメントのポイント

正常の空腹時血糖値は80～110mg/dL、食後２時間の血糖値は80～140mg/dLです。

低血糖とは、血糖値が80mg/dL未満のことをいいます。原因は、インスリンの過剰投与、内服薬の過剰使用、食事摂取量の不足、運動量過多などがあります。

低血糖症状は、血糖値によって現れる症状に違いがあります。血糖値60～70mg/dLではあくび、ふらつき、イライラがみられます。血糖値が50mg/dL以下になると、ブドウ糖をエネルギー源としている脳の機能が低下して、計算ができないなど思考能力も低下します。また、無気力になったり、倦怠感を生じます。30～40mg/dLでは手の震え、冷汗、動悸、顔面蒼白、紅潮、立っていられない、30mg/dL以下になると意識がもうろうとし、異常行動や痙攣がみられます。そして、昏睡状態となった場合には、２時間以内に治療しなければ死亡につながります。

低血糖症状は、生命を維持するための危険信号ともいえます。低血糖になるとインスリンの分泌は抑えられ、血糖値を上昇させるホルモンであるグルカゴン、アドレナリン、成長ホルモン、コルチゾールが分泌されます。また、交感神経系のホルモンであるカテコールアミンが働いて、動悸、冷汗、震えなどの低血糖症状を示します。ただし、低血糖症状が現れないまま、突然に意識を失う無自覚低血糖もあります。

低血糖による意識昏迷を放置しておくと、死亡に至ります。血糖値を上げること、救急車要請、主治医への連絡を速やかに行うことが重要です。

対応

ブドウ糖を経口で摂取させる場合、意識があれば、ブドウ糖10～20gをなめてもらいます。意識がない場合は、ブドウ糖を歯肉や口唇または頬の内側にすり込みます。ブドウ糖を水に溶かして飲ませようとすると、誤嚥の危険があります。また、ブドウ糖を舌下に入れたり上顎にすり込もうとすると、指をかまれる危険もありますので避けましょう。

１型糖尿病の人の場合は、主治医からグルカゴンが渡されている場合もあるので、１アンプルを筋肉注射または静脈注射します。

訪問看護師は、普段の訪問時から、低血糖時の対応方法を、本人や家族、ケアチームのメンバーに指導しておく必要があります。そして、緊急時の連絡方法を指導し、連絡体制を整えておくことも大切です。

28 浮腫

Q **浮腫の原因は？**

A 浮腫の原因をアセスメントするときには、まず全身性の浮腫か、局所性の浮腫かをみます。

全身性の浮腫の場合、うっ血性心不全、肝硬変、腎不全、ネフローゼ症候群、甲状腺機能低下、低タンパク血症、薬剤、食物などのアレルギー、原因不明の特発性浮腫などが原因と考えられます。浮腫は左右対称にあるのが特徴です。

局所性の浮腫の場合、リンパ廓清、リンパ管炎、深部静脈血栓症、蜂窩織炎など局所の炎症、虫さされなどのアレルギー、火傷などが原因として考えられます。

次に、圧痕性浮腫か非圧痕性浮腫かをみます。見分け方は、浮腫のある部位を押して、痕が残るか、回復するかをみます。脛骨前面、仙骨、前頭部など、骨が皮下にある部位を拇指で５mmほど押します。圧痕は視診で確認できそうですが、指を離した後、押した部位を指先でなでて確認すると、より正確にわかります。

浮腫の多くは、圧痕性浮腫です。圧痕の回復にかかる時間が40秒未満であれば低アルブミン血症（2.5g/dL以下）、ネフローゼ症候群、肝硬変などが考えられます。40秒以上であれば、心不全、腎不全などが考えられます。

圧痕が残らない非圧痕性浮腫は、蜂窩織炎、進行したリンパ浮腫や甲状腺機能亢進などが考えられます。

解説

アセスメントのポイント

浮腫は、血管およびリンパ管以外の組織の細胞と細胞の間（組織間隙）に、過剰な水分（組織間液）が溜まった状態のことをいいます。

自覚症状としては、瞼や手足が重い、あるいは腫れぼったい、指輪がきつくなった、物を握りにくい、靴下の跡が残る、靴がはけないなどと訴えることが多いものです。気道、肺、心臓に浮腫が及ぶと、呼吸困難を訴えます。胸水、腹水も浮腫の一つです。

塩分の摂りすぎや飲みすぎで、翌朝起きたら瞼が腫れていたなど原因がはっきりしている浮腫や、慢性的にみられている浮腫の場合は、緊急性は低いと考えます。

しかし、意識レベルの低下、呼吸困難、胸痛、ショック症状を伴っている場合は、緊急性が高いと判断します。すぐに医師に報告し、救急車を要請します。

例えば、口唇や口腔の浮腫が数分以内に出現し、蕁麻疹、全身の発赤、呼吸困難などを伴う場合は、アナフィラキシーと考えられます。

慢性心不全で通常から両下肢に浮腫がある利用者の場合、感染、水分や塩分の過剰摂取などによって心不全が悪化しやすくなります。呼吸困難、起座呼吸、頸静脈の怒張、粗い断続性副雑音を認めたら、急性肺水腫が考えられます。

寝たきり、心不全で血圧が低い利用者の場合、脱水などが加わると下肢の静脈に血栓を生じて深部静脈血栓症になりやすくなります。下肢の浮腫がないか、浮腫のある腓腹筋を押したときに痛む、ホーマンズ徴候の有無をみておきます。血栓が脳血管に詰まれば脳梗塞、冠動脈に詰まれば心筋梗塞、肺動脈に詰まれば肺梗塞を起こします。

傷口から細菌が入って局所がむくんだ場合は、圧痛、熱感を伴っていれば蜂窩織炎が考えられます。

浮腫のケア

リンパ浮腫のケアとして、患部を挙上したり弾性包帯を巻いて、リンパの流れをよくする方法があります。心不全の場合は、浮腫のある下肢を挙上すると、すでに許容量を超えて肥大している心臓から行き場のない血液は、肺にうっ滞して肺水腫となります。いずれのケアを行う場合も、循環状態に負荷を与えすぎる場合がありますので、主治医の指示または許可を得てから、ケアをすることが大切です。

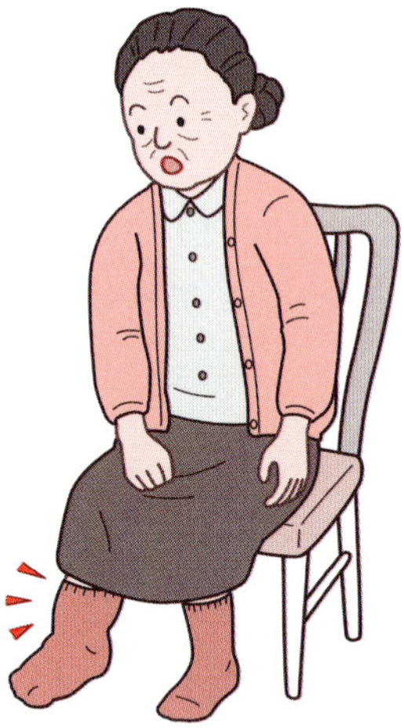

29 打撲か？　骨折か？

Q **打撲か骨折かをどう見分けたらよい？**

A 打撲とは、物にぶつかるあるいは転倒転落して身体を打つなどによって、外部から力が加わり軟部組織が損傷することをいいます。骨折とは、転倒転落や衝突など、外部から強い力が加わって骨組織の連続が絶たれることをいいます。

打撲の主な症状は痛み・腫れです。骨折の主な症状は痛み・腫れ・変形・転移（骨がずれる）・異常可動（関節ではない部位で骨が動くあるいは曲がること）です。

打撲と骨折の症状は似ていますが、骨折にだけみられる症状は、変形・転移・異常可動です。つまり、変形・転移・異常可動を認めれば骨折といえます。

変形・転移・異常可動は、視診や触診で確認できます。

変形・転移・異常可動が明らかでない場合は、次のようにして見分けます。

痛む部位の周囲を軽く指でたたきます。受傷部位に響く場合は骨折、響かなければ打撲、急激な腫れの場合は骨折、ゆっくり腫れた場合は打撲の可能性が高いといえます。

骨折の診断は、X線撮影をしなければわかりません。

■ 解説

アセスメントのポイント

まず、意識レベルや顔色・口唇色、冷汗の有無をみます。骨折の場合、骨の周囲にある多数の血管が傷ついて多量に出血し、血圧低下や気分不快、ショック症状となる場合があるからです。

次に、体位や姿勢をみます。立位が可能であれば、大腿骨頸部骨折はない可能性が高いと考えられます。ただし高齢者では、痛みに対する感受性が低くなっているために痛みを感じず、大腿骨頸部骨折があっても骨折部位がずれていなければ歩ける場合もあることを念頭に置いておく必要があります。

解放骨折の場合には、骨が皮膚を突き破って外に出ていますので、視診で確認することができます。

緊急性の判断などをするために、問診では「いつ転びましたか」（受傷時刻）と聞きます。転んでから長時間経過していて、その間、いつもどおりに生活ができていたとしたら、緊急性はないと考えられます。「どこで、どのようにして転びましたか」（受傷した場所、状況）を聞くと、転んだ状態から受傷した部位が推測できます。また、「どこが痛みますか」（部位）と聞くと、受傷部位がわかります。骨折している場合は、患部を動かすことができません。そして、「しびれるところはありますか」と聞きます。骨折している場合には、骨周囲の神経を傷つけているとしびれを生じる場合があります。

骨粗鬆症やがんが骨に転移している人は、骨が脆弱になっているため容易に骨折する場合があります。ですから、骨折を繰り返している人は、病名や既往歴も大切な情報なのです。

認知症の利用者の場合、受傷時の様子や受傷後の経過を覚えていない、あるいはうまく答えられないこともあります。その場合には、受傷時に居合わせた人、例えば家族やサービス提供者などに聞いて、できるだけ情報を集めるとよいでしょう。

軽い打撲の場合には、内出血はしても腫れないことがあります。骨折の場合にも、血管を傷つけていない微細な肋骨骨折や骨盤骨折の場合には腫れないことがあります。また、認知症の利用者の場合は、骨折に出血を伴っていても痛みを訴えない場合もあります。

転倒や転落をしたと聞いたら、受診を勧めましょう。

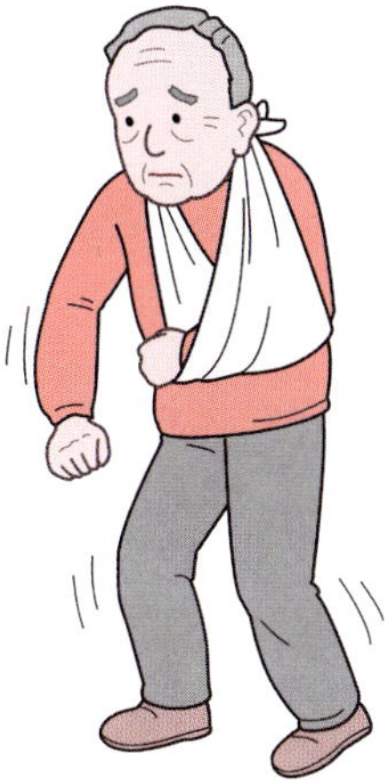

30 認知症が疑われるとき

Q **利用者が認知症ではないかと思ったとき、どのようなタイミングで受診を勧めたらいいの？**

A アルツハイマー型認知症は早期に薬物療法を始めることで進行を遅らせ、ADLの維持、介護者の介護時間の減少、医療費・介護費用の低減が期待できます。症状に気づいた時点で、なるべく早期に受診、診断、治療につなげることが大切です。また、診断を受けないまま周囲には認知症と思われて対応されていて、実はうつやせん妄であったということもあります。適切な対応が受けられるようにするためにも、受診して正しい診断を受けることが必要です。

■ 解説

早期の受診が大切

認知症とは、記憶力や判断力の低下などの認知機能障害により、生活に支障をきたした状態をいいます。最近の出来事を忘れてしまう、日付がわからない、道を間違える、感情の起伏が大きい、金銭や持ち物を盗られたと言い張る、使い慣れた物が使えない等の症状から、周囲が疑いをもち始めることが多いようです。

加齢による症状だと思いたい家族の気持ちもあり、どのタイミングで受診を勧めるか、利用者・家族の気持ちを考えると躊躇することがあるかもしれません。しかし、それまでの利用者・家族との関係性から、利用者の現状を客観的に伝え、生活上の支障や混乱を最小にするよう支援していきたい気持ちを伝えましょう。前述のように、早期の治療で進行を送らせることができること、原因疾患によって症状や治療が異なることから、診断を受けて適切な治療と対応につなげたいということを伝えていくことが大切です。同時に訪問看護師は、利用者の状況を、生活歴や本人をよく知る家族や友人等の話から理解して、適切な支援をするよう努めましょう。

その人らしく、もっている力を活用できるようにするには、落ち着ける馴染みの環境づくりや多職種チームによる支援が必要です。困りごとに対応できるようサービスの調整をする、本人の力を活用できるよう見やすい場所に行動の手順を書いておく、場所をわかりやすく表示するなどの工夫もできます。本人の変化に戸惑う家族の支援も視野に入れ、その家族が支援チームの一員として機能できるように考えていきましょう。

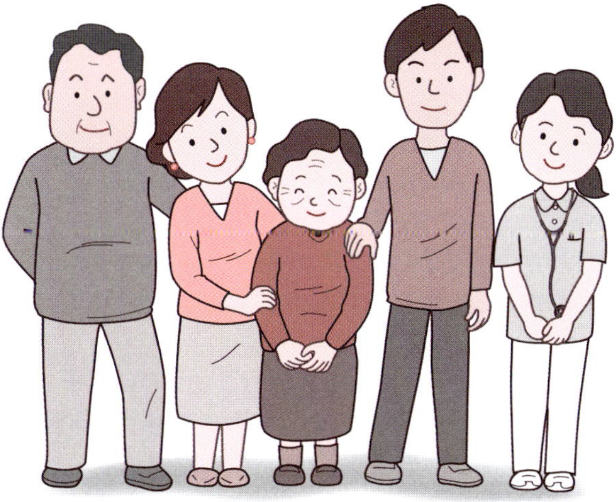

Column

ここでは、フィジカルアセスメントにおけるちょっとした疑問に答えます。

Q　手で皮膚温をみるときは、なぜ手背を使うの？

A　手掌より手背のほうが皮膚温が低く、測定者の体温の影響を受けにくいためです。

Q　打診時に利き手と反対の指を打診部位に密着させるのはなぜ？

A　硬い骨を介することで音の響きがよくなり、打診部位の様子がわかりやすいためです。

Q　臥位での触診や打診時に利用者の右側に立つのはなぜ？

A　右利きの人は利用者の右側に立つほうが表情や頸静脈が見やすく、肝臓の打診も右側からのほうが行いやすいためです。

第3章

実践事例

1 人工呼吸器装着による合併症を起こした高齢者のアセスメントと看護ケア

事例紹介

本人の状況： A さん、男性、70代

病歴： 5 年前に ALS と診断される。

身体的状況： 呼吸機能の低下により 3 年前より NPPV を装着。調子がよいときは連続して 3 時間程度は離脱することが可能。呼吸器の装着離脱は、何とか自力でできている。伝い歩き可能で、トイレ動作もゆっくりではあるが自立している。

家族の状況： 70代の妻と二人暮らし。妻は腰痛があり、最近家事をするのがつらくなっている。

■ 事例

Aさんは最近、便がスッキリ出なくなって困っていると話しています。便意はあるものの、トイレに行っても少量しか出ず、いつも腹部が張っているような感じがしているとのことです。食事摂取量も低下し、

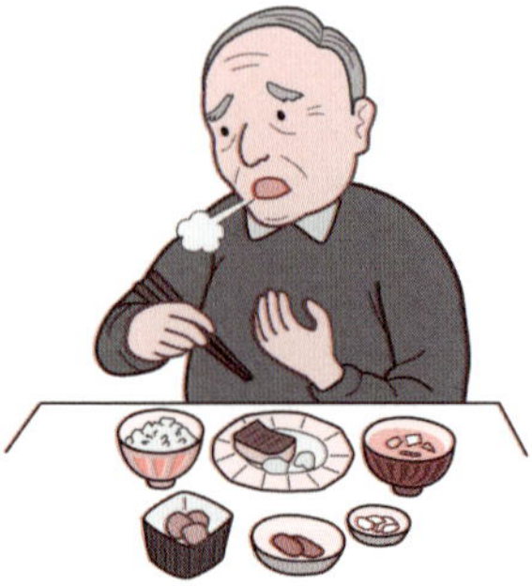

妻がつくった料理も残すことが多くなっています。妻は夫のために、腰痛を我慢してつくったのに料理を残されることが多く、それについて文句を言っても返事もしない、とＡさんのことを怒っています。最近では夫婦の会話も少なくなっています。Ａさんははっきりした不調もないのに気分が沈みがちということで、抗うつ薬が処方されました。

アセスメントのポイント

NPPV装着によるメリットだけでなく、デメリットにも目を向けて症状の出現を予測し、早期に対処することが必要です。NPPV装着時は吸気圧により胃内に空気が溜まりがちです。また、吸気圧により浸出性中耳炎になることがあります。

看護計画

看護問題①：常に腹満感があり、食事摂取量が低下している

看護問題②：難聴のため、妻とのコミュニケーションに支障をきたしている

看護目標①：腹満感が軽減し、食事摂取量が増える

看護目標②：難聴が改善し、妻と良好にコミュニケーションがとれる

看護計画①：

ＯＰ：①腹部の状態（視診・聴診・打診・触診で観察する）
②排便の状況（間隔・量・性状など）
③食事摂取量、内容

ＴＰ：①腹部のマッサージ・温罨法
②下剤や浣腸の使用について、本人、医師と相談する

ＥＰ：①腹部のマッサージ・温罨法の方法
②食事内容（炭酸飲料や麺類を減らすなど）

看護計画②：

ＯＰ：耳の状況（聴力・耳閉感など）

ＴＰ：①耳鼻科受診を勧める
②呼吸器の吸気圧の評価を医師に依頼する

ＥＰ：呼吸器装着で滲出性中耳炎が起こり得ることをＡさんと妻に説明する

■ 看護の展開

訪問看護師は、Ａさんとゆっくり話す機会をつくり、さまざまな思いを確認しました。妻がＡさんのために料理をしてくれていることをありがたいと思っているのですが、つくってもらった物はお腹が張って多くは食べられないとのことです。便が出そうな気がして頻繁にトイレに行き、疲れるのでベッドで休んでいると、妻がＡさんに「何で話を聞いてくれないのか」と怒っているそうです。妻と二人きりなのに最近は楽しく話すこともなく、身体の調子もスッキリせず、疲れていると話しました。

そこで訪問看護師は、腹部の視診、聴診、打診、触診で腸蠕動音が強く、鼓音が著明であることを確認しました。訪問看護師は、Ａさんの腹満はNPPVの吸気圧により胃内に空気が溜まることによるものとアセスメントしました。そして、そのことをＡさんと妻にもわかるように説明

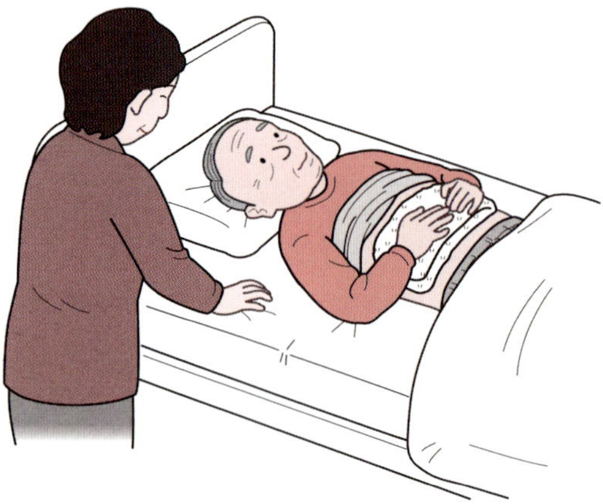

し、腹部の温罨法とマッサージによる排ガスを促し、自分でも温罨法をすることを勧めました。

また、Ａさんとの会話中、Ａさんから聞き返されることが多かったので、訪問看護師は後方からささやき声で話し、左側が聴きにくい状態であることを確認しました。そして、NPPV装着による滲出性中耳炎を考え、Ａさんと妻に耳鼻科受診を勧めました。

事例の振り返り

NPPV装着によりＡさんの夜間の呼吸困難が軽減したことに安心し、訪問看護師は、装着による合併症の説明をしていませんでした。結果として、合併症が起きたあとに、食事摂取量低下や妻の話を聞いていないようなＡさんの様子が、NPPV装着による腹満や中耳炎が原因と考えられることを話すことになってしまいました。訪問看護師は、具体的な対処方法のほか、今後起こり得ることとして、マスクの圧迫による皮膚トラブルや口腔の乾燥による不快感についても説明しましたが、いずれも装着前・装着時にしておくべきことでした。

在宅での医療処置は問題なく施行されることが第一ですが、それにより起こり得る合併症を事前に説明し、早期に気づき対処できるように、利用者・家族・医療者で協力していくことが必要です。

2 経口摂取訓練を始める際のアセスメントと看護ケア

事例紹介

本人の状況：Bさん、女性、80代。要介護4

病歴：5か月前に脳梗塞にて入院

身体的状況：左片麻痺あり、ADLは全介助。右上肢は自分で動かすことができ、介助で端座位になるとベッド柵につかまって保持することができる。発語でのコミュニケーションはとれないが、質問にうなずいたり首を振ったりして応えることはある。胃瘻からの経管栄養中。バイタルサインはBP110/62mmHg、P72回/分、BT36.5℃、$SpO_2$96%前後で安定している。

家族の状況：50代の娘と二人暮らし。娘は仕事を辞めて献身的に介護している。

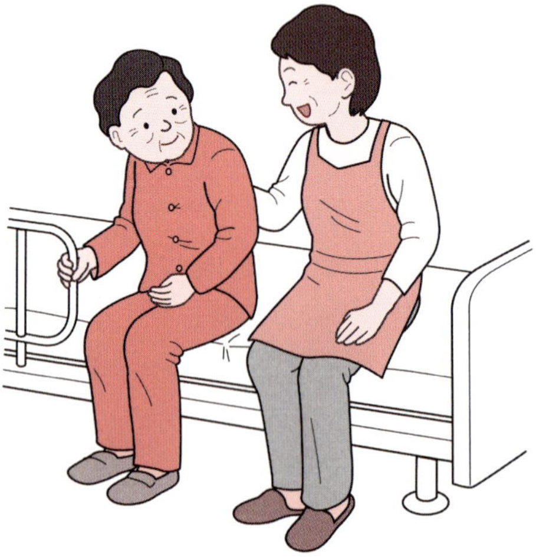

事例

退院して、Ｂさんが自宅療養を始めて１週間が経過した頃のこと。Ｂさんのバイタルサインは安定していましたが、娘は、Ｂさんが自宅に帰ってから「アーアー」と声を出すことが増えた、端座位も安定しているなど、Ｂさんの変化を感じていると話しました。Ｂさんは上下顎とも全義歯ですが、入院中から義歯は装着していません。Ｂさんは食べることが好きなので、娘は少量でも食べさせてあげたいという希望をもっており、訪問看護師に相談がありました。

アセスメントのポイント

摂食を進めていくには、全身状態が安定していること、摂食嚥下ができる良肢位がとれること、口腔内にトラブルがないこと、外部刺激をある程度理解できること等の条件が必要です。また、介護者が介助方法を理解して実行できること、適切な形態の食べ物を用意できること、口腔ケアができることなどの条件も必要になります。

看護計画

看護問題：脳梗塞後の麻痺による嚥下障害のため経口摂取ができない
看護目標：誤嚥をせずに経口摂取ができ、味を楽しむことができる
看護計画：

ＯＰ：全身状態、口腔の状態

ＴＰ：①口腔ケア後、義歯を装着する

②口周囲、頸部、肩のマッサージをして筋緊張を緩和し、唾液分泌を促進する

③反復唾液嚥下テストから段階を踏んで、嚥下リハビリテーションを施行する

④訪問歯科との連携（口腔ケアと嚥下機能の評価を共有する）

ＥＰ：①嚥下リハビリテーションの方法・リスクを娘に説明する
②娘の試行方法を確認し助言する

看護の展開

訪問看護師も、在宅療養を始めてから、Ｂさんの表情がしっかりしてきたこと、端座位保持が安定していること、言葉にならないものの声を出す場面が増えたことを感じていました。Ｂさんの肺音は清明です。口腔内に傷はなく、娘により口腔ケアもきちんと施行できていました。そこで、訪問看護師は日中の義歯の装着について、顔貌を整えたり、発声しやすくなったり、体動時に力を入れやすかったり、嚥下練習ができたりと、メリットが大きいことを説明し、装着を勧めました。

Ｂさんは口を閉じると左側の口唇がやや下がり、完全に閉じることができません。舌を前に出すと左に寄ります。脳梗塞により左片麻痺があり、左側から誤嚥しやすい状況であることがわかりました。一方で、訪問看護師や娘の問いかけに応えるなど指示を理解し行動できる理解力があることもわかりました。

そこで、訪問看護師は、毎回の訪問時に口腔ケアを施行しながら、舌や頬粘膜、口唇を刺激することにしました。Ｂさんに話しかけながら、

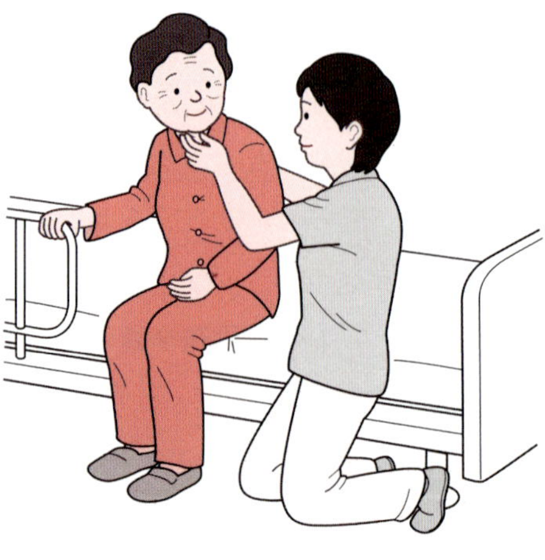

開口や発声を促しました。また、口腔内が潤ってきたところで、唾液を飲み込んでみるように促しました。Bさんは30秒間に１回の飲み込みができ、終了後の頸部聴診では湿性気管音は聴取しませんでした。

しばらく、口腔ケアと反復唾液嚥下テストを継続することにしました。また、歯や歯肉の状態の評価と治療をして、嚥下リハビリテーションを効果的に継続していくために、訪問歯科の利用を提案しました。それに対し、是非そうしたいという娘の希望があり、ケアマネジャーに相談のうえ、導入することになりました。

口腔ケアを行うことは肺炎の予防になり、間接訓練は認知面でもよい刺激になります。現在、Bさんの体調や疲労の様子を見ながら、口腔ケアと間接訓練を継続していますが、まだ反復唾液嚥下テストをかろうじて１回できる程度（３回以上できないと直接訓練は危険）なので、当分直接訓練はできない状態です。

娘には、胃瘻から栄養は十分とれているので、ゆっくりと取り組んでいきましょうと訪問看護師から説明をしています。

事例の振り返り

入院中に嚥下障害、胃食道逆流などが生じていると、経口摂取が禁止となり、胃瘻からの栄養注入や中心静脈栄養となって退院してくる利用者がいます。退院して在宅療養が始まっても、入院中の指示をただ継続して禁食のままにしていることも多くあります。

しかし、全身状態が安定したあとは、本人・家族の希望に応じて、経口摂取ができる可能性を探っていくことが大切です。口腔の状況、麻痺の状況、唾液の量、排泄状況をアセスメントし、医師に相談しながら段階を踏んだ介入をしていきましょう。食事は人間の基本的な楽しみであり、日々の意欲につながります。

問題状況への看護だけでなく、現在よりよい状態をつくる看護にも目を向けていきたいものです。

3 経鼻経管栄養をしている高齢者のアセスメントと看護ケア

事例紹介

本人の状況：Cさん、男性、80歳代後半。要介護２

病歴：８年前に手の振戦を発症し、パーキンソン病と診断された。嚥下障害が進み、６年前に胃瘻を造設。胃瘻は、バルーンチューブ型を使用している。かかりつけ医が２週間に１回訪問診療している。病状は、内服治療とリハビリテーションによって進行は緩やか。６か月に１回、専門医に受診して胃瘻のバルーンチューブ交換をしている。唾液を飲み込むのは困難であるが、自己吸引はしている。

身体的状況：嚥下困難、手の振戦、小刻み歩行、前傾姿勢、すくみ足、嗄声がある。日中は１階の居間でいすに座って過ごし、夜間は２階で介護ベッドに寝ている。排泄、入浴、更衣に時間はかかるが、一人でできる。毎朝、歩行器を使用して家の前を往復する。訪問看護で転倒予防や筋力低下予防リハビリテーションをしており、日常生活動作の低下はない。身長162cm、体重48kg。

家族の状況：３年前に妻を亡くしてからは独居。妻が健在なときは、二人で一緒にデイサービスを週２回利用していたが、現在は訪問看護を週３回利用。二人の子どもが交代で介護に来ている。子どもは仕事や家庭があり、常時いることはできないが、受診の付き添い、服薬の確認、入浴の見守り、掃除、買い物などをしている。

■ 事例

Cさんは、医師や訪問看護師の相談援助や指導を受けて、夏の時期や発熱時には水分量を増やす、活動量や排便状況に応じて栄養剤を調整するという方法を取得していました。

しかし、半年前から胃瘻部周囲に栄養剤が漏れるようになりました。そのため、胃瘻部周辺の皮膚の発赤、浸軟が出現しました。胃瘻周囲の皮膚は、訪問時および入浴時に微温湯で洗浄し、アズノールを塗布したあとガーゼで保護していますが、徐々に悪化してきています。また、Cさんは栄養注入後に腹満感を訴えてもいます。

■ アセスメントのポイント

胃瘻から栄養剤が漏れて、皮膚が炎症を起こしているという情報がある場合、「なぜ胃瘻から栄養剤が漏れるようになったのか」という視点からアセスメントします。

経管栄養剤の内容・量は適切か、栄養剤注入の手技や体位は適切か、栄養剤の消化吸収は悪化していないか、排便は良好かをアセスメントする必要があります。

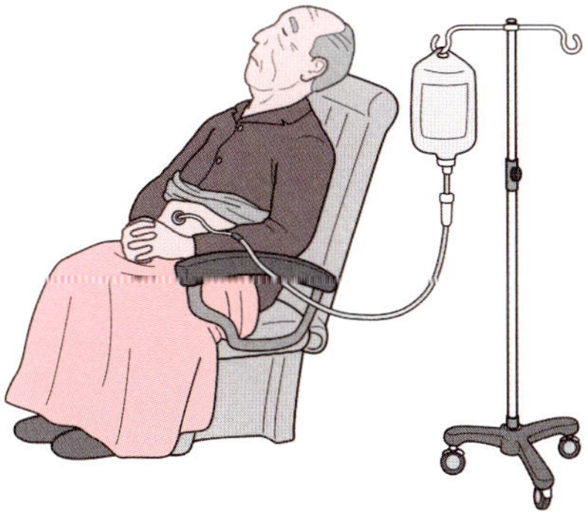

■ 看護計画

看護問題：胃瘻から栄養剤が漏れて、胃瘻周囲の皮膚が炎症を起こしている。

看護目標：１か月以内に胃瘻からの栄養剤の漏れがなくなり、皮膚炎が改善する。

看護計画：

ＯＰ：①栄養剤の内容、水分量、エネルギー量、栄養剤注入時の体位、注入時刻、注入に要する時間、栄養状態（体重、採血結果）
②腹部状態、排便状態
③胃瘻周囲の皮膚の状態

ＴＰ：①一緒に経管栄養の注入を行う
②皮膚のケアを行う

ＥＰ：①栄養剤の注入の手技、姿勢
②栄養剤および１日水分量の調整方法
③皮膚のケア方法

■ 看護の展開

1）アセスメント

以下のような点をアセスメントしていきます。

栄養剤の内容・水分量

Ｃさんの栄養剤は、朝・昼はラコール（200mL入り）を２パックとエンシュア・リキッド１/２缶（125mL）、夕はラコール（200mL入り）２パックのみです。毎回、栄養剤の後にＣさんには、薬と管洗浄用の微温湯80mLを注入しています。さらに昼と夕の中間には、気温や運動量によって水またはスポーツ飲料を100〜200mL追加しています。

Ｃさんが使用している栄養剤のカロリーと水分量を計算してみると（**表3−1**）、ラコールは１パック200mL、200kcal、水分量は85％ですか

表3-1　Cさんが使用している栄養剤の容量・エネルギー量・水分量

	ラコール	エンシュア・リキッド
容量　(mL)	200	250
エネルギー量（kcal）	200	250
水分量　(mL)	170	213

ら170mLです。Cさんは朝・昼・夕各2パック使用していますから、1日6パック、エネルギー量は200kcal×6パック＝1200kcal、水分量は170mL×6パック＝1020mLとなります。エンシュア・リキッドは1/2缶ずつ、朝・昼と使用していますから、1日1缶250mL（250kcal、213mL）となります。

つまり、Cさんが1日に得ているエネルギー量は1200kcal＋250kcal＝1450kcal、水分量は1020mL＋213mL＋100～200mL（間食用の水分）=1333～1433mLとなります。

厚生労働省による「日本人の食事摂取基準」（2015年版）によると、高齢者の1日当たりの推定エネルギー必要量は、基礎代謝基準値（kcal/kg体重/日）×参照体重（kg）×身体活動レベルで求めることができます。水分量は体重1kg当たり25mLです。

Cさんの推定エネルギー必要量を計算すると、21.5kcal/kg×48kg（体重）×1.45（低い身体活動レベル）＝1496.4kcalです。しかし、実際に摂取しているカロリーは1450kcalなので46.4kcal少ないことがわかります。

続いて、Cさんの必要水分摂取量を計算すると、25mL×48kg＝1200mLですが、実際は1333～1433mLと133～233mL多いことがわかります。

これらに加えて、Cさんが栄養注入後に腹満感を訴えていること、リクライニング姿勢を保持できないこと、体重が増えて腹部に脂肪がつき胃瘻の羽を圧迫していることも併せて考えると、エネルギー量と水分量を減らす必要がありそうだと考えられます。

栄養状態

Ｃさんの体重は48kgですが、６年間で８kg増加しています。３年前にデイサービスの利用をやめたことから活動量が減少したものの、栄養剤を変更していないことから、活動量に比べエネルギー量が多くなったと考えられます。

注入時の体位

Ｃさんは注入時、リクライニングチェアの背もたれを倒しています。しかし、注入後は腹満感が強いため、すぐに上体を起こしています。上体を起こし胃が圧迫されること、栄養剤の容量が多いことが腹満感と漏れを生じていると推測されます。

注入の時刻・間隔・要する時間

栄養剤の注入は６時間間隔で、朝７時、昼13時、夕19時に開始しています。昼食と夕食の食間にあたる16時に、水またはスポーツ飲料を注入しています。注入にかかる時間は、朝・昼・夕ともに90分です。食間の水分注入には30分程度かけています。

栄養剤の注入時刻は等間隔で、注入速度、問題はないと考えられます。

注入後の腹部状態

注入後、Ｃさんは腹満感を強く感じると訴えます。胃瘻周囲からは常に栄養剤がじわじわと漏れており、胃瘻部周囲の皮膚は炎症を起こしています。週３回の訪問看護と毎日の入浴後に、胃瘻部を微温湯で洗浄しアズノールを塗布したあとにガーゼ保護していますが、皮膚炎は悪化しています。

便秘の有無

栄養剤注入後の強い腹満感から、胃の蠕動運動の低下によって滞留時間の延長や消化吸収力が低下しているのではないかと考えられます。しかし、これまでと変わらず、下剤で毎日排便があることから、問題ないと考えてよいでしょう。

2）アセスメントの結果

活動量が低下したＣさんにとって、現在の栄養剤は、容量、エネルギー量、水分量ともに過剰となっており、そのため胃瘻周囲から栄養剤が漏れていると判断しました。

3）看護ケア

スキンケア

胃瘻からの漏れが多く、衣服が濡れるため、胃瘻周囲の保護をしていたこよりをガーゼに変更しました。１日１回だったガーゼ交換を家族や本人の協力を得て、１日３回に増やし、栄養剤が皮膚に付着している状態を軽減しました。

栄養剤と水分量の変更

主治医には、Ｃさんの栄養量および水分量と必要な栄養量と水分量を整理して報告し、栄養量および水分量の調整について相談しました。そして、Ｃさんにとって必要な栄養量と水分量に変更するため、栄養剤と水分量の変更を検討することになりました。

その結果、栄養剤としてエンシュア・Ｈ（250mL/缶、375kcal、水分量194mL）を朝・昼・夕に各１缶（容量250mL×３缶＝750mL、375kcal×３缶＝1125kcal（以前と比較して325kcal減）、水分量194mL×３缶＝582mL）を使用し、朝・昼・夕に薬用および管洗浄用の微温湯200mLと昼夕の食間の水分100mL注入（水分の総合計200mL×３回＋100mL＋エンシュア・Ｈの水分582mL＝1282mL）（以前と比較して51～151mL減）するよう指示変更がありました。

事例の振り返り

嚥下困難となったＣさんは、胃瘻から栄養を摂ることによって体重が増えて体力もつき、デイサービスを利用するなど活動量が増えていました。しかし、妻の死後にはデイサービスの利用をやめたため、活動量が低下しました。ケアマネジャー、訪問看護師、家族、主治医とも、精神的な落ち込みによる一時的な活動量低下だと考え、その時点では栄養量を変更することは考えませんでした。

その状態が３年続いたことで、活動量と摂取エネルギー量および水分量過多となり、胃瘻から栄養剤が漏れて皮膚炎を生じたと考えます。

同じ利用者であっても、加齢、身体状況の変化、活動量の変化を常にアセスメントすることが重要であることがわかりました。

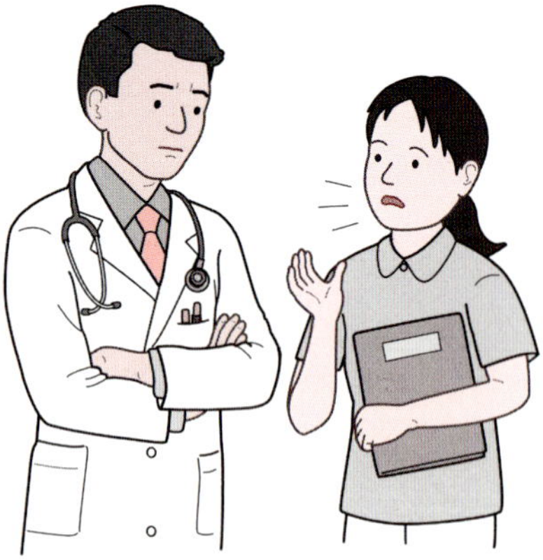

4 運動失調のある人のアセスメントと看護ケア

事例紹介

本人の状況：Dさん、男性、50代

病歴：健康診断で高血圧、心房細動を指摘されていたが、自覚症状がなく放置していた。

身体的状況：日常生活に不自由はなく、会社勤めをしながら、外出が大変な母親に代わって買い物やゴミ捨てなどの家事を担っていた。

家族の状況：80代の母親と二人暮らし。母親は膝関節症のため歩行困難で、室内は自立しているが、外出には介助が必要。リハビリテーション目的で訪問看護を週２回利用している。

事例

朝、Dさんは出勤のため、いつものように支度を始めましたが、身体

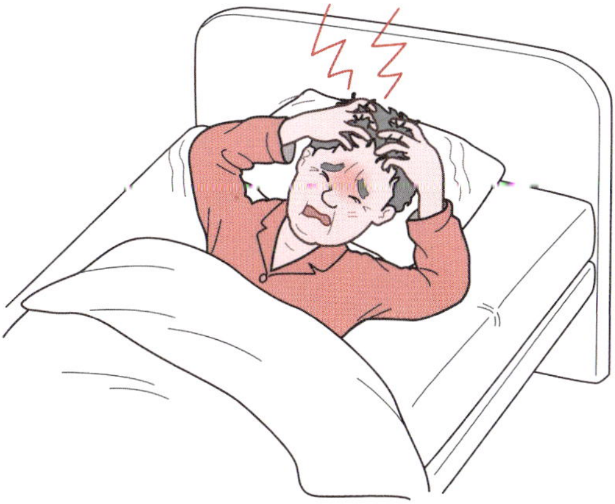

が思うように動かず、午後から出勤することにしてベッドで休んでいました。Dさんの母親を訪問した看護師がDさんの具合が悪いことを聞き、様子を確認しました。Dさんのバイタルサインは、BP160/84mmHg、P78回/分、BT36.5℃、$SpO_2$96%、JCS20でした。

■ アセスメントのポイント

これまで症状のなかった人が急に動けなくなったときは、脳梗塞、脳出血などの脳の損傷を考えます。骨折などの整形外科的問題も考えられますが、まずは生命にかかわることから早急にアセスメントしていきます。バイタルサインと同時に、対光反射、運動麻痺、痙攣、髄膜刺激症状の有無などの神経学的所見を観察する必要があります。

■ 看護計画

看護問題：急な運動障害の出現から、生命にかかわる疾患にかかった可能性がある

看護目標：早期に適切な治療が受けられる

看護計画：

ＯＰ：①バイタルサイン、神経学的所見

②（発語が可能であれば）自覚症状、経過

ＴＰ：①家族から状況を聞き取り、受診や救急車要請の必要性を判断する

②本人・家族にアセスメントの内容を伝え、受診までの段どりや必要な連絡の支援をする

■ 看護の展開

訪問看護師はDさんのバイタルサインを測定し、対光反射、運動麻痺、痙攣、髄膜刺激症状の有無などの神経学的所見を観察しました。そして、対光反射あり、アニソコリア（瞳孔に１mm以上の左右差がある

状態で、脳ヘルニア等の徴候を示します）なし、左上下肢に麻痺あり、痙攣・髄膜刺激症状なし、ということを確認しました。この結果と高血圧や心房細動の既往から、訪問看護師はＤさんに脳梗塞の可能性があるとアセスメントしました。

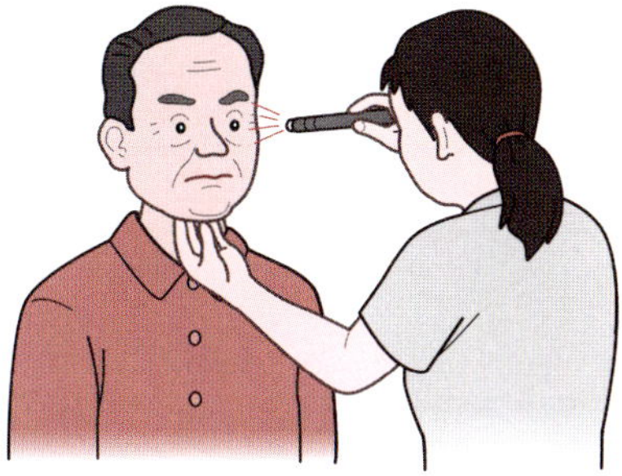

Ｄさんの母親の話から、Ｄさんは発症後２時間程度と推測されました。脳梗塞であった場合、血栓溶解療法（ｔ-PA）の適応になると考え、救急車要請による速やかな受診が必要であると判断しました。

訪問看護師はＤさんと母親に緊急を要する疾患の可能性があることを説明し、了承を得て救急車を要請しました。また、Ｄさんの母親は病院に行くことができないため、Ｄさんの姉に電話をして病院に行ってもらうよう連絡しました。

■ 事例の振り返り

同居家族がいても日中独居の人が多く、訪問しても家族とは顔を合わせないことは少なくありません。しかし、訪問看護の対象は、利用者個人だけでなく、家族も含まれます。日頃から家族の健康状態にも配慮し、心配事があったときには相談してもらえる関係をつくっておくことが大切です。

また、既往歴の詳細がわからない、または何の事前情報もないままに、身体状況をアセスメントしなければならない場面もあります。そのようなときに優先事項は何なのかを瞬時に判断するためには、フィジカルアセスメントの幅広い知識が必要になります。

5 運動障害のある高齢者のアセスメントと看護ケア

事例紹介

本人の状況：Eさん、男性、70歳代後半。介護保険申請中

病歴：若い頃から高血圧症で内服治療をしていた。5年前と3年前に脳梗塞になり、入院して点滴治療を受けた。3年前には認知症と診断され、内服治療をしている。半年ほど前からは原因不明の肺炎を繰り返していて、外来で点滴治療と内服治療をしている。

身体的情報：数日前に階段から転落し、右の上半身に打撲痛がある。痛みのため介助しないと、体位変換も起き上がりもできない。立位がとれれば、ゆっくりと歩くことはできる。咳と痰が時々あり。痰は茶色から黄色の粘稠性。息苦しさはないが、食事中に咳き込むことがある。

家族の状況：一軒家に妻と二人暮らし。妻は、姉を一人で介護して看取った経験があり、これまで介護サービス利用の必要性は感じていなかった。今回、打撲によってEさんが動けなくなり、入浴も着替えもできない状態であることから、主治医に訪問看護を勧められて利用をすることとなった。

■ 事例

主治医から「数日前の夜、自宅2階の階段から転落し、骨折はないが打撲痛で動けない方です。4か月前から肺炎を繰り返していますが、原因がはっきりしません。それに脱水傾向もあります。清潔ケアと点滴をしてほしい。介護保険の申請をするように勧め、申請方法を教えました」と訪問看護の依頼があり、緊急に居宅介護支援ならびに訪問看護を開始しました。

アセスメントのポイント

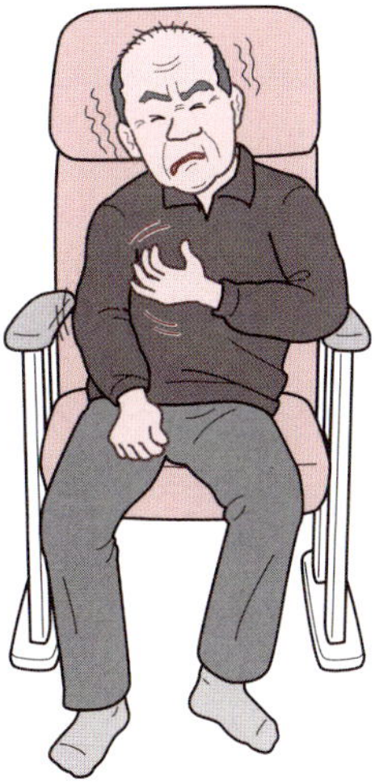

Ｅさんは、転落による打撲痛で動けない、肺炎、脱水と三つの健康問題を抱えています。また現在、Ｅさんと家族が一番困っているのは打撲痛で動けないことです。

そこで、打撲による日常生活動作の障害をアセスメントし、打撲を負うことになった転落の原因について考えます。

看護計画

看護問題：打撲痛で動けない

看護目標①：打撲痛が軽減する

看護目標②：転倒・転落を予防する

看護計画①：

ＯＰ：①打撲痛の部位、程度や質、腫れや内出血の有無や程度
②鎮痛薬の内容、作用、副作用、鎮痛効果
③日常生活動作、麻痺の有無、しびれの有無、筋力低下の程度、生活上の困りごと

ＴＰ：清潔援助、食事や水分摂取の援助、排泄の援助、動作の介助、湿布の貼り換え

ＥＰ：動線の安全確保、安楽な体位変換や起居動作の方法とその介助方法、内服方法

看護計画②：

ＯＰ：①平常時の日常生活動作、麻痺、しびれ、筋力低下、住環境
②既往歴、現病歴、内服薬
③嚥下状態、水分摂取量、食事内容・量
④咳、痰、呼吸状態

ＴＰ：居室を１階へ移す、動線の確保（家具の移動）、リハビリテーション

ＥＰ：介護ベッドの操作方法、起居動作の方法、妻に介護方法

■ 看護の展開

1）打撲による日常生活障害のアセスメント

訪問看護を行うにあたって、以下の点をアセスメントしていきます。

転落の状況と打撲痛の程度の確認

Ｅさんは、夜中に寝室のある２階から１階のトイレに行こうとして階段を踏み外し、２階から１階まで右側を下にした状態で転落し、右の肩、背部、腰部を打ったとのことでした。訪問看護の開始日から鎮痛薬の服用を開始し、湿布を貼付しました。しかし、まだ痛みはおさまらないとのことです。

日常生活動作の障害と生活の困りごと

掌握運動、足関節、膝関節の運動に制限はありませんが、首、肩、肘、腰は痛みがあるため動かせません。打撲痛が消失してから再評価することにしました。

また、体位変換は一人ではできず、介助されて立ち上がれば、ゆっくり歩行はできます。歩行時に右の肩が左よりやや下がっています。

排尿は間に合わないこともあるので、リハビリパンツを使用しています。もともと便秘気味であったことに加え、食事摂取量も少なく、排便には困っていないとのことです。最終排便は４日前。入浴・更衣は、受傷後はまだしていません。

バイタルサイン、一般状態

Ｅさんのバイタルサインを測定したところ、BT36.8℃、P90回/分、R16回/分、BP168/90mmHg、$SpO_2$93％で、意識清明でした。

「血圧が高いです」と訪問看護師が言うと、妻は「若いときから高血圧症で、脳梗塞に２回なったけれど麻痺は残らなかった」と話し、現在

まで、発症前と同様の生活をしていたことがわかりました。

肺炎は原因不明ですが、よく聞くと、嚥下時に咳き込むことがあるとのことです。水を飲むところを観察すると、やはり咳き込みます。そのため薬も飲みきれず、残っていました。食事は普通食ですが摂取量は少なく、水分摂取量は主に炭酸飲料水を800〜1000mL/日程度です。排便は週に1回で、硬便とのことでした。身長は170cm、体重は90kg。訪問中、Eさんは黄色から茶色の粘稠性の痰を喀出していました。また、両肺の下葉で細かい断続性副雑音を聴取しました。口唇および皮膚には乾燥が認められました。

2）転落の原因のアセスメント

Eさんには脳梗塞の既往がありました。妻によれば麻痺はなかったとのことですが、右側から転落したこと、嚥下時にむせがあることを総合的に考えると、右半身の不全麻痺の疑いがあります。あるいは、水分摂取量が少ないことと血圧が高いことから、脳梗塞再発の疑いも考えられました。

3）看護ケア

訪問当日のケア

Eさんはゆっくり歩くのがやっとの状態で、階段の昇降はできないため、居室を1階に移しました。起居動作も介助なしにはできないので、介護ベッドとベッド柵を導入しました。そして、介護ベッドの操作方法を本人と妻に指導しました。ギャッチアップ機能およびベッド柵を利用して起き上がれば、打撲痛は増強せず、妻の介助も楽になるからです。

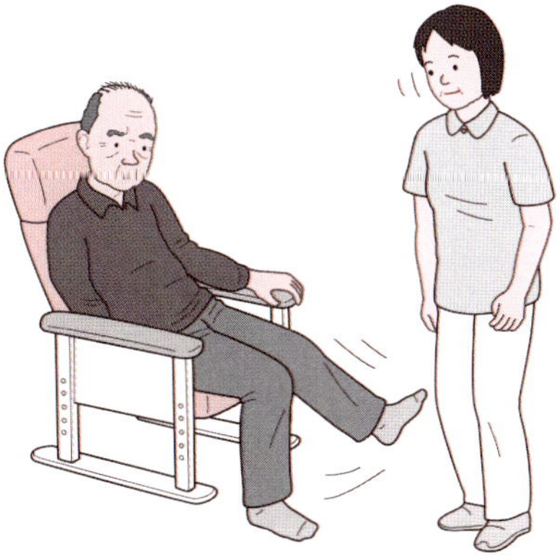

また、清拭と手足浴、陰部洗浄、更衣などの清潔ケアを行いま

した。リハビリパンツは汚れていて交換が難しい様子だったので、尿とりパッドを紹介して利用を促しました。

最終排便が４日前であることから、直腸診をすると硬便がありました。打撲痛で怒責が困難と考え摘便し、主治医に下剤の処方を依頼しました。便秘予防のために、Ｅさんと妻に水分摂取を促しました。しかし、Ｅさんは水分摂取で咳き込むため、妻には水分にとろみをつける方法を増粘剤のサンプルで指導しました。また、痰の喀出時に打撲痛が増強するため、患部を押さえて弱く咳を繰り返して排痰する方法を指導しました。そして、医師の指示に基づき、点滴を実施しました。

情報再収集・再分析

３週間後、Ｅさんの打撲痛は軽減し、介助なしで起居動作や歩行ができるようになりました。首は後屈が困難、肩関節は右側が挙上困難、肘、腰、股関節の運動に明らかな左右差は認められませんでした。腰痛が緩和してからも歩行時に右肩が左肩より少し下がっています。また、右足をやや引きずるように歩いています。呂律不全はありませんが、たどたどしい話し方でした。そこで、右半身不全麻痺があると判断し、主治医へ報告し受診を促しました。

頭部CTの結果、陳旧性の左脳梗塞が認められましたが、新しい梗塞は認められませんでした。

診断後の看護ケア

診断の結果を踏まえ、Ｅさんには、今後も右半身不全麻痺による転倒、転落の危険があるため、居室は１階のままとすることを提案しました。そして、訪問時に転倒予防体操を取り入れて実施するとともに、Ｅさん自身にも毎日続けて実施することを促し、デイサービスなどで身体を動かす機会をもつことを提案しました。

また妻には、脳梗塞の再発予防のため、糖分の多い炭酸飲料をやめてお茶や水を用意することを指導しました。食事時には味噌汁やスープを添えるようにし、本来であればＥさんの１日必要水分摂取量は20mL×

90kg＝1800mLですが、主治医と相談して達成可能な1500mLとしました。

さらに、お薬カレンダーを導入し、訪問看護師が内服薬をセットし、服薬介助を妻が行うことで飲み忘れはなくなりました。

事例の振り返り

緊急で初回訪問を行う場合、訪問看護では事前に得ている情報が少ないことも珍しくありません。Ｅさんのケースでは、初回訪問で、既往歴や現病歴、現在服用している薬などの情報を収集し、日常生活の様子をよく聞いて、日常生活動作を観察し、Ｅさんの理解に努めました。

今回のように、本人と家族が脳梗塞後の後遺症としての麻痺はないと言っていても、よくみると右半身の不全麻痺があるという場合もあります。問診だけの情報に頼らず、視診・触診・聴診というフィジカルイグザミネーションによって、主観的な情報と客観的な情報を総合的にみて判断することが重要であることがわかりました。

また、Ｅさんのように打撲痛がある間などは、運動機能を正しく評価することはできません。その場合には、痛みが消失してから評価するというアセスメントの機会を意図的につくることが大切です。

Ｅさんには、打撲痛のある間は痛みを軽減する動き方や介助方法を指導し、清潔や排泄のケアをして気持ちよく過ごせるように支援しました。そして、脳梗塞の後遺症や再発を疑い、それに起因する脱水や高血圧を、水分にとろみをつけることや薬を処方どおりに服用すること、怒責をしないことなどで改善する援助をしました。

打撲痛が改善してからは、居室を１階に移して、訪問看護のケア内容をリハビリテーションに変更し、デイサービスの利用を提案して、転倒転落の予防に取り組みました。

現在、Ｅさんは、転倒することなく過ごし、外出の機会も増えています。

6 褥瘡のある利用者のアセスメントと看護ケア

事例紹介

本人の状況：Ｆさん、男性、60代。要介護４

病歴：胸部大動脈解離の破裂による手術後

身体的状況：仙骨部に10×10cm大の褥瘡（$D_{4}\text{-}e_{3}S_{15}i_{1}G_{4}N_{3}P_{9}$：35）あり。下半身麻痺があり、介助がないと移乗できない。上半身の力は強く、自力で寝返りはうてる。座位での平行移動時には、下肢を支えれば上半身は自力で支えることができる。

家族の状況：妻と二人暮らし。妻は日中仕事で不在。

■ 事例

Ｆさんは昼の訪問介護時にホームヘルパーの介助で車いすに移乗し、夜の訪問介護までの６時間以上を車いすで過ごしています。褥瘡については、訪問看護での毎日の創洗浄と軟膏処置で、少しずつ浸出液が減少

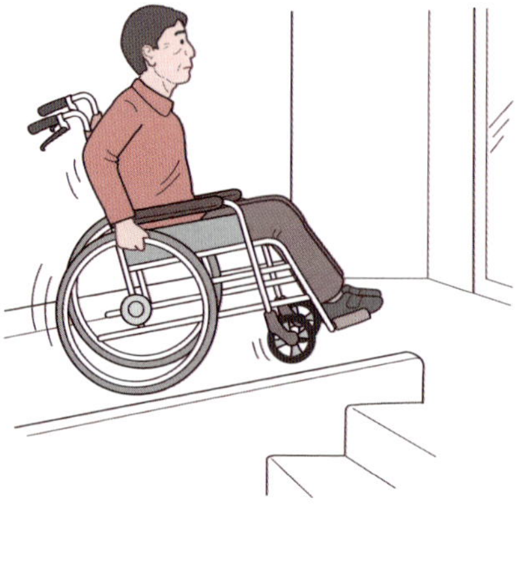

してきており、感染は起こしていません。しかし、下半身麻痺のため、一定姿勢により体圧が集中しやすい状況にあり、褥瘡の治癒が遅れています。また、直腸膀胱障害があり、おむつ着用のため皮膚がむれやすい状態にあります。

Ｆさんは、朝はパンとコーヒー程度、昼は外食で麺類、夜は妻がつくってくれたものを家で食べています。全体に摂取量は少なく炭水化物が中心で、タンパク質の不足が考えられます。毎月の受診時の血液検査でもTP 6 g/dL未満、ALB 3 g/dL未満です。

Ｆさんはマンションに住んでいますが、自宅内はふすまを外して車いすで自走しやすいようにし、玄関には段差解消機を設置しています。また、マンションにはエレベーターがあり、出入り口はスロープになっているので、自力で外に出ることができます。

アセスメントのポイント

褥瘡の治癒には創部の処置とともに、体圧分散、清潔保持、栄養状態の改善など、さまざまな条件を整えることが必要です。現状を評価し、改善できることは何かを見極め、具体的な計画を立てて実践していく必要があります。

看護計画

看護問題：褥瘡の治癒が遅延している

看護目標：褥瘡が治癒する

看護計画：

ＯＰ：①褥瘡の状況、殿部の皮膚状態
②座位時間
③食事摂取状況と内容

ＴＰ：①創処置
②訪問介護時間の調整依頼

③栄養相談受講の調整

④車いす用クッションの評価とプッシュアップ動作の確認依頼

ＥＰ：褥瘡治癒に必要な行動の説明をする（車いす乗車時間の短縮、栄養状態の改善、車いすクッションの見直しと適切なプッシュアップ動作の獲得等）

看護の展開

Ｆさんは車いすで過ごす時間が長いですが、移乗していれば１人でも好きなときに外出できるので、日中は車いすで過ごしたいという強い希望がありました。しかし、褥瘡の治癒を目指すために、訪問看護師はＦさんの意向も汲みながら、車いす移乗時間を１時間以上減らすこと、車いす用エアクッションの使用とプッシュアップ動作や前傾動作で体圧分散を図ることを提案し、Ｆさんからも同意が得られました。

そこでまず、訪問看護師は、Ｆさんの栄養に関する知識の確認・補充をするために、病院の栄養士による指導を受けてもらうことを提案しました。Ｆさんの了承が得られたので、皮膚科医師に連絡をとり、病院内の手続きを依頼しました。また栄養相談受講後は、Ｆさんに食事内容を記録してもらい、訪問看護師と一緒に振り返ることにしました。

次に、訪問看護師は、車いす移乗時間を１時間短縮するために、ケアマネジャーに訪問介護時間の調整を依頼しました。また、エアクッションの導入や効果的な体圧分散動作の獲得のために、理学療法士の訪問を依頼しました。

現在も処置を継続し、Ｆさんに状態を伝えることで、創治癒に向けた意欲が維持できるようにしています。

事例の振り返り

日常生活のかなりの部分に介助が必要なＦさんですが、上半身の力はあり、仕事や趣味で外出するなど活動性は高い人です。Ｆさんの残存機能の活用と、行動の自由を保持していきたいという希望を尊重した介入をすることが大切になります。

創傷治癒に向けて生活や行動の改善をしても、なかなか治癒に至らないことがあります。そのような場合には、利用者や医師の合意を得たうえで、皮膚・排泄ケア認定看護師の活用などを検討していくことも効果的と考えられます。

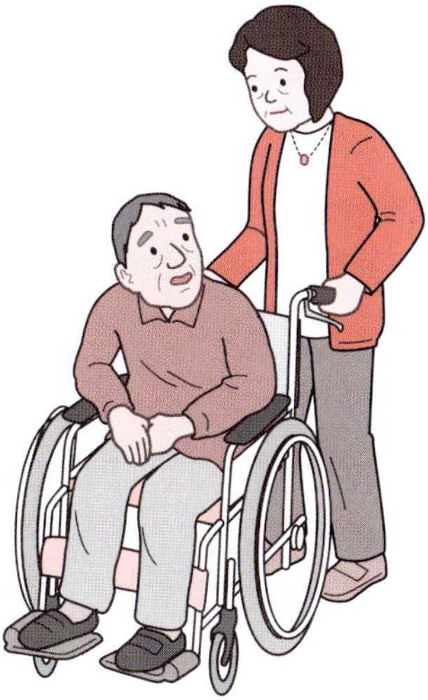

7 低血糖があり意識消失を繰り返す利用者のアセスメントと看護ケア

事例紹介

本人の状況：Ｇさん、女性、80歳代。要介護１

病歴：20年前に糖尿病と診断され、食事療法と内服治療を受けてきた。しかし血糖のコントロールが不良のため、入退院を繰り返し、９年前からインスリン療法が加わった。空腹時の血糖は300～500mg/dL台、HbA1cは９％台。これまでに低血糖で２回意識を消失し、救急搬送されたことがある。たびたび主治医を替えており、現在の糖尿病の専門医が主治医になって４年目となる。

身体的状況：手足にしびれがあるが、調理や洗濯はできる。易疲労感があり、買い物や掃除は十分にはできない。ADLは自立。

家族の状況：一軒家に障害のある娘と二人暮らし。娘は毎日作業所に通っているため、日中は独居。近隣に住む息子夫婦が、通院介助をしている。

■ 事例

Ｇさんは主治医の指示で介護認定を受け、食事指導と運動療法のための訪問看護が、週１回開始されました。訪問介護は週２回で、買い物と掃除の援助を受けています。

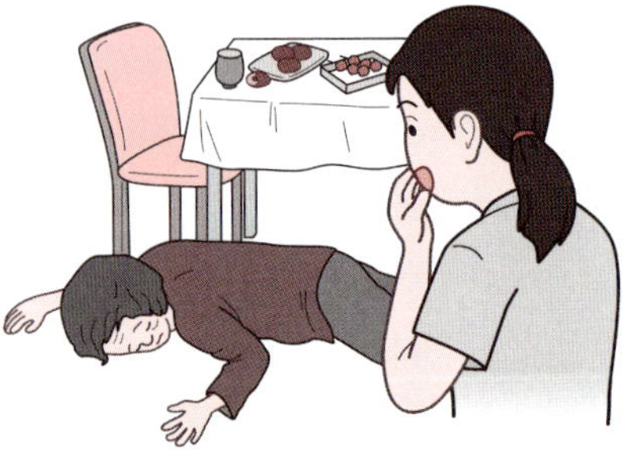

Ｇさんは食事療法の重要性は認識しており、血糖値に関する知識（**表3－2**）やHbA1cの目標値（**表3－3**）についても理解していまし

表3-2　血糖値と症状

100～140mg/dL	正常な食後	
60～110mg/dL	正常な空腹時	
60mg/dL 以下	空腹感、あくび、嘔気	低血糖
50mg/dL 以下	無気力、倦怠感	
40mg/dL 以下	冷汗、頻脈、震え、顔面蒼白	
30mg/dL 以下	意識消失、異常行動	
20mg/dL 以下	痙攣、昏睡	

表3-3　HbA1cの目標値

HbA1c（%）	目標
6.0未満	血糖値の正常化
7.0未満	合併症予防
8.0未満	治療強化が困難

たが、食欲を抑えることが難しく、実行できません。時々、一人で甘い物を買いに出かけては、間食しています。そして、食事摂取量が多いと感じると、インスリンの量を自己判断で増やしています。

ある日、Gさんを訪問したホームヘルパーから、「Gさんが居室で倒れていて、呼んでも返事をしない」と訪問看護ステーションに連絡がありました。

アセスメントのポイント

倒れていて呼んでも返事をしないというホームヘルパーの情報から、意識障害があると考えられます。

意識障害の状態から緊急度を判断し、低血糖の症状を確認していく必要があります。

看護計画

看護問題：床に倒れていて呼んでも返事をしない

看護目標：意識障害の原因を判断し、緊急対応ができる

看護計画：

ＯＰ：①バイタルサイン（意識レベル、呼吸、脈拍、血圧、酸素飽和度、体温）

②緊急度の高い症状（瞳孔、嘔気・嘔吐、痙攣、麻痺、チアノーゼなど）
③低血糖症状（あくび、嘔気、冷汗、震え、顔色など）
④血糖値、使用したインスリン量、食事内容・量・摂取時刻、内服内容・時刻

ＴＰ：①安全な体位の確保、必要に応じて蘇生、ブドウ糖の投与
②主治医・ケアマネジャーへの報告、家族への連絡、ホームヘルパーや救急隊員との連携

ＥＰ：①利用者への食事指導、服薬指導、インスリン注射指導、運動療法指導
②ケアマネジャーやホームヘルパーへの低血糖時の対応方法、緊急連絡方法の指導

看護の展開

1）アセスメント

次の点をアセスメントしていきます。

意識障害の原因

糖尿病の利用者が意識障害であると聞くと、糖尿病の合併症である脳梗塞、脳出血、くも膜下出血などの脳血管疾患、心筋梗塞などの心疾患を発症したと考えられます。

Ｇさんは、インスリンを自己調整している、過去に２回低血糖で意識消失しているという情報があるので、低血糖も考えられます。

また、床に倒れているという情報からは、転倒によって脳震盪や脳挫傷を起こしていることも考えられます。

これらのほかにも意識障害を起こす状態として、低酸素症などの呼吸器疾患、脱水や熱中症、一酸化炭素中毒、肝不全、腎不全、起立性脳虚血発作、脳炎や髄膜炎などが考えられます。

緊急性の判断

呼んでも返事をしないので緊急事態です。連絡を受けた訪問看護師は、ホームヘルパーに救急車を要請するように指示をして、緊急訪問をします。

アセスメントの視点

まずは意識レベルから確認していきます。救急隊員はJCS（ジャパン・コーマ・スケール）（**表1－24**）を使用していることが多いため、JCSを使って意識レベルをみます。Gさんは呼びかけには反応しませんでした。そこで、肩を強くたたきながら呼名すると、Gさんはなんとか開眼しました。JCSⅡ－30であることがわかります。

次に、瞳孔径をみます。Gさんの瞳孔は3mmで、左右差はありませんでした。両側の縮瞳がないので脳幹部の障害や頭蓋内圧亢進はないと判断します。また、両側の散瞳もないので橋出血はないと判断できました。Gさんは、訪問看護師が瞼を開けようとすると顔をしかめて目をギュッとつぶろうとし、それから両手で、看護師の手を払いのけようとしました。両手が動くので、脳に大きな梗塞や出血がない可能性が考えられました。

さらに、呼吸、体温、脈拍、血圧を測定します。GさんはR16回/分で安静、舌根沈下もありません。BT35.8℃で平常。Pは92回/分で通常より多く、やや微弱でした。BPは90/50mmHgで、通常より低い値でした。ここで、無呼吸、低体温、頻脈、著しい低血圧にはなっていないので、重篤な状態ではないと考えられます。また、徐脈、血圧上昇を示すクッシング現象もないので、頭蓋内圧亢進は否定できそうだとアセスメントしました。

一方で、Gさんの皮膚には冷汗が認められました。そこで、低血糖の疑いが強いと考え、血糖値を測定したところ、Gさんの血糖値は48mg/dLであったので、低血糖と判断しました。

Gさんは低血糖により意識朦朧としていましたが、痛み刺激を加えながら呼名を繰り返し、バイタルサインなどを観察しているうちに、開眼しぽつぽつ話ができるまでに意識状態が改善しました。このことから、一過性の脳虚血発作である可能性が考えられました。

2）看護ケア

訪問看護師は、Ｇさんに低血糖の疑いがあるので、ブドウ糖を舌下に入れました。すると表情がしっかりしてきて、「急に力が抜けて立っていられなかった」と答えるまでに意識が改善してきました。

そこへ救急隊が到着しました。訪問看護師はＧさんの氏名、年齢、住所、電話番号、主病、治療内容、主治医を記載した「緊急受診カード」を示し、救急要請した経緯、バイタルサイン、低血糖と訪問看護師が判断していることを簡潔に救急隊員に伝えました。

Ｇさんは、自宅から一番近い救急指定病院に搬送され、グルコースの静脈注射を受けました。意識清明となり、数時間経過観察を受け、低血糖値が回復し全身状態が安定していることが確認されてから、当日のうちに自宅へ帰ることができました。

■ 事例の振り返り

糖尿病でインスリン療法をしているからといって、「意識障害＝低血糖」とは限らないという視点でアセスメントすることが重要です。意識障害という一つの症状を手がかりとして、その原因をさまざまな角度から探ってみることで、その後の対応方法が変わってきます。仮に低血糖だと思い込んでアセスメントすると、意識障害を起こす他の状態を見落としてしまいます。

また、意識レベルが低下している状態では、速やかな対応が重要です。この事例では、意識障害に気づいたホームヘルパーからの連絡で、Ｇさんは一命をとりとめることができたといえます。低血糖による意識障害は、適切な処置をしなければ死亡に至ります。Ｇさんは、ブドウ糖を摂取することによって意識消失を回避できました。さらに救急受診をしたことによって、医師の診察を受け、グルコースを静脈注射し、その日のうちに帰宅することができました。

Gさんの低血糖の原因は、自己調整して使用したインスリン量が多かったことでした。また、低血糖で意識障害となる前に、あくびや嘔気、倦怠感や震えなど、明らかな自覚症状がなかったため、Gさんはブドウ糖を摂取するという対応をとることができませんでした。

主治医、病名、治療内容、緊急連絡先を記載した「緊急受診カード」は、速やかな受診、救急病院の医師の診察に役立てることができました。

Gさんは、意識が朦朧となった状態を振り返り、怖かったという思いから、これ以後、食事療法に前向きに取り組むようになりました。また、インスリンの自己調整はやめました。

そこで主治医は、食事療法、インスリン療法の再指導をしました。主治医のクリニックからは栄養士がGさん宅を訪問して、食事指導を行うことになりました。指導内容は、息子夫婦、ケアマネジャー、ホームヘルパー、訪問看護師で共有し、食事療法の支援方法に活用することになりました。近所に住む息子夫婦は、訪問回数を増やしてGさんの様子をみたり、食事を提供する機会をもつようになりました。

この事例から、低血糖で意識消失している場合の在宅での対応として、舌下や口唇の内側にブドウ糖をすりこむという方法を、日頃からケアマネジャーやホームヘルパーにも伝えておく必要性を感じました。また、緊急時の連絡体制を随時確認すること、食事療法には本人とケアチームの全員で取り組んでいく包括的ケアが必要であることをあらためて認識させられました。

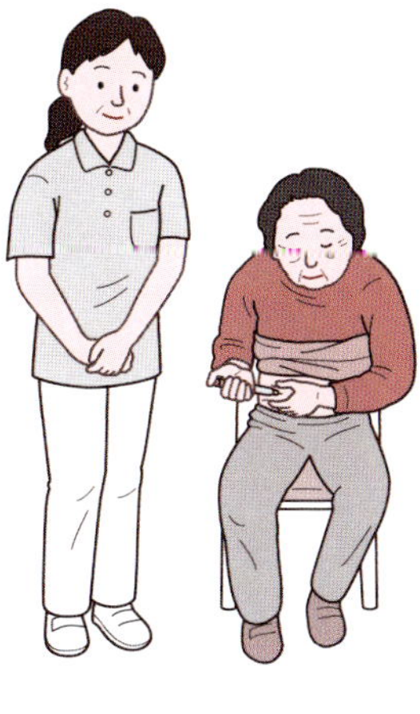

8 認知症のある利用者のアセスメントと看護ケア

事例紹介

本人の状況：Hさん、女性、80歳代後半。要介護２

病歴：アルツハイマー型認知症、高血圧、多発性脳梗塞、肝炎がある。６年前に物忘れ、置き忘れがあることに気づき、道に迷うなどの症状があった。４年前から記憶障害が目立ち、徐々に進行し、食事の準備ができなくなる。長谷川式認知症スケール（HDS-R）11点、日常生活自立度Ⅲａ、ドネペジル塩酸塩（アリセプト）５mg/日が処方されている。

身体的状況：日常生活動作は自立。活動的で、バスや電車に乗って外出もしているが、道がわからなくなり深夜に帰宅することもあった。自宅では書道教室を開いているが、物忘れが進行してからは生徒を減らしている。肝炎の症状は安定しており、皮膚の黄染、腹部膨隆、倦怠感、浮腫はない。

家族の状況：一軒家に独居。息子が週２回来て、食事や飲みものを用意している。受診には毎回、息子が同行している。

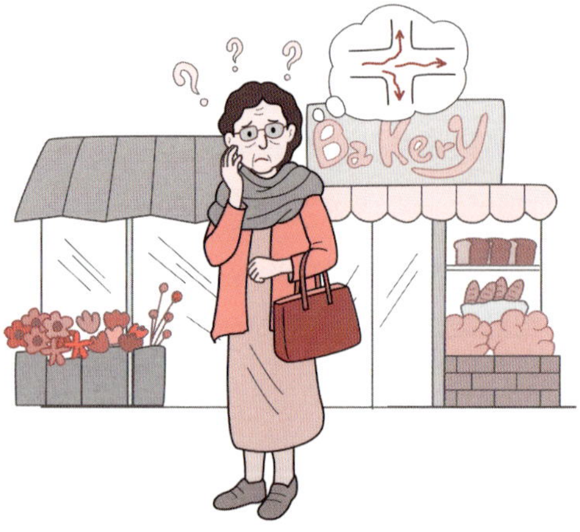

事例

服薬ができなくなったので、管理をしてほしいとケアマネジャーから訪問看護の依頼がありました。Ｈさん本人は「ちゃんと薬を飲んでいるのに、増えるので変だなと思って、困っている」と話しています。

アセスメントのポイント

利用者のプライドを傷つけないように、良好な人間関係を構築しながら、認知障害の状態をアセスメントする必要があります。

看護計画

看護問題：認知障害のため服薬ができない

看護目標：処方どおりに服薬できるようになる

看護計画：

ＯＰ：①認知度、日常生活上の支障（食事、排泄、入浴、家事、外出、他者との交流など）

②処方内容、服薬時間、どのくらい服薬できているか、いつ服薬できているか、どのように服薬しているか

ＴＰ：本人に合った服薬管理、ケアチーム間の連携による服薬介助

ＥＰ：服薬の方法、服薬しやすい環境の整備

看護の展開

1）アセスメント

良好な人間関係の構築

初回訪問時、訪問看護師はＨさんが緊張しないでリラックスできるように、笑顔で優しく穏やかな口調で対応しました。そして、健康管理の目的で訪問することを説明し、了解を得ました。薬をきちんと飲めないことに着目するのではなく、体調、生活の流れを聞くようにすることが、まずは必要になります。

Hさんは、よく笑い、よく話す人でした。訪問看護師は、Hさんが安心して話をしてくれるようだと感じたため、生活の中の困りごとを聞くようにしました。

認知機能の評価

訪問看護師が観察をしていると、Hさんは新聞をテーブルの上に置き、一日に何回も日付をみて確認していました。

また、Hさんがいつも座っている居間の壁には、薬の入ったポリ袋が多数ありましたが、処方日と残薬数を換算してみると、飲み残しがあると考えられました。Hさんは「ちゃんと飲んでいるのに、お薬が増えて困る」と繰り返し話しました。Hさんには、見当識と短期記憶に障害があると考えられました。

2）看護ケア

訪問看護師は、Hさんが新聞を見て日付や曜日を確認していることを、「いい方法ですね。よく工夫されていますね」と本人の努力を認めて、言葉にしてフィードバックするようにしました。

また薬は、不ぞろいになっている数をそろえて、「ちゃんと飲んでいるのに、数が増えるのでは困りますね」とHさんの気持ちに共感し、「増えたお薬は一度整理しましょうか」とHさんの了解を得て処分しました。

そして、お薬カレンダーを紹介しました。お薬カレンダーは、利用者がいつも座っているいすの向かいにある壁にかけました。一回に服用する薬を小袋に詰め、日付を記入して、お薬カレンダーにセットしました。服薬開始となるポケットには、「開始」と書いたシールを貼付して、一目でわかるようにしました

また、デイサービス利用日の昼の薬は、デイサービスのノートにクリップで止めてデイサービスに持っていく袋に入れました。そして、デイサービスの職員にも服薬確認の協力を依頼しました。空になるデイサービス時の服薬カレンダーのポケットには、デイサービスと書いた

シールを貼りました。

■ 事例の振り返り

Hさんは認知症の自覚がなく、書道の先生として活躍しています。

初回訪問では、たくさんの情報を得て今後の看護に活用したいところです。しかし、質問攻めにすると、利用者が困惑したり、不快な思いをすることになりかねません。そこで、利用者の普段の生活の様子を聞いていきます。今できていることから話を進め、利用者が安心して話してくれるようになったら、困りごとを聞いていくようにします。

困りごとや問診で得られた情報から、認知障害の程度を把握します。そして、今困っていること、これから困るであろうことを予測して、本人のプライドを傷つけず援助する方法を検討します。

今回はお薬カレンダーの導入に利用者が喜んでくれました。しかし、認知度が進行すると新しい方法に馴染めず、かえって混乱を招くこともあるので、注意が必要です。

Hさんの場合では後日、息子を通して主治医に薬の一包化を依頼しました。また、薬局には一包化した袋に日付と曜日を印字するよう依頼しました。ホームヘルパーやケアマネジャーにも、訪問時には薬を服用したか確認し、残っていれば服薬を促すよう依頼しました。

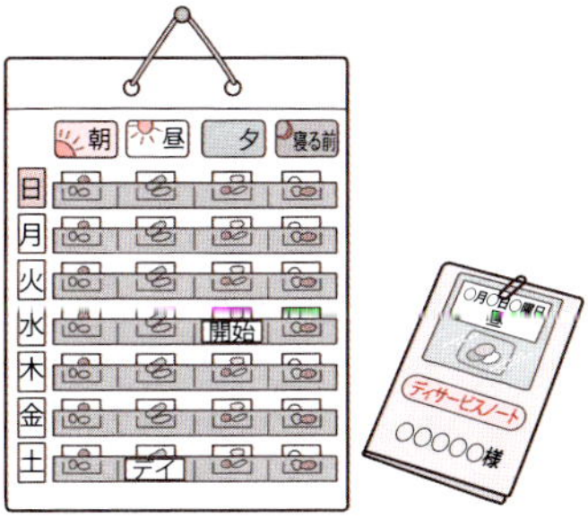

Hさんにかかわる息子、主治医、薬局、ケアマネジャー、ホームヘルパー、デイサービス、訪問看護のケアチームで服薬管理に取り組み、服薬忘れがなくなりました。

9 肺結核の利用者のアセスメントと看護ケア

事例紹介

本人の状況：Ｉさん、女性、74歳。要介護１

病歴：昭和20年に結核に感染するも発症せず、潜在性結核感染状態。高血圧、変形性膝関節症があり。

身体的状況：食事、排泄、保清は自立しており、歩行は杖歩行。高血圧症の服薬治療をしている以外は、現在に至るまで、大きな病気はしたことがない。膝関節症のために歩行に障害があるものの、買い物や家事は自分で行っていた。

家族の状況：独居。独身で父母も他界。

■ 事例

Ｉさんは週１回訪問看護を利用していましたが、２週間前から痰を伴った咳が続いていました。しかし、受診はせず、自己判断で市販の風邪薬等を飲んでいました。それでも咳は治まらず、訪問看護時に息切れと食欲不振も訴えるようになりました。確認していくと、深吸気で左上腹部の痛みの増強がみられるも、左上腹部の打診では痛みの訴えはありませんでした。また、中等度の悪寒がありましたが、嘔気・嘔吐はありませんでした。バイタルサインは、

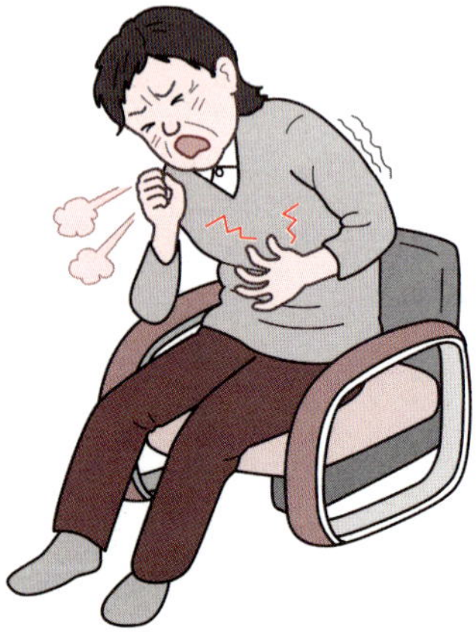

BP138/80mmHg、P72回/分、R34回/分、BT37.5℃、$SpO_2$92%でした。受診し、X線撮影したところ、左胸水と肺尖部に空洞化を認め、結核性胸膜炎と診断され入院、加療が開始されました。

アセスメントのポイント

腹痛を訴える利用者に対しては、一般的に消化器系のアセスメントをしますが、腹痛を訴えていても頻呼吸をみたら、胸腔内臓器の疾患の可能性を疑うというクリニカルパール（臨床上の格言）があるように、この事例でも、左上腹部痛を訴えていても、実は肺結核のために胸水が貯留していました。利用者の主訴と病態が一致しにくいことは多くみられるため、利用者の訴えだけでなく、総合的な情報をもとにアセスメントすることが大切です。

また、長引く咳をみたら、結核の可能性を疑う視点も重要です。第二次世界大戦前後の結核が猛威を振るっていた時代に、結核に感染し潜在性結核感染状態であったが、そのときは免疫力があり発症しなくても、高齢になり免疫力が低下したことで、結核が発症する内因性再燃の状態を引き起こすことがあります。また、結核に感染しても、長い間発症しなかったため、結核と自分は関係がないと認識している人は多く、初回訪問時に、結核感染の既往についての情報収集をすることも大切です。

看護計画

看護問題①：結核の再燃による、全身状態悪化の可能性がある

看護問題②：結核の治療、感染予防についての知識不足

看護目標①：結核の治療を効果的に行い、在宅生活が継続できる

看護目標②：薬物療法を完遂する方法や、他者への感染予防について理解することができる

看護計画：

ＯＰ：①自覚症状（倦怠感、胸痛、息切れ、呼吸困難）

②咳嗽、痰、血痰、喀血、発熱、発汗、寝汗、体重減少

③検査データ（喀痰塗抹検査、血液検査、喀痰培養検査、胸部Ｘ線検査）

④抗結核薬の服薬状況（種類、量、方法、服用に対する反応）

⑤抗結核薬の副作用（めまい、ふらつき、耳鳴、聴力障害、食欲不振、嘔気、視力障害等）

⑥生活状況（職業、住居（集団生活かどうか）、利用者周囲の結核患者の存在の有無、周囲の人々の健康状態）

⑦肺結核に対する知識、感染に対する理解度

⑧精神状態

⑨食欲、食事摂取量と内容、水分摂取量、皮膚の状態

⑩夜間の睡眠状態と日中の活動のバランス

⑪排泄状況

ＴＰ：①発熱時に冷罨法、投薬、痰の喀出時に水分の補給、吸入、体位の工夫

②環境整備、換気、室温・湿度の調整

③栄養に対するアドバイス

④食事摂取困難のときは補液の投与

⑤清潔援助（洗面、歯磨き、清拭、入浴介助、更衣、寝衣交換等）

⑥傾聴

⑦感染防止対策の実施（環境整備、手洗い、マスク、予防衣の着用）

⑧抗結核薬の確実な服薬、抗結核薬の副作用の早期発見と軽減への援助

⑨必要時に、周囲の人々の健康診断

ＥＰ：①利用者、家族に疾患、治療の説明

②感染症であること、感染防止行動（咳嗽時には飛散しないように口を押さえる、痰はティッシュペーパーに包み捨てる、室外に出るときはマスクを着用する、痰喀出後の含嗽、効果的な咳嗽の指導）の説明
③接触者への検診の必要性の説明
④使用する抗結核薬と副作用、抗結核薬の継続の必要性の説明

看護の展開

1）受診を勧め入院へ

バイタルサインの変調と左上腹部痛、長引く咳を認めたため、自己判断での服薬を中止し受診するようにＩさんに勧め、また、マスク装着の指導をしました。

Ｉさんは受診しX線撮影をしたところ、左胸水と肺尖部に空洞化を認め、結核性胸膜炎と診断されました。

痰を塗抹検査すると、塗抹G９号、PCRTB（＋）に該当し（Column参照）、肺結核のため、Ｉさんはすぐに入院加療となりました。その後、Ｉさんは感染性が消失し、６か月後に退院となり、結核専門病院に通院しながら在宅生活を送れるまでに回復しました。

また、Ｉさんの入院中、担当訪問看護師と同じ訪問看護ステーションの看護師は、保健所の指示を受け、接触者検診を受けました。

2）退院後

培養陰性化後18か月間、訪問看護師はＩさんが定期検診を確実に行える支援をしながら、保健師、医師と連携をとり、再発のチェックを行いました。

結核の治療を有効とするためには、適切な薬剤を適切な用量で適切な期間服薬しなければならないため、定期的な服薬が確実にできるように支援しました。

免疫力低下につながる食欲不振が続いていたため、Ｉさんの食事が確保できるようにホームヘルパーの支援を依頼し、栄養指導も行いました。

結核による長期の治療や、他者との接触を制限されていたことなどがＩさんのストレスになっており、また父親を結核で亡くした経験があることが、Ｉさんの不安を増強させていました。そこで、ゆっくりと不安を傾聴することや、ユーモアのある会話をすること、趣味の編み物を通した気分転換などを心がけ、支援しました。

■ 事例の振り返り

腹痛が主訴の利用者が肺結核を発症していたという事例でしたが、幸い診断が早く、適切な治療を早期に開始することができたため、治療が効果的に進み、感染性が消失し在宅生活を続けることができました。また、早期に結核が診断されたことで他者への感染拡大が防げたことからも、早期診断の重要性を実感することができました。

肺結核の発生初期は症状に乏しいことが多く、進行とともに呼吸器症状や全身状態が明らかになることが多くあります。呼吸困難、血痰、喀血は少なく、咳、微熱、倦怠感、体重減少等が比較的みられますが、い

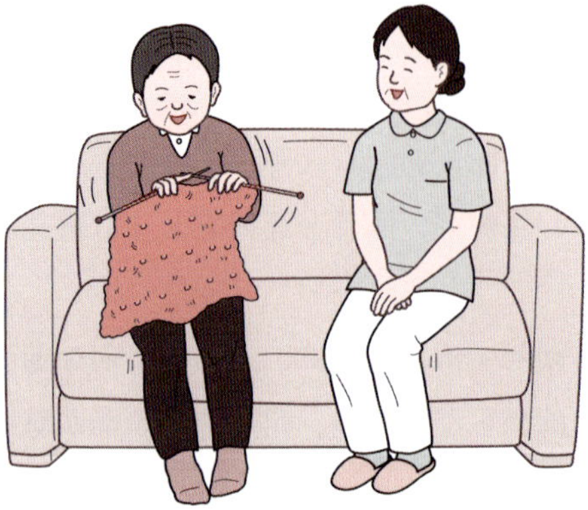

ずれも結核に特有な症状とはいえません。また、高齢者は年齢が進むほど、呼吸器症状に乏しくなり、それ以外の症状が出て受診したことがきっかけで発見されることも多いといわれています。結核は過去の病ではなく、高齢者にとって身近な感染症であることを意識して、アセスメントや日々のケアをしていく必要性があることを学びました。

Column

痰の中の結核菌を調べる検査の一つに、塗抹検査があります。塗抹G９号とは、ガフキー９号のことを指し、１視野平均検出菌数が51～100で極めて菌の数が多い状態をいいます。ガフキー号数とは、塗抹検査の結果を０～10の号数で表示しており、数が多くなるほど、菌の数が多いことを表しています。

また、PCRTB（＋）とは、遺伝子増幅法（PCR）により、結核菌特有のDNAが検出されたことを示しています。

Column

平成24年結核登録者情報調査年報集計結果をみて欧米諸国と比較すると、日本の結核罹患率は依然として高いことがわかります。日本の結核罹患率（人口10万対の新登録結核患者数）16.7は、米国3.4の4.9倍、ドイツ4.3の3.9倍、オーストラリア5.4の3.1倍にあたります。

結核罹患率は減少傾向にありますが、国内では未だ年間２万1000人以上の結核患者が新たに登録されています（新登録結核患者数：２万1283人、罹患率：16.7（対前年比1.0減））。

また、結核患者の高齢化がさらに進んでいます。新登録結核患者の半数以上は70歳以上の高齢者が占めており、この割合は増加傾向にあります。80歳以上の患者が結核患者全体の３人に１人を占め、年齢階層別罹患率も非常に高いです。70歳以上の新登録結核患者が全体に占める割合は、平成20年の48.9％から、平成24年には55.6％へ増加しています。

10 食事療法ができない糖尿病の利用者のアセスメントと看護ケア

事例紹介

本人の状況： Ｊさん、女性、68歳。要支援２

病歴： ２型糖尿病（糖尿病歴８年）で、単純型糖尿病性網膜症、高血圧症、高脂血症を合併している。

身体的状況： 食事、歩行、排泄、保清のいずれも自立。10年前に糖尿病と診断され、８年間糖尿病外来へ通っている。インスリン自己注射（食前と就寝前の４回打ち）と食事療法（1400kcal）をしているが、血糖コントロール不良な状態が続いており、HbA1c 8.3〜9.8%、空腹時血糖300〜400mg/dL 台で経過。身長152cm、体重66kg。

家族の状況： 70歳の夫と二人暮らし。

■ 事例

Ｊさんは友人との付き合いで出かけることが多い生活を長年続けており、外食や食べ歩きが趣味でした。主治医の診察時には、「外食や友人とのランチを控えます」などと反省するも、血糖コントロールには反映されなかったことから、訪問看護の依頼がありました。

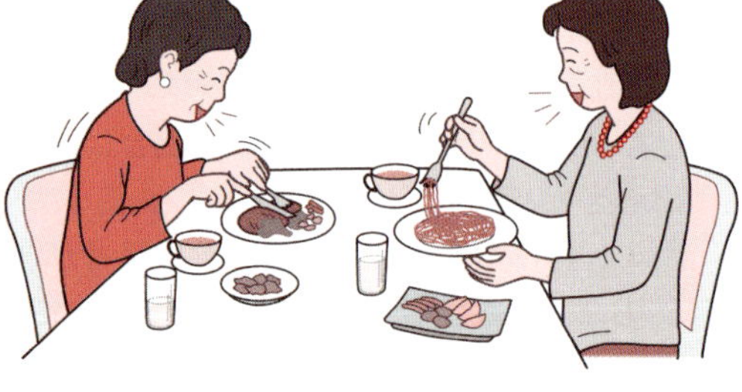

１日２食の食生活で、11時頃から友人と百貨店でランチ、あるいはファミリーレストランで昼食をとり、おやつを持参して訪ねてくる友人と15時に一緒におやつを食べ、夕食はほとんどつくらず惣菜や弁当を買うか、寿司、鰻などの出前を取るという生活をしていました。調理を自分でしない理由は、二人分の食事を自分でつくるより、買ったほうがおいしいし経済的であり、夫は自分のつくった料理が口に合わないと言うということでした。

アセスメントのポイント

糖尿病の利用者の治療とセルフケア能力を向上させるために一番大切なことは、看護師が利用者をよく理解するということです。そのためには、利用者の身体的、精神的、社会的な側面から情報収集をし、アセスメントをする必要があります。糖尿病の利用者を理解するための重要なポイントをあげます。

1）食生活

長い間に培われた食生活を変えることは難しく、治療のために一時的に変えることができても、継続することはストレスを伴うものです。食事内容、嗜好品、間食、アルコール、食傾向、味つけ、外食、食品の差し入れ状況、空腹を感じる時間帯、本人のボディイメージなどの情報を収集することで、利用者の食生活を把握することが大切です。

Ｊさんの場合は、外食や間食をすることが本人の楽しみや生きがいにつながっているので、外食や間食をすることが本人にとってどのような利点と欠点があるのかという点を明らかにする必要があります。

2）社会的背景

利用者の社会的背景が糖尿病の治療に大きな影響を及ぼすことが多いため、家庭、社会における役割、仕事内容、接待や会食の頻度、周囲に糖尿病であることをどの程度伝えているかなどの情報収集をします。Ｊさんの場合は、友人との会食や、毎日おやつを持参して訪ねてくる友人との関係、夫との夕食のとり方の特徴などについて詳しく話を聞き、社会的な背景を把握します。

3）理解力

本人の理解力に合わせながら、本人とともに糖尿病の治療を行う必要があるため、糖尿病治療に関する基本的事項が理解できているかどうか、知的能力も含めて確認することが大切です。

4）家族との関係性

糖尿病の治療は本人一人で行うよりも、家族からサポートを受けることで治療効果が上がることが多いので、本人をサポートできる体制があるかどうか、キーパーソンの存在、家族の糖尿病に関する知識や理解度、協力する姿勢があるかどうかなどについて情報収集します。

看護計画

看護問題：血糖コントロールが不良なことによる、急な状態変化の可能性や合併症悪化のリスクがある

看護目標：病識を深め、意欲的に治療に取り組むことができる

看護計画：

ＯＰ：①バイタルサイン、検査データ
②自覚症状（口渇、多飲、多尿、倦怠感、体重増加、減少）
③合併症症状、治療内容、効果、副作用
④食事、水分摂取量、食事内容、空腹感、間食の有無
⑤排泄状況、排泄物の性状、睡眠と活動バランス
⑥日常生活の状況（外食の回数、内容等）
⑦疾患に対する知識、自己管理への意欲
⑧食事療法に対する反応とストレス、インスリン注射に対する反応

ＴＰ：①血糖値と食事内容の記録をつけてもらうように依頼し、本人とともに摂取した食事内容の振り返りをする

②１日の食事摂取量とバランスを計算し、過剰に摂取していたり、バランスの悪い食事内容を説明し、具体的な改善案を提案する
③足浴と胼胝の処置、下肢乾燥部に保湿クリーム塗布
④食事療法や対人関係に対するストレスについて傾聴し、ストレスの解消方法を意向に合わせながら提案する
⑤指示の範囲内での効果的な運動療法をともに行う

ＥＰ：①外食時や惣菜購入時の食品の選び方についてアドバイスをする
②感染予防について説明する
③深爪、火傷、切り傷などに注意することと、皮膚粘膜の保清と保護の必要性について説明する
④低血糖発作の症状とその対処法について説明する
⑤自己管理の重要性について家族を含めて説明をする

看護の展開

1）訪問開始時

Ｊさんは８年間糖尿病外来に通院していますが、病識がほとんどない様子で、好きな物を好きなだけ食べて生活している状態でした。頻繁に外出をしたり、カロリーの高い食事のせいで太る原因は夫にあるという話を繰り返ししていました。訪問看護師はこの時点では、食生活の改善の提案よりも、まずＪさんのストレスの原因を聞き取ることに専念しました。すると、「以前は食事療法をしていたけれど、ある日夫から、豚みたいにブクブク太ったと言われ自信がなくなり、糖尿病の治療をする意欲もなくなった」との言葉が聞かれました。Ｊさんの自尊心が傷つき、自己効力感が低下していることが明らかとなりました。また、ストレスの原因は夫との関係性であるとアセスメントし、夫との関係改善が、Ｊさんが治療に向き合ううえで強みになると予測しました。

2）訪問2か月目――友人との関係の変化

Ｊさんとの関係性を築きながら、社会的背景へのアプローチとして、友人との間食や外食について、本人に考えてもらうきっかけをつくりました。

これまでＪさんは、糖尿病であることを周囲の友人には話しておらず、外出時のインスリン注射はトイレで隠れて行っていました。「このままＪさんが糖尿病と知らずに過ごすことは、友人にとっても悲しいことではないか」とＪさんに投げかけてみると、Ｊさんは、長い間大きな葛藤があったと涙を流しました。

そこで訪問看護師は、まずは毎日おやつの差し入れを持って訪ねてくる友人に話してみるようにＪさんに伝えました。Ｊさんが友人に病気のことを打ち明けたところ、おやつは持参しないで訪ねて来ることになりました。その後Ｊさんは、他の友人にも病気のことを打ち明けることができました。Ｊさんは、「食事の誘いが減ってしまったけれど、仕方がない」と話していました。

3）訪問3か月目――夫へのサポートの依頼

訪問看護師と医師で連携をとり、夫にも医師からＪさんの病状を説明してもらいました。そこで初めて夫は妻の病状を知り、治療の必要性を認識できました。夫には毎朝の犬の散歩に妻も誘ってもらうよう依頼し、二人で30分ほど散歩に行くようになりました。夕食は、外食や出前ではなく、以前のように妻がつくるように提案し、糖尿病食のレシピを毎回の訪問時に一緒に考えたりしながら食事療法が無理なく継続できるようにかかわりました。Ｊさんは、「夫もおいしいと言ってくれました」と楽しんで料理をするようになりました。夫のＪさんの病気への理解や支援は、Ｊさんにとっての最大の強みになりました。

またこの頃から、ＪさんのHbA1cが8.3%から7.5%へと低下したことで、自己効力感が高まり、治療に対する積極性が出てきました。

4）訪問1年目――自己管理ができるようになる

訪問開始から１年が経った頃には、Ｊさんは血糖コントロールができるようになっていました。訪問看護師はなるべく指導的な発言をせずに、できるようになった点にのみ目を向けて見守りました。Ｊさんがまとめた糖尿病食のレシピを主治医に見せると、主治医はとても驚き、Ｊさんをほめていました。Ｊさんは「頑張ってきてよかったです」と自信をもてた様子でした。その後、レシピは他の糖尿病患者の食事指導の場面で紹介されています。

事例の振り返り

この事例のポイントとなったものは、自己効力感でした。人は、自分が行動しようと思っていることについて、自信や意欲があるときにその行動をとる可能性が高くなるので、自己効力感をもてるように支持的にサポートすることを第一に考え、看護の方向性を決めました。その方向性に従い、指導的な発言をせず、できるようになった点をともに喜びながらケアができたことが、結果的に治療への近道になったと感じました。

また、長期にわたる糖尿病の治療では、食生活だけを改善すればよいのではなく、利用者と家族のなかにある、支え合う気持ちを引き出して治療を継続し、それを習慣にする力をつけてもらうことが秘訣であると、学ぶことができました。

訪問開始から１年くらい経った頃、Ｊさんから「あなたは一度も食事や血糖値だけで私を判断しなかった。だから治療がうまくいったのだと思うわ」と言っていただいたことがありました。この言葉から、糖尿病の利用者とかかわるときの看護師の姿勢について、考えることができました。

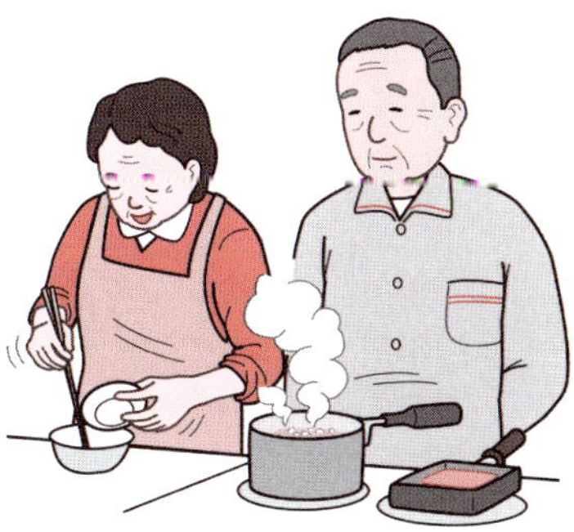

11 甲状腺機能低下症の高齢者のアセスメントと看護ケア

事例紹介

本人の状況：Kさん、女性、80歳。要介護2

病歴：8年前に甲状腺機能低下症の診断を受け、治療を継続中。関節炎、手根管症候群、抑うつ状態がある。

身体的状況：食事は経口摂取。歩行には全介助が必要で、車いすも使用している。排泄はおむつおよびポータブルトイレを使用。保清については訪問入浴を利用。意思疎通は可能だが、記憶力、計算力は低下している状態。甲状腺機能低下症でレボチロキシンナトリウム水和物（チラーヂンS）を服薬治療中。関節痛、眠気と全身の倦怠感の訴えがあり。顔面や手足の浮腫（粘液水腫）がみられ、皮膚の乾燥が著明。便秘のため、訪問看護師による排泄介助が必要な状態。「しんどいから、何もしたくない」と口癖のように訴え、抑うつ状態がみられる。

家族の状況：78歳の妹と二人暮らし。妹が介護をしているが、高齢で腰痛もあるため、介護負担が大きい状況。長い間、姉妹だけで生活してきたため、親戚付き合いはほとんどない。

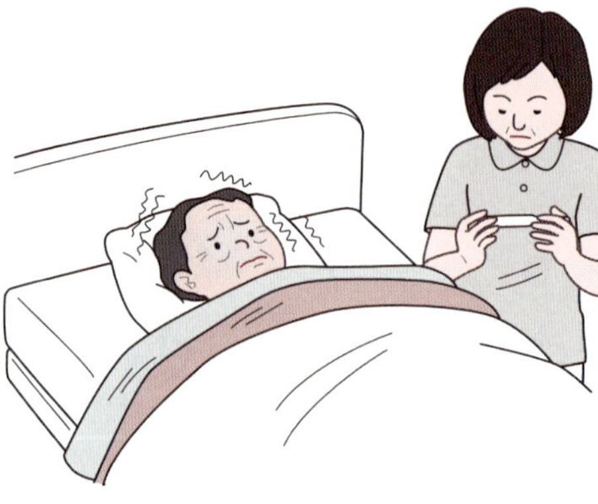

事例

Kさんは昼夜問わず眠気を訴え、意欲とともに食欲の低下が続いており、妹が少しでも食べられるようにとさまざまな工夫を凝らして食事を用意するも、ほとんど食べようとしない状況でした。

ある日、妹から「様子がおかしい」という緊急連絡が入り、訪問しました。バイタルサインを測定すると、BP100/58mmHg、P52回/分、R13回/分、デジタル体温計では腋窩体温測定不能、SpO_2も冷感のため測定不能でした。Kさんの顔色は白く、手足の冷感が著明で、布団の中でガタガタとふるえていました。緊急搬送し、病院で深部体温を測定したところ、BT30℃と低体温が明らかとなり、甲状腺機能低下症の増悪と診断され、入院することとなりました。

また、妹に最近のKさんの様子を聞いていくと、妹は「最近ボケてきて、10分前に話していたことも忘れてしまい、ご飯もほとんど食べなくなりました。薬も嫌がって飲まないこともあります」と話し、認知機能低下のような症状についても気にしていました。

アセスメントのポイント

一般的なデジタル体温計の測定可能範囲は32～42℃なので、32℃以下の低体温は測定できません。体温計の動作チェックをして問題がなく、再検しても測定不能のときは32℃以下の低体温が疑われるため、緊急の対応が必要な場合があります。低体温は、適切な処置が行われないと、昏睡になり死に至ることがあるので注意が必要です。

甲状腺ホルモンは、心臓の動きや血圧、体温の調節といった全身の代謝をつかさどっているため、このホルモンの減少により、さまざまな症状が出現します。症状が多岐にわたっているため、それぞれの症状の経過を把握することを、緊急に対応する必要があるかどうか見極めることが大切です。この事例では、甲状腺機能低下症の合併症である粘液水腫性昏睡（Column参照）の低体温を念頭にアセスメントし、対応しました。

また、甲状腺機能低下症の随伴症状をアセスメントする際には、甲状腺機能低下症の症状や引き起こされる合併症に関する知識のほか、甲状腺機能低下症の症状と似ている疾患との鑑別も必要となることがあります（Column参照）。

■ 看護計画

看護問題：甲状腺機能低下症による随伴症状と合併症の増悪がある

看護目標：甲状腺機能低下症による随伴症状の苦痛が緩和され合併症が予防できる

看護計画：

ＯＰ：①バイタルサイン

②検査データ（Ｔ３、Ｔ４、TSH、フリーＴ３、フリーＴ４）

③睡眠時間、睡眠の質、眠気の訴え、日中の活動量、緩慢な動作

④疲労感、倦怠感の程度

⑤関節痛の部位、程度

⑥精神活動状況、意欲、記憶力、計算力の低下の有無

⑦皮膚の状態（乾燥、粘液水腫の状態、浮腫の部位、傷の有無）

⑧栄養状態（食事摂取量、食事内容、水分摂取量、ヨードの摂取量）

⑨排泄状況（排便回数、便の性状、下剤の内服状況）

⑩内服薬の服薬状況、甲状腺薬の副作用の有無

ＴＰ：①状態に合わせて排泄介助を行う

②皮膚の保清と軟膏塗布による保湿

③服薬介助、服薬確認

④栄養指導

⑤傾聴

⑥介護者の療養相談と健康管理

ＥＰ：甲状腺機能低下症の症状と確実な服薬の必要性について

看護の展開

1）訪問時

Ｋさんのバイタルサインを測定したところ、デジタル体温計では腋窩体温が測定不能でした。訪問看護師は、Ｋさんの顔色が白く手足の冷感が著明で、悪寒戦慄、呼吸数と脈拍数の低下が認められたため、緊急搬送しました。病院で深部体温を測定したところ、ＢT30℃と低体温が明らかになり、甲状腺機能低下症の増悪と診断され、Ｋさんは入院となりました。

2）退院後

低体温を引き起こした頃のＫさんの様子を妹に確認したところ、Ｋさんが薬を服薬しないことがあったことが明らかとなり、服薬をしなかったために、甲状腺機能低下症が悪化した可能性が考えられました。服薬の介助を妹が担っていましたが、普段は定期的な服薬はできていたため、服薬しないことのリスクを妹に伝えていなかったことが原因でした。甲状腺機能低下症の人のケアでは、定期的な血液データのチェックや、確実に服薬ができるような支援が重要です。

そこで、甲状腺機能低下症の症状と服薬の必要性をＫさんと妹に説明し、定期的な服薬ができるように支援しました。服薬コンプライアンスが上がり、定期的な服薬を３か月継続した頃から、Ｋさんの顔と手足の粘液水腫と、倦怠感の改善がみられました。会話も増え、車いすで外出するまでに意欲にも変化がみられました。

事例の振り返り

甲状腺機能低下症で、極度の低体温を起こした事例でしたが、重度の低体温は低温温度計が使用されない限り見逃されることがあるため、デジタル体温計で測定不能なときは、32℃以下の低体温の可能性を意識してアセスメントを行う必要があることを学ぶことができました。

また、甲状腺機能低下症は随伴症状が多岐にわたっているため、予測しづらい症状が出現することがあるので、症状増悪時の状態を予測しながらアセスメント、看護ケアをしていく必要があると感じました。

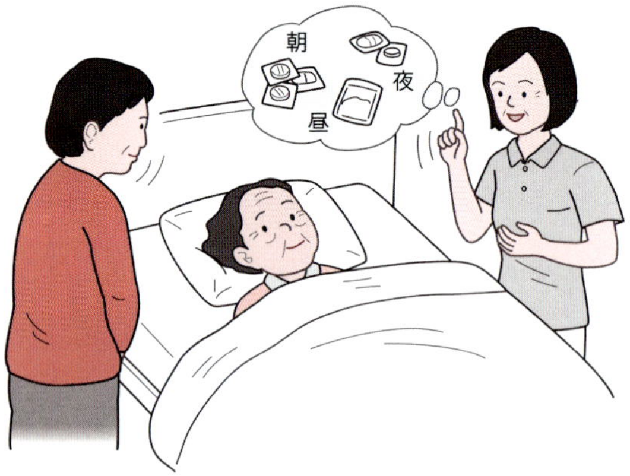

Column

甲状腺機能低下症の症状として、記憶力や計算力の低下や、意欲の低下がみられます。認知機能が低下していなくても、甲状腺機能が低下したことで認知症と間違われてしまうことがあるため注意が必要です。実際に、事例のＫさんの妹も、Ｋさんの認知機能が低下してきたために食事をすることも忘れてきていると勘違いしていました。甲状腺機能低下症の症状を家族にも説明し、正しく理解できるように支援する必要があります。

粘液水腫性昏睡は生命を脅かす甲状腺機能低下症の合併症であり、通常は甲状腺機能低下症の経過が長い患者で生じることが多いといわれます。その症状には、極度の低体温を伴う昏睡（24～32.2℃）や、反射消失、痙攣発作、CO_2貯留を伴う呼吸抑制などがあり、重度の低体温は低温温度計が使用されない限り見逃されることがあります。疾病、感染、外傷、中枢抑制作用のある薬物、および寒冷暴露などが粘液水腫性昏睡の引き金になるといわれています。

また、甲状腺機能低下症の症状と酷似しているものとして、リウマチ疾患とされる線維筋痛症があります。関節のこわばり、痛み、全身の倦怠感、抑うつ、眠気、睡眠障害などの症状がみられ、いずれの疾患も閉経後の女性で好発します。鑑別診断をすることで適切な治療につながるよう、受診のアドバイスをすることも大切です。

12 ショック徴候・消化管出血のある利用者のアセスメントと看護ケア

事例紹介

本人の状況： Ｌさん、男性、85歳。要介護２

病歴： ２型糖尿病、大腸がん術後、前立腺肥大

身体的状況： 食事は経口摂取。杖歩行で、排泄はストーマを利用し、夜間のみポータブルトイレを使用。看護師による入浴介助にて、保清が可能。意思疎通もでき、認知機能の低下はみられない。大腸がん術後８年で、再発なく経過しており、ストーマケアは訪問看護師が行っていた。食欲低下から食事量が減り、食事時間も不規則な生活のため内服治療中だが、血糖のコントロールは不良。空腹時血糖250～300mg/dL。夜間の頻尿のために睡眠が妨げられており、日中の倦怠感を訴えていた。

家族の状況： 独居生活。娘は遠方に住んでおり、ほとんど訪問できない状況。食事の支度や掃除等は、すべてホームヘルパーが行っていた。

■ 事例

訪問するといつも玄関を開けてくれるＬさんが、居室から出てこられず、ベッドに横になっていました。何か体調に変化があったか尋ねると、「朝からお腹が痛かった。トイレへ行ったらトイレの前で転びました」と話しました。そこで、すぐに血糖測定を行ったところ、血糖値は102mg/dLでした。

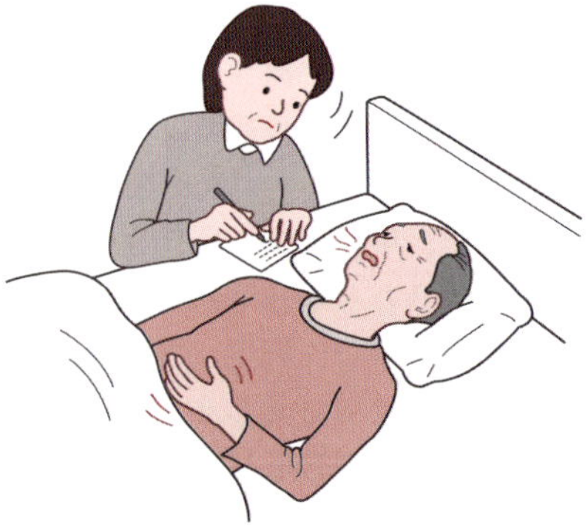

さらに、トイレの前で転倒したときのことを詳しく聞くと、「一瞬めまいがして目の前が真っ暗になった」と話がありました。

訪問看護師が確認すると、頭部や身体など外見上は外傷なく疼痛の訴えもありませんでした。

バイタルサイン等を測定すると、BP100/64mmHg（仰臥位）、P118回/分、ＢT36.8℃、$SpO_2$97%、R20回/分、嘔気・嘔吐、冷汗なし、最終排便は１日前、腸蠕動音は良好、腹部膨満なし、ということが確認できました。

少しするとＬさんから再度、「トイレに行きたい」と訴えがあり、トイレで排尿後、ストーマのパウチ内に黒色の便が多量に確認されました。座位で再度血圧を測定すると、BP80/40mmHgになっていました。ショック徴候、消化管出血が疑われたため、緊急搬送しました。

アセスメントのポイント

２型糖尿病の既往のある利用者が転倒を起こした場合は、まず血糖測定を行い、低血糖発作による転倒かどうかを確認する必要があります。

次に、転倒したときに意識を失ったのか、そのときのことを覚えているかを確認します。意識消失に関係する隠されている病態を知る手がかりになるからです。危険な失神が疑われる疾患は、急性心筋梗塞、不整脈、弁疾患、心筋疾患、出血、くも膜下出血、大動脈解離、肺塞栓症などです。これらの疾患を念頭に置きながらアセスメントをします。めまいの訴えがある場合には、その性質を聞く必要もあります（Column参照）。

また、「バイタルの逆転」に注意する必要があります。これは、循環血液量が減少すると、生体の初期防御反応として心機能の亢進が起こり、１回の拍出量の低下を拍出回数で補おうとするため心拍数が増加する現象を指します。「バイタルの逆転」はショック徴候がある可能性を示しています。

■ 看護計画

看護問題：消化管出血によるショックのリスク状態

看護目標：臓器の機能障害を最小限にとどめることができる

看護計画：

ＯＰ：①バイタルサイン（血圧低下、心拍数増加、頻呼吸、急激な体温の変化、頻脈、徐脈、脈拍緊張微弱）

②血便の量、尿量

③血液量減少の代償症状（あくび、ため息、頻脈、頻呼吸、冷汗）

④脳血流量減少症状（顔色、四肢冷感、口腔の乾燥、チアノーゼ、意識レベルの低下、覚醒状態、せん妄の有無）

⑤意識レベルの変化（不安、不穏、無欲、無関心状態、意識障害）

ＴＰ：①血糖測定

②意識レベルの変化を確認する

③血圧低下時にはショック体位をとる

④医師に迅速に報告し、救急要請をする

⑤救急隊に病状と状況説明を行う

⑥安楽な体位で安静を保つ

■ 看護の展開

1）アセスメント

まず、低血糖発作により転倒を起こしたかを確認しました。Ｌさんに現在の状態や転倒時の様子を確認しながら血糖測定をしたところ、Ｌさんの血糖値は102mg/dLでした。訪問看護師は低血糖でないことを確認した後、フィジカルアセスメントとバイタルサインの測定など状態把握を速やかに行ったところ、ＬさんはBP100/64mmHg（仰臥位）でR118回/分と、収縮期血圧より脈拍数が上回っている「バイタルの逆転」状態にあることがわかりました。これにより、ショック徴候が考えられること、また血便（黒色便）を確認したことから、訪問看護師は消化管出血を疑うとともに緊急性が高いと判断し、医師に報告し、救急車を要請をしました。

2）緊急対応

訪問看護師は、救急車到着までの間に、電話で救急隊に病状の報告をしながら、Ｌさんの意識レベルの変化や脳血流量減少症状、血液量減少の代償症状の観察を続けました。また、他のスタッフに娘への連絡を依頼し、受診時に必要な最低限の荷物の用意をしました。訪問看護師は、急な状態変化のなかで不安を感じているＬさんに常に声をかけて、不安を軽減するように配慮しました。

Ｌさんは救急搬送後の検査で、胃潰瘍からの出血があることが発見されました。

■ 事例の振り返り

消化管出血は、出血量によっては生命にかかわる病態で、ショックを起こす危険があるので、速やかにフィジカルアセスメントと状況把握を行い、医師への報告と、救急搬送の手配をすることが不可欠でした。

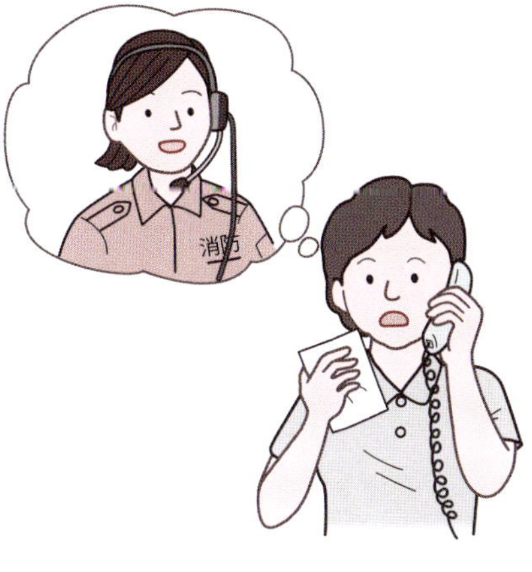

ショックの初期対応は、酸素投与、ルート確保、モニタ装着、エコー、12誘導心電図、胸部X線とされていますが、在宅では機器がないため、初期対応ができる医療機関にいかに迅速に、安全に搬送できるかが重要なポイントとなります。

この事例では、血便（黒色便）が確認されたことが消化管出血を疑う大きなヒントになりましたが、血便（黒色便）が確認されなくてもショック状態をアセスメントできる臨床力が必要とされていると感じました。

Column

めまいの訴えがある場合は、めまいの性質を聞くことが大切です。めまいの症状が軽度でも、疾患の重症度とは比例しないので注意が必要です。

末梢性のめまいは、内耳の前庭器官の異常などが原因で、回転性めまいや、一時的で強いめまいが特徴で、嘔気・嘔吐、冷汗などの自律神経症状を伴うことや、難聴、耳鳴りなどの蝸牛症状を伴うことがあります。

中枢性のめまいは、脳幹、小脳の循環不全、脳腫瘍などが原因で、浮遊性めまいや持続する比較的弱いめまいが特徴で、頭痛、複視、しびれ感、手足の運動障害などの神経症状を伴うことがあります。

また、利用者の訴えによっては、末梢性のめまいとも、中枢性のめまいとも違う「めまい」の可能性があることも考慮する必要があります。事例のLさんのように、「目の前が真っ暗になった」という訴えや、体位による血圧の変動がみられるときには、起立性調節障害も疑われます。

13 在宅生活を希望するターミナル期の利用者・家族のアセスメントと看護ケア

事例紹介

本人の状況：Mさん、女性、80歳代前半。要介護3。病気の理解ができていないため、余命は告知されていない。

病歴：1年半前に肝臓がんと診断され手術をしたが、半年前に再発およびリンパ節転移が見つかり、外来で化学療法を行っていた。化学療法の効果が得られなくなり、余命は1か月と診断される。

身体的状況：腹部は膨隆し、腹水が貯留している。両下肢は硬くむくんでいて、茶色に変色。皮膚の表面には小さな亀裂が入り、そこから浸出液が出ている。家族に迷惑をかけたくない、入院したくないという思いがあり、歩行器でトイレに歩行している。右鼠径部痛があり、オキシコドン塩酸塩水和物（オキシコンチン）80mg/日を使用。オキシコドン塩酸塩（オキノーム）10mgは1～3回/日服用している。

家族の状況：アパートの一階に夫と二人の子どもとの4人暮らし。夫も子どもも知的障害あり。主介護者は娘。夫は妻のことを心配しているが、介護はできない。息子は透析を週3回受けている。居間に介護ベッドが置いてあり、家族が寄り添うようにして過ごしている。夜間は夫がベッドの脇に布団をしいて寝ている。

■ 事例

Mさんは障害を抱える家族を心配し、在宅でできる限り生活したいと希望していました。そこで、主治医からの依頼で訪問診療と訪問看護が開始になりました。

10日前から右胸部の圧迫感と重苦しい感じが続き、徐々に増悪してい

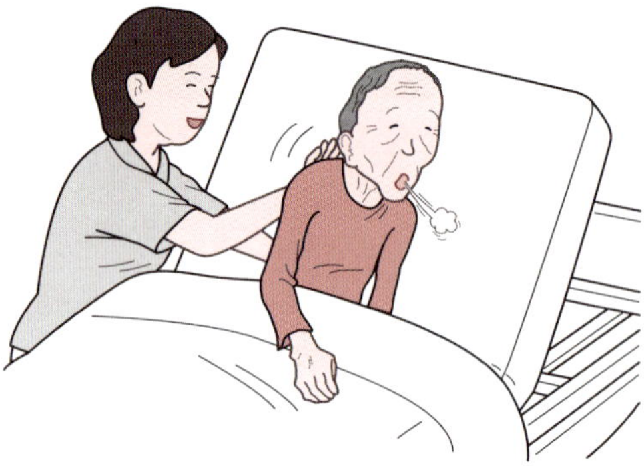

きました。トイレ歩行すると息苦しさがあり、皮膚、眼球に黄染も出現しました。腹部の膨隆と両下肢の強い浮腫は続いています。食事はほとんど摂取できず、胸部と上肢は細くなっています。全身のかゆみと皮膚の乾燥もみられます。

4日前から咳が出るようになり、臥床すると息苦しいため日中はずっと座って過ごしています。夜間はなかなか寝つけず、寝る前に精神安定薬が追加処方されました。それでも、右側を下にして横になると右胸部痛を生じるため、左側臥位で寝ています。

家族の介護力が十分ではないため、トイレに行けなくなったら入院しなければならないと思っているMさんは、頑張ってトイレ歩行をしていました。しかし下肢の浮腫が強く、足の感覚も鈍ってきているためポータブルトイレの利用を始めました。

そのようななか、訪問すると、Mさんは咳込み、息苦しいと話しました。

■ アセスメントのポイント

Mさんは、咳と息苦しさを訴えています。肝臓がん末期で余命1か月未満であること、できるだけ在宅で過ごしたいという状況を踏まえて、呼吸困難の原因と在宅で過ごせるかを考える必要があります。

看護計画

看護問題：咳と息苦しさがある

看護目標：咳と息苦しさが緩和する

看護計画：

ＯＰ：①呼吸状態（呼吸の回数・リズム・パターン、咳、痰、呼吸困難の程度（持続性か・断続性か・どのような苦しさか）、胸郭の形、振盪音の有無、打診音、呼吸音）

②意識レベル、脈拍、血圧、酸素飽和度、顔色、口唇色、爪床色、冷汗、冷感、チアノーゼなど

③浮腫の部位・程度・増強の有無

ＴＰ：呼吸困難の緩和する体位・衣服・寝具の工夫、呼吸補助

ＥＰ：呼吸方法、安楽な体位、衣服・寝具の調整方法、緊急時の連絡方法

看護の展開

1）アセスメントの視点

呼吸困難の原因

Ｍさんの呼吸困難の症状は10日前から見られ、徐々に悪化しています。がん末期で、腹水や浮腫があることから、腹水の増強や胸水の貯留、肺炎、気管支炎などが原因の一つとして考えられます。食事がほとんどとれなくなっているので、貧血も考えらえます。しかし、咳を伴っているという情報からは、肺炎や気管支炎の併発や肺への転移が考えられます。他には、トイレ歩行できなくなったら入院しなければならないという心理的影響や、死への恐怖、不安も原因と考えられます。

呼吸困難は、徐々にトイレ歩行や臥位状態で増悪し、座位で軽減していること、リンパ節転移があることを合わせて考えると、胸水の貯留が考えられます。また、右側臥位で増悪することから左肺に問題がありそうです。

呼吸困難の緊急度の判断

訪問するとMさんは、ベッド柵にもたれかかるように上体を前かがみにしていました。手指や爪色は白っぽくなっています。チアノーゼはありません。呼吸は促迫していて24回/分。湿性咳嗽をしていますが、痰は喀出できません。手足には冷感があります。呼吸困難はＮＲＳ（Numerical Rating Scale、**表3－4**）で８です。胸部は前屈姿勢のため、よく視診できません。打診すると、左側で濁音があります。音声振盪は左側が増強しています。呼吸音は左下葉で減弱しており、右側の呼吸音は上葉・中葉では正常ですが、下葉では粗い断続性副雑音があります。SpO_2は80％台後半を示しています。これにより、酸素吸入が必要だと判断できます。ＢＴは37.6℃、P92回/分、BPは80/50mmHg、Rは24回/分です。

また、Mさんにはがん性疼痛があり、オキシコドン塩酸塩水和物（オキシコンチン）40mgを７時、19時に服用し、オキシコドン塩酸塩（オキノーム）10mgは１日１～３回、トイレ移動前に服薬しています。多量の服薬はなく、副作用による呼吸抑制ではないようです。そこで訪問看護師は、左胸水もしくは肺炎と判断しました。

2）看護ケア

訪問看護師は、Mさんに落ち着いて優しく接し、苦しさに伴う不安を緩和するように接しました。背中に手を当てながら、「口をすぼめてゆっくり息を吐いて、吐き切ったら息を吸いましょう」と深呼吸を促します。

表3–4　NRS

息苦しさの程度はどのくらいですか												
	0	1	2	3	4	5	6	7	8	9	10	
全く息苦しくない											これ以上考えられないほど息苦しい	

Mさんの呼吸が少し落ち着いたあと、訪問看護師は、酸素吸入器をMさん宅のどこに設置するか考えました。居室は狭く、居室内に設置するのは困難ですが、部屋の外には設置できると考えました。そしてMさんと家族に、「酸素吸入をするかもしれません。酸素吸入の機械は小さな冷蔵庫くらいの大きさです。部屋の外になら置けると思います。あるいは入院をして治療を受けることもできます。どちらにされますか」と話すと、Mさんと家族は相談し「できるだけ家にいたい」と返事をしました。

そこで、すぐに訪問診療医に状態を報告し、在宅での療養を継続したいというMさんと家族の希望を伝えました。医師は「すぐに在宅酸素療法（HOT）の手配をします」と答えました。さらに訪問看護師は、Mさんの呼吸困難が今後増強することを予測して病院の主治医にも報告し、今日から数日中に救急搬送となる見込みであることを伝えました。病院医からは「いつでも搬送してください」と返事がありました。

訪問看護師はMさんと家族にその結果を伝え、緊急時の連絡方法を確認しました。

事例の振り返り

呼吸困難では、利用者は強い不安を抱きます。訪問看護師は、利用者に優しく丁寧に接し、かつ迅速に判断しケアすることが求められます。

この事例では、呼吸困難を増強させないようにアセスメントをしました。介護ベッドをギャッチアップして利用者をゆっくり臥床させ、右側にクッションを当ててやや左側臥位としました。平常からMさんの肝臓は腫大していて、右肋骨から２横指で下縁を触知しました。また、腹部は膨隆していて、打診では腹水の貯留を認めていました。そこで今回は、呼吸困難があるため仰臥位での腹部の触診は行いませんでした。このように毎回、全身のアセスメントをするのではなく、利用者の苦痛の状態に合わせて、必要な視診・触診・打診・聴診を行うことも大切だと思います。

また、訪問診療医と病院医の両者に連絡をとることで、緊急時の対応体制を整えました。これは、利用者と家族にとっては何よりの安心につながりました。

Mさんは、HOTを使用してから３日後の訪問時に、酸素飽和度が低下し入院しました。病院医から後日、「肺炎と胸水が貯留しており治療しましたが、入院翌日の夜、家族が立派に看取られました」と連絡がありました。

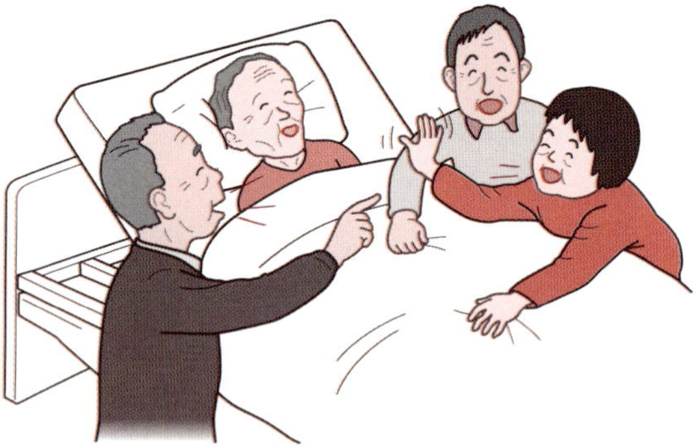

14 初めての看取りをする家族のアセスメントと看護ケア

事例紹介

本人の状況：Nさん、男性、70代

病歴：直腸がん末期。1年前に手術し、その後再発。化学療法を施行したが効果はみられず中止となった。

身体的状況：徐々に経口摂取ができなくなり、10日前から寝たきりになった。当初は水分やゼリー等を少量摂取していたが、一昨日から反応が乏しくなり経口摂取ができなくなる。名前を呼ぶと、うなずくこともある。脈の触れは弱くなり、収縮期血圧は80mmHg台から60mmHg台に低下。時々、喉をゴロゴロと鳴らす呼吸をするが、吸引しても痰は引けない状態。痛みは、オピオイドの内服から経皮吸収剤に変更されてコントロールできている。

家族の状況：妻は3年前に他界。長男夫婦、20代の孫娘との4人暮らし。主介護者は長男の妻で、長男と孫も仕事が休みの日は介護をしている。

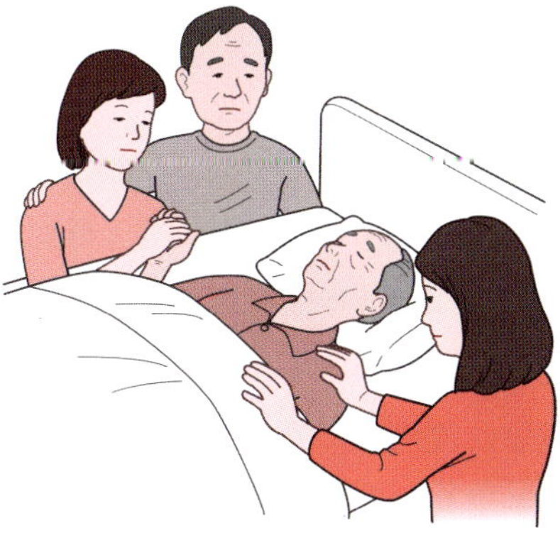

■ 事例

血圧低下、脈の緊張低下、死前喘鳴の発生などから、48時間以内にNさんが亡くなる可能性があります。穏やかなNさんの表情から、疼痛緩和はできていると考えられます。在宅で死を看取ろうとしている家族へのケアを考える必要があります。

■ アセスメントのポイント

家族の気持ちを確認しながら理解度に合わせた状況説明をし、家族ができることを伝えて、家族で過ごす最期の時間が穏やかで充実したものになるよう支援していきます。

■ 看護計画

看護問題：家族が在宅で死を迎えるという初めての体験をしている

看護目標①：Nさんが穏やかに死を迎えられる

看護目標②：家族が不安少なくNさんに寄り添える

看護計画①：

　　ＯＰ：①バイタルサイン、全身状態、表情
　　　　　②皮膚状態、浮腫の有無

　　ＴＰ：①マッサージ、体位の工夫
　　　　　②口腔ケア、清潔ケア

看護計画②：

　　ＯＰ：家族の表情、行動

　　ＴＰ：①家族の思いを傾聴する
　　　　　②今後の経過についての理解度を確認する
　　　　　③不安な気持ちは当然であり、支援していくことを伝える
　　　　　④在宅死に理解が得られず困るときは、訪問看護師として親戚等に説明できることを伝える

　　ＥＰ：①今後予測される変化

②準備すること（臨終の際の連絡先、死後の処置、最期の服装など）

■ 看護の展開

バイタルサインの変化があり、Nさんが2日程度で亡くなる可能性があることを説明しました。今後は気道が狭くなり死前喘鳴が強くなると考えられますが、家族には、本人は苦しくないこと、家族がかたわらで聞いているのがつらい場合は薬剤で対応できることを伝えました。また家族に、Nさんの反応はなくても聴力等はあることを話し、家族で思い出を話したり、別れの言葉を伝えたり、軽いマッサージは心地よさを感じるのでしてはどうかなどと提案しました。さらに、会っておきたい人はいないか、最期の服装は決まっているか等準備状況を確認し、助言しました。

■ 事例の振り返り

8割の人が病院で亡くなる現在では、在宅死はまだ一般的ではありません。家族が利用者の死の過程に寄り添っていくには、利用者の心身の苦痛がコントロールされていること、これまでの治療をある程度納得していること、介護者が気持ちを表現する場があることなどが必要です。

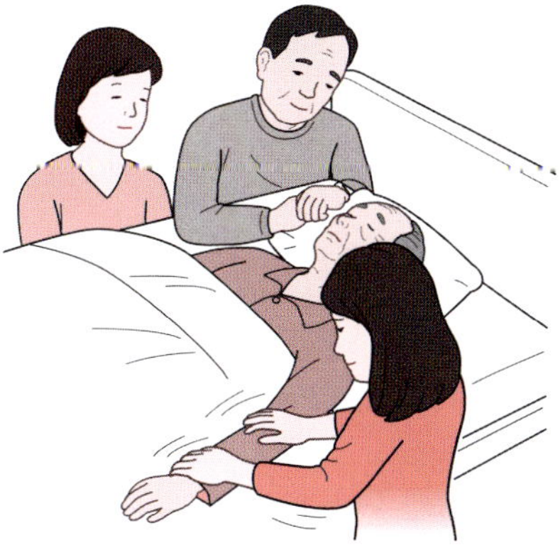

Ｎさんの家族は関係性がよく、長男や孫は主介護者である長男の妻に感謝の気持ちをもっていました。訪問看護師は長男と孫に時にはその気持ちを表現したり、長男の妻が一人で外出できる機会をつくったりすることを勧めました。家族の関係が介護によって悪化しないような配慮も必要です。

また、利用者が亡くなった後に家族があわてないようにと、死後の処置や最期の服装についての話を事前にすることが、時には家族に不快な思いをさせたり、傷つけたりすることがあります。家族の状況や気持ちを見極め、どのタイミングで、誰に、どのように伝えるのがよいかという判断も必要になります。

在宅で迎える死が家族にとって「大変だったけれど、これでよかった」と思ってもらえるものになるように支援できたらよいと思います。

索　引

あ

か

さ

た

な

は

ま

監修・編集・執筆者一覧

■監修

公益財団法人日本訪問看護財団

■編集

道又元裕（みちまた・ゆきひろ）――――第１章１
杏林大学医学部付属病院看護部長

■執筆（執筆順）

橋本裕（はしもと・ゆたか）――――第１章２
東邦大学医療センター大森病院

古地敬利（ふるち・ひろとし）――――第１章３－１
香川大学医学部附属病院

増山純二（ますやま・じゅんじ）――――第１章３－２
長崎みなとメディカルセンター市民病院

原田竜三（はらだ・りゅうぞう）――――第１章３－３
東京医療保健大学医療保健学部看護学科

箱崎恵理（はこざき・えり）――――第１章３－４
千葉県救急医療センター

丹羽由美子（にわ・ゆみこ）――――第１章３－５
愛知医科大学病院

杉本環（すぎもと・たまき）――――第１章３－６
日本大学医学部附属板橋病院

二ツ森智子（ふたつもり・ともこ）――――第１章４－１・２
青森県立中央病院

設楽恵子（しだら・けいこ）――――第１章４－３
東北大学病院

宮城久仁子（みやぎ・くにこ）――――第１章４－４・５
東京慈恵会医科大学附属柏病院

佐野成美（さの・しげみ）――――第１章４－６
聖路加国際病院

下河辺政子（しもこうべ・まさこ）――――第１章４－７・８
国立病院機構災害医療センター

水野伸也（みずの・しんや）——第１章４－９・10
富山赤十字病院
沖野優子（おきの・ゆうこ）——第１章４－11
石川県立中央病院
石田美由紀（いしだ・みゆき）——第１章４－12・13
市立札幌病院
古沢身佳子（ふるさわ・みかこ）——第１章５－１
東京慈恵会医科大学附属第三病院
小原秀樹（おはら・ひでき）——第１章５－２
聖マリアンナ医科大学病院
小野寺直子（おのでら・なおこ）——第１章５－３
岩手県立中央病院
松本まり（まつもと・まり）——第１章５－４
大分赤十字病院
平野和恵（ひらの・かずえ）——第１章５－５
公益財団法人がん研究会有明病院
多田信子（ただ・のぶこ）——第２章１－１・2，２－４～7，３－10～13，４－15，７－30，第３章１，２，４，６，14
医療法人財団健和会大島訪問看護ステーション江戸川営業所あかり
齋藤雅子（さいとう・まさこ）——第２章１－３，４－16，７－19・20・23・27～29，第３章３，５，７，８，13
医療法人社団川満恵光会恵光訪問看護ステーション
中根幸子（なかね・ゆきこ）——第２章２－８・9，３－14，５－17，６－18，７－21・22・24～26，第３章９～12
社会福祉法人慈生会中野北ベタニア訪問看護ステーション

Q&Aと事例でわかる訪問看護
訪問看護のフィジカルアセスメントと急変対応

2016年1月10日　初　版　発　行
2023年6月25日　初版第6刷発行

監修…………公益財団法人日本訪問看護財団
編著…………道又元裕

発行者………荘村明彦
発行所………中央法規出版株式会社
〒110-0016　東京都台東区台東3-29-1 中央法規ビル
TEL03-6387-3196
https://www.chuohoki.co.jp/

印刷・製本…株式会社アルキャスト
装幀デザイン……上村浩二
本文デザイン……荒井雅美（トモエキコウ）
本文イラスト……小牧良次（イオジン）

ISBN 978-4-8058-5152-4
定価はカバーに表示してあります。
落丁本・乱丁本はお取り替えいたします。